牙髓治疗并发症的预防与管理

Common Complications in Endodontics

Prevention and Management

主　编　［印］Priyanka Jain

主　译　刘　英

副主译　吴　艳　喻　洁　彭艳霜

译　者　肖　莉　张倩雨　郑凯月　杨连杰

 世界图书出版公司

西安　北京　广州　上海

图书在版编目 (CIP) 数据

牙髓治疗并发症的预防与管理 /(印) 朴雅卡·贾因 (Priyanka Jain) 主编;
刘英主译 . —西安: 世界图书出版西安有限公司, 2022.4
书名原文: Common Complications in Endodontics: Prevention and Management
ISBN 978-7-5192-9026-9

Ⅰ . ①牙⋯ Ⅱ . ①朴⋯ ②刘⋯ Ⅲ . ①牙髓病—并发症—防治 Ⅳ .
① R781.306

中国版本图书馆 CIP 数据核字 (2021) 第 238909 号

书　　名	**牙髓治疗并发症的预防与管理**
	YASUI ZHILIAO BINGFAZHENG DE YUFANG YU GUANLI
主　　编	〔印〕Priyanka Jain
主　　译	刘　英
责任编辑	马元怡
装帧设计	绝色设计
出版发行	**世界图书出版西安有限公司**
地　　址	西安市锦业路 1 号都市之门 C 座
邮　　编	710065
电　　话	029-87214941　029-87233647（市场营销部）
	029-87234767（总编室）
网　　址	http://www.wpcxa.com
邮　　箱	xast@wpcxa.com
经　　销	新华书店
印　　刷	西安金鼎包装设计制作印务有限公司
开　　本	787mm×1092mm　1/16
印　　张	14.5
字　　数	330 千字
版次印次	2022 年 4 月第 1 版　2022 年 4 月第 1 次印刷
版权登记	25-2018-114
国际书号	ISBN 978-7-5192-9026-9
定　　价	198.00 元

医学投稿　xastyx@163.com ‖ 029-87279745　029-87279675
（如有印装错误，请寄回本公司更换）

Alex Moule

Andrea Dos Anjos Pontual de Andrade Lima

Bradford R. Johnson

Carla Cabral dos Santos Accioly Lins

Catherine Wynne

Eyal Rosen

Federico Foschi

Flavia Maria de Moraes Ramos Perez

Gianluca Plotino

Igor Tsesis

Maria Luiza dos Anjos Pontual

Mauro Venturi,

Mehmet Omer Gorduysus

Nicola Maria Grande

Obadah H. Attar

Priyanka Jain

Rashid El Abed

Sami M. Chogle

Shlomo Elbahary

Tamar Blazer

Tara Renton

Tun-Yi Hsu

Unni Krishnan

Zuhair Alkhatib

致 谢
Acknowledgments

　　这本书从构思到计划实施花费了近18个月的时间，参与人员有我的老师、同事，还有从事牙髓病学领域的朋友。一本高质量专业领域的书籍是不可能由一个人完成的，而是多位作者共同努力和耕耘的结果。我要感谢这些人，因为没有他们的帮助、指导、耐心和坚持，这本书就不会呈现在读者面前。他们这种精神才是这本书真正的核心价值。

　　因此，我衷心感谢书中关于影像学诊断的 Carla Cabral dos Santos Accioly Lins、Flavia Maria de Moraes Ramos Perez、Andrea dos Anjos Pontual de Andrade Lima 和 Maria Luiza dos Anjos Pontual；撰写局部麻醉并发症这一章节的 Alexander J Moule、Unni Krishnan 和 Tara Renton；撰写根管入路相关并发症的 Ray Bradford Johnson；撰写器械相关并发症的 Sami Chogle、Obadah Attar 和 Tun-Yi Hsu；撰写根管充填过程中的并发症的作者 Gianluca Plotino、Nicola Maria Grande 和 Mauro Venturi；撰写药物使用并发症的 Zuhair Alkatib 和 Rashi el Abed；撰写降低牙髓再感染风险策略内容的 Federico Foschi；撰写根管外科治疗并发症内容的 Igor Tsesis、Eyal Rosen、Tamar Blazer 和 Shlomo Elbahary；撰写关于牙髓与牙周关系和老年患者牙髓治疗的 Mehmet Omer Gorduysus 教授；最后要感谢撰写系统疾病患者的牙髓治疗策略的作者 Catherine Wynne。

　　我还要感谢 Kumar Krishna Mohan 先生在图像和插图方面给予的帮助。

　　我还要感谢 Reem 医生、Dana 医生、Aga 医生和 Hessa 医生提供的病例。

　　衷心感谢 Stephen Cohen 博士再次撰写前言。他一直是我的灵感来源，当他同意为本书写前言时，我内心非常感激。

　　我也要感谢 Sverre Klemp 博士对我的信任，并给我这个机会来撰写这本书。我衷心感谢 Abha Krishnan 女士，Springer 出版公司以及他们的专业团队，他们的协助使这本书成为现实。

　　最重要的是感谢我的丈夫 Gaurav 和我的孩子——Navya 和 Armaan，还有所有家庭成员，感谢他们宽容和理解我在撰写本书时长时间熬夜工作。

　　最后，也是最重要的，感谢父母一直以来对我的关照。

译者序
Preface

　　在牙体牙髓治疗的过程中，由于各种原因可能会发生一些并发症，并发症会给患者带来痛苦，甚至导致治疗失败。医生在诊治时应认真仔细，精细操作，高度警惕。一旦发生并发症，医生应当立即采取有效措施积极补救，最大限度地减少对患者的损害，提高疗效。

　　这是一本提供给口腔医学领域，特别是牙体牙髓专业领域医生的著作。本书由国际知名牙体牙髓病学专家 Priyanka Jain 女士及其团队共同完成。书中详细介绍了牙体牙髓治疗时可能发生的并发症及其预防和后期处理措施。每一章的内容逻辑清晰，具有良好的连续性；全书语言简洁精炼，容易理解记忆。书中结合了丰富的临床病例资料并配有大量清晰的插图，包括表格、X 线片、临床图片等。对口腔临床医生来说，本书是一本实用性极强的经典专业著作。正是基于本书诸多优点，促使我们将其翻译成中文，并真诚地呈现给读者，期待本书成为口腔临床医生的良师益友，并为临床实践工作提供一定的帮助和启发。

　　经过一年多的辛勤工作，在川北医学院牙体牙髓科医生和研究生的共同努力下，我们几易其稿，完成本译著。在此，我要感谢参与本书翻译的每一位译者，吴艳、喻洁、彭艳霜、肖莉、张倩雨、郑凯月、杨连杰。感谢大家的无私奉献和精益求精的工作作风。

　　每一位译者在工作之余花了大量时间推敲、反复斟酌，几经修订才使本书呈现在读者面前。在翻译风格上我们力求忠实原著风格，传达作者的原意，保证表述流畅。译著中难免有疏漏之处，恳请读者不吝赐教。

刘　英

川北医学院

2022.3

序 言
Foreword

我很高兴为第一版《牙髓治疗并发症的预防与管理》作序。

本书由国际知名作者精彩合作，总结了如何避免可能发生的程序错误，并介绍了在发生某些错误时如何更正这些错误的方法。

这本书反映了在数字时代传授信息和获取知识的最新方式。

大量有依据可查证的案例通过照片、插图和X线片呈现给读者，有助于读者对每章讨论的概念的理解。

每章内容与主题之间的协调和完美连续性有利于作者将知识传授给临床医生。

在本书章节中，基于临床层面将对临床医生来说是一个很大的帮助。

《牙髓治疗并发症的预防与管理》一书具有条理清晰、系统全面的特点，这使其成为临床医生馆藏图书的一种有价值的补充。

Stephen Cohen，M.A.，D.D.S.，F.I.C.D.，F.A.C.D
美国牙髓病学委员会 (American Board of Endodontics)
美国加州旧金山

前 言
Preface

　　临床医生在实践中遇到的常见问题仍然源于诊断、根管清洗和根管成形技术层面。成功的牙髓治疗需要进行彻底的诊断，完全了解根管解剖结构，进行彻底的根管清理和仔细的根管成形，从而通过最终冠修复提供完整的冠方封闭。评估与治疗相关风险的目的是预防、识别和处理潜在的并发症。临床医生应该随时准备好处理不良后果。

　　在许多牙科操作过程中可能会出现并发症，临床医生可通过在治疗期间纠正问题，或者从一开始就通过防止问题的发生来应对。

　　如果没有正确的诊断，就不能决定是否或如何治疗。牙髓治疗不是诊断，而是经过彻底和仔细的评估之后进行的治疗。放射学影像上的透亮影像不能提供诊断，必须有单独的牙髓和根尖周的诊断。仔细的检查及详细的病史询问是最重要的。必须记住：诊断结果可能会在两次预约会诊之间发生变化。

　　对放射学影像正确解释的重要性无论怎么强调都不为过。人们普遍认为在遇到解剖变异时，无论是大或者小的病变，还是解剖学上的实体形态，在放射学影像的解读中都可能由于操作人员和技术的限制被常规遗漏。过去十年中，在世界各地牙科诊所，牙齿结构的放射学影像已经成为常见的诊断方式。最近新的射线成像系统可用于牙科领域，并彻底改变了诊断和治疗的方式。锥形束计算机断层扫描（cone beam computed tomography，CBCT）使得牙齿及其周围结构得到精确的可视化并可进行评估。CBCT 已成为现代牙髓治疗中必不可少的诊断工具，但仍需要仔细评估其潜在风险并最大限度地提高其对患者的益处。

　　虽然文献研究的重点是器械和封闭技术，但提供护理的基础是进行无痛治疗。真正的麻醉失败（以原发的、继发的和辅助的形式巧妙地进行麻醉注射，不能麻醉根管）是很少发生的。即使最初麻醉失败，通过耐心、有技巧地使用麻醉剂，并了解最初失败的原因，仍可实现充足的麻醉。在第 3 章提出并讨论了导致麻醉失败的原因及处理方法。

　　由于过度充填和其他神经并发症引起的感觉异常被认为是一个严重的问题。如果牙髓病治疗过程中出现这种问题，应采取完善的策略来预防，而且要用详细、系统的方法对其进行处理。

本书中将讨论牙髓治疗过程中各个阶段遇到的各种问题。治疗过程的错误可能被定义为操作者在手术之前或之后不正确的操作或者不作为。这些可能没有任何影响，也可能在某些情况下导致并发症。

在根管入路过程中穿孔的原因主要是缺乏轴向倾斜且没有将牙齿与牙齿平行。不充分的入路也可能导致方向错误和不必要的切削。预防是成功的关键，包括彻底了解牙齿形态，拍多张 X 线片来进行参考，以及操作时保持耐心。

在牙髓治疗中，旋转镍钛锉时，锉的分离是常见的程序性问题。锉破坏的主要原因是循环使用产生的疲劳和扭转应力。牙医可以通过在旋转锉之前用手动锉来建立一个可到达根管的直线通路，并在根管的顶端 1/3 处预先扩张冠状部分来防止这种情况发生。如果分离的锉不能被取出，这个治疗也不一定会失败。如果在旋转锉插入之前采取手动器械和化学灌洗来仔细减少根管碎屑的浓度，这些病例的预后仍然是良好的。

如果所有的根管都是直的，那不是很好吗？但事实并非如此，所以必须了解如何进行弯曲根管的清洁和成形，且不形成台阶。最常见的根管是细的、弯曲且长的。术前和术中准确的放射学影像、根管的大量冲洗、对锉的预弯和增加的仪器可以最大限度地预防台阶的产生。有台阶的牙齿的预后多种多样，可能需要牙髓手术治疗。

本书讨论了根管充填并发症。通过适当注意工作长度并在清洁和成形过程中获得平滑、均匀的锥度和扩口，可以最好地防止并发症的发生。

在牙科文献中，描述了在根管冲洗期间发生的几次事故，从破坏患者衣服、冲洗液溅入患者或操作者的眼睛，再到根尖孔的注射或肺气肿，和对冲洗剂的过敏反应。强行注入次氯酸钠（或其他类型的冲洗剂）进入根管组织可导致组织损伤、感觉异常、肌肉无力、极度不适。在本书中作者讨论了这种并发症的各种处理措施，可以防止和（或）最小化这些在根管治疗过程中可能发生的事故。

书中介绍了通过病例预选、抗菌策略和再感染预防，来使消毒最大化和避免再感染的方法。有时单独的非手术根管治疗不能挽救牙齿，可能需要采用手术方法。本章将会描述牙髓外科和常见的风险和（或）并发症，如伤口愈合损伤、感染和出血。

一个周期内的病变可以具有从简单到相对复杂的发病机制。对这些疾病过程有适当的了解，对于正确的诊断至关重要。重要的是要记住：识别牙髓活力对于鉴别诊断和选择治疗边缘性和根尖周期炎症性病变的首要措施至关重要。

成年人不断增长的牙髓治疗需求，为临床医生带来了越来越多的挑战。在恰当的牙髓病治疗过程中，必须仔细了解老年患者和年轻患者牙髓组织的生物学和解剖学差异，并在治疗计划和性能方面予以考虑。如果正确执行，这些差异通常不会使治疗受到限制，并在年纪大的患者中取得成功治疗。

当对患有全身性疾病或正在接受医疗管理的患者进行牙髓治疗时，避免潜在医疗紧急情况的发生是非常重要的。因此，在这些情况中，临床医生必须了解对牙髓治疗和处理方法的选择有影响的常见疾病和药物。最后一章旨在强调最常见的需要特殊牙髓病治疗的临床情况。

本书根据现有的最佳科学证据，提出了根管治疗中并发症的预防、诊断和治疗的最新建议。全书将优质的牙髓治疗与可实现的无痛结果相结合，是牙髓病学家和普通牙科医生的理想参考书。每一章都是从临床角度仔细撰写；书中附带广泛的参考书目，如果读者愿意，就可以进一步探讨这个话题。

本书的目的是为读者提供知识和工具，让读者通过基于证据的预防方法来识别和处理在牙髓治疗过程中发生的并发症。书中尽量在深度和细节上讨论常见的复杂过程。本书通过流程图、表格和图片等易于阅读的形式呈现内容。

请您享受这本书，我们随时欢迎您的反馈。

Priyanka Jain

目　录
Contents

第 1 篇

诊 断

第 1 章

临床诊断和治疗计划

Priyanka Jain

1.1 引 言

　　明确牙髓病和根尖周病的诊断是确定治疗计划最重要的步骤[1-2]。如果诊断不正确，对临床表现进行不正确的评估，可能导致处理不当。例如，在不需要的时候进行牙髓治疗或应当行根管治疗时却提供其他治疗。牙痛通常被认为是最严重和最不能容忍的疼痛，它通常起源于牙本质、牙髓或根尖周组织，所以被认为是牙髓病的起源。因此，在颌面部疼痛的患者中有 90％需要彻底的牙髓评估和诊断，而其中 60％可能需要牙髓治疗。只有结合患者的主诉和客观的临床表现才能做出正确的诊断。当然，识别冠部或根部牙折也很重要，虽然这不是属于牙髓病或根尖周病的特定诊断，但重要的是要注意牙齿折断可能改变拟订的治疗计划。颞下颌关节（temporomandibular joint，TMJ）功能障碍也可能表现为牙痛，口腔医生应该记住具有这些症状的患者的临床表现。

　　通过诊断，明确需要根管治疗后，治疗计划阶段应该是直截了当的。牙髓治疗的目标是保护牙齿作为功能性牙列的一个功能单位。因此，牙髓治疗必须纳入综合治疗计划，包括牙髓治疗和牙周管理。

　　本章将通过临床病例讨论各种牙髓病的诊断，并描述具有典型临床表现和影像学特征的各型牙髓病。作为临床医生必须认识到牙髓和根尖周组织的疾病是动态的，其症状和体征可能因患者而异。一个简单实用的系统是必不可少的，该系统能使用与临床表现相关的术语，这将帮助临床医生了解牙髓病和根尖周病的进展性，并指导医生针对每种疾病采用最合适的治疗方法。牙髓病治疗计划应该是拟订的综合治疗计划的一部分，其中包括患者进行治疗的参与度。笔者还将讨论制订各种治疗计划时需要考虑的因素，同时简要讨论牙髓封闭及其应对措施。

　　2008 年，美国牙髓病专家协会（American Association of Endodontists）提出

P. Jain, M.Sc., M.D.S., B.D.S.
Specialist Endodontist, Dubai Health Authority, Dubai, UAE
Part Time Faculty (Endodontics)- College of Dental Medicine, University of Sharjah, Dubai, UAE
e-mail: tracyjain@hotmail.com

了牙髓病诊断的普遍建议，并制订了关键诊断术语的标准化定义，这些术语将被牙髓病学家、教育工作者、考试出题专家、第三方、一般技术人员、其他专家及学生普遍接受[3]。这将有助于解释结果并确定验证这些标准所需的放射学标准和临床标准。

1.2　检　查

不能仅仅通过主诉进行牙髓诊断。临床医生必须收集患者呈现的所有数据，以便能够做出正确的诊断（表 1.1）。

表 1.1　牙髓诊断的检查内容

临床和（或）牙科病史	过去和（或）最近的治疗、药物
主诉（如有）	多长时间，症状，疼痛持续时间、部位、发作、刺激、缓解、转归，药物
临床检查	面部对称性，是否有窦道，软组织、牙周状况（探诊，松动度），龋齿，修复体（有缺损，是否重新充填？）
临床检查方法	
牙髓活力测验	冷诊法、牙髓电活力测验、热诊法
根尖周测试	触诊、叩诊、上下颌牙缓慢接触（咬合）
影像学检查	新的根尖片（至少两次）、咬合片、CBCT（cone beam computed tomography）
附加检查	透照法、选择性麻醉、试验性备洞

1.2.1　主　诉

获得准确的牙髓病诊断的首要步骤为采集患者的既往史、现病史及临床治疗史。临床治疗史与牙髓治疗之间的关系将在本书后面讨论。临床治疗史之后是牙科病史，而牙科病史特别强调当前病史。这个问诊结构应该清晰，而且必须避免进行诱导式发问。

详细的牙科病史包括以下问题：

1. 咨询牙医的原因。

如果患者的主诉是疼痛，则需要区别不同的疼痛史。

（a）疼痛什么时候开始？

（b）疼痛类型：自发性、持续性、间歇性，持续加重或定期好转。

（c）疼痛是否有放射性。

（d）能否指出疼痛的部位。

（e）是否有夜间疼痛？早上疼痛加剧吗？

（f）有无加重或缓解的因素，如热和（或）冷。

（g）疼痛持续时间？

（h）疼痛的性质：牵拉痛、刺痛、跳痛？

2.有没有肿胀？如果有的话，是什么部位？

3.对温度敏感吗？如果敏感，描述它的性质。

4.是否需要服用止痛药？止痛药有助于控制疼痛吗？

5.最近有鼻窦问题吗？

6.牙齿对咀嚼或压力敏感吗？

7.最近有行口腔治疗吗？

在临床检查时必须牢记患者的主诉，这样可大大避免遗漏重要信息。还要注意的是由于患者使用抗生素和止痛药会使诊断过程更困难且不太可靠。

在进行初步诊断之前，必须结合临床和影像学检查，并进行彻底的牙周评估和临床测试（牙髓和根尖周测试）。如果结果不确定并且无法做出明确的牙髓和根尖周诊断，最好不要在此阶段进行治疗。患者可能需要继续观察并在后期重新评估。

牙髓病的诊断由两部分组成：牙髓诊断和根尖周诊断。牙髓诊断表明牙髓（髓腔内的神经和结缔组织）的状态，并且可以通过牙髓温度测验和牙髓电活力测验来完成。根尖周诊断表明根尖周（牙根周围的组织）的状态。美国牙髓病专家协会（American Association of Endodontists）指出，根尖周状态包括疼痛和肿胀。本章中使用的诊断术语经美国牙髓病专家协会（American Association of Endodontists）和美国牙髓病学委员会（American Board of Endodontics）批准[4-6]。

为了方便区分将牙髓和根尖周病分为急性和慢性症状。急性是指近期出现的症状；慢性指的是长期存在的症状，并且可以在 X 线片上看到。当存在窦道或引流区时称为化脓性根尖周炎；当有急性肿胀、脓液形成、压痛和肿胀，伴或不伴影像学变化时，则为急性根尖周脓肿。

1.2.2 牙髓诊断[7-12]

1.2.2.1 正常牙髓

在牙髓正常的情况下，牙髓没有症状，并且通常对牙髓活力测验也没有反应。"临床上"正常的牙髓对冷诊法和热诊法的反应温和或短暂，在刺激去除后持续几秒钟，且应与邻牙和对侧同名牙比较其反应。

1.2.2.2 可复性牙髓炎

这种情况应基于主观和客观表现进行诊断，即在适当的治疗后牙髓将恢复正常。当施加冷或甜的刺激时疼痛就会出现，但在去除刺激后疼痛迅速（在几秒内）

消失。病因可能为牙本质暴露（牙本质敏感）、龋齿或深层修复体。牙齿的根尖周区域没有明显的影像学变化。疼痛不是自发的，但通常非常敏感。在病因治疗之后，应进一步评估牙齿以确定牙齿是否从"可复性牙髓炎"恢复到正常状态。牙本质敏感的症状与可复性牙髓炎相似。

1.2.2.3　有症状的不可复性牙髓炎（symptomatic irreversible pulpitis，SIP）

这种情况应基于主观和客观表现进行诊断，即严重的炎症时，牙髓无法恢复正常状态并且是根管治疗的适应证。这些表现包括热刺激引起的剧烈疼痛（刺激消除后通常持续 30s 或更长时间）、自发性疼痛（无缘无故的疼痛）和激发痛。有时，疼痛可能会因体位变化（如躺下或弯腰）而加剧，而非处方止痛药通常无效。常见病因包括深龋、牙体大面积充填修复或牙折时牙髓组织暴露。这种情况可能难以诊断，因为炎症尚未到达根尖周组织，因此不会导致叩痛或不适。在这种情况下，详细的病史和仔细的检查及牙髓温度测验是评估牙髓状态的主要工具（图 1.1）。

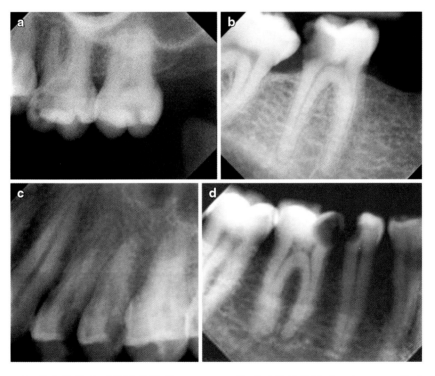

图 1.1　a、b. 有症状的不可复性牙髓炎。c.24、25 的不可复性牙髓炎。d.45、46 的不可复性牙髓炎和牙周间隙增大

1.2.2.4　无症状的不可复性牙髓炎

这种情况也应基于主观和客观表现进行临床诊断，也是根管治疗的适应证。这

些病例没有临床症状，通常对牙髓温度测验有正常反应，但可能有深龋，可能导致在去龋过程中的牙髓暴露。

1.2.2.5 牙髓坏死

这是表明牙髓坏死的临床诊断分类，且需要根管治疗。牙髓对牙髓活力测验无反应且无临床症状，除非牙髓被感染，否则牙髓坏死本身不会引起根尖周炎（叩痛或影像学改变）。由于根管内钙化或近期创伤史，一些牙齿可能对牙髓活力测验无反应。因此，牙髓活力测试必须与对照牙对比（图 1.2）。

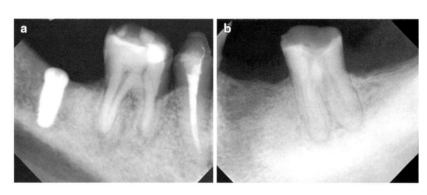

图 1.2　a. 部分牙髓坏死伴牙根吸收（牙齿 46）。b. 牙髓坏死伴不典型的根尖周表现

如果牙髓坏死无症状：

1. 有无影像学改变。如果没有影像学改变，建议谨慎治疗。如果牙齿需要做冠修复并且牙髓已经坏死，那么最佳的治疗方法是在冠修复之前进行牙髓治疗。如果牙齿既往有症状，伴有明显的不可复性牙髓炎症状（特别是自发性疼痛），之后症状消失不论是否伴影像学改变，都应对牙齿进行治疗。

2. 可能对牙髓温度测验无反应。

1.2.3　根尖周诊断[7-12]

1.2.3.1 正常根尖周组织

牙齿在临床检查过程中对叩诊或触诊不敏感的牙齿，X 线片上围绕牙根的硬骨板和牙周间隙是连续均匀的。与牙髓活力测验一样，叩诊和触诊应始终同患者的正常牙齿做对照。

1.2.3.2 有症状的根尖周炎（symptomatic apical periodontitis，SAP）

这种情况表示根尖周组织有炎症，临床症状包括咬合痛、叩痛或触痛，伴或不伴影像学改变（即取决于疾病的阶段。牙周间隙的宽度可能正常，或者可能存在根尖周透射影像）。叩诊或触诊引起剧烈疼痛则可能表明牙髓变性，需要行根管治疗（表 1.2；图 1.3a、b）。

表 1.2　SIP 和 SAP 的不同临床表现

标准	SIP	SAP
对冷刺激敏感（二氧化碳干冰）	+	−
X 线片显示牙周间隙增宽	±	+
肿胀或窦道	−	−
根尖周透射影像	−	±

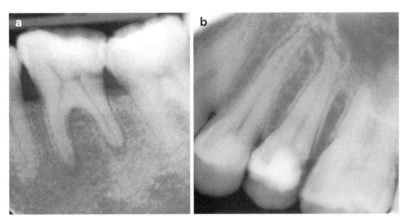

图 1.3　a、b. 继发于牙髓坏死的根尖周炎

1.2.3.3　无症状的根尖周炎

在这种情况下，根尖周组织的炎症来源于牙髓，表现为根尖区透射影像并且无临床症状（叩诊或触诊没有疼痛；图 1.4a~c）。

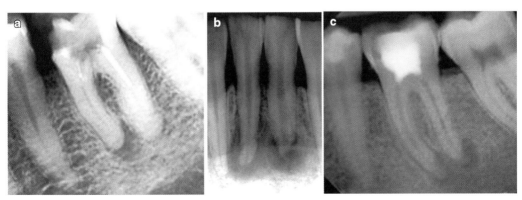

图 1.4　a. 左下第一磨牙治疗后表现为无症状的根尖周炎。b.15 年前因外伤致牙髓坏死伴无症状根尖周炎，松动度Ⅱ度，牙周袋深度 8 mm。c. 无症状的根尖周炎和牙根吸收

1.2.3.4　慢性根尖周脓肿

脓肿是由牙髓感染和坏死引起的炎症反应,呈慢性发作,很少或几乎没有不适,并通过窦道不断排出脓液,其 X 线片表现为透射影像。

1.2.3.5　急性根尖周脓肿(Acute Apical Abscess,AAA)

这种情况表现为坏死,其特征为急性发作,自发性疼痛,以及因压力、脓液和肿胀组织致牙齿极度疼痛,可能没有影像学改变,但患者经常现不适、发热和淋巴结肿大(图 1.5)。

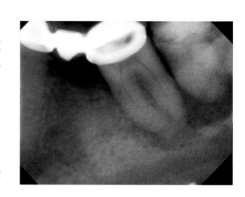

图 1.5　牙髓坏死伴急性根尖周脓肿

1.2.4　致密性骨炎

这是一种弥漫性不透射影像学病变,是由于根尖区低度炎症刺激的局部骨反应。

这种情况在临床上可表现为,如有症状的不可复性牙髓炎(SIP),有症状的根尖周炎(SAP)和急性根尖周炎(AAA),疼痛可能是非常剧烈的[13-14]。目前美国牙髓病专家协会(AAE[15])的诊断命名法没有对这两种患者进行区分,即对诊断检测反应敏感的患者和真正需要紧急处理的患者。

如果患者的临床症状表现为明显水肿(肿胀),可将其诊断为 AAA,这种诊断是比较容易的。相比之下,尚无明确的症状来区分 SAP 和 SIP。虽然 SIP 只表现为疼痛,但 SAP 会引起感染的传播,进而会引起不利的全身问题[17]。SIP 和 SAP 的紧急处理有所不同[18,19]。SIP 只需移除冠髓即可缓解[20],而 SAP 则应对整个根管系统进行消毒。

1.3　临床评估

临床评估包括几项检查:触诊、叩诊、牙周探诊、温度和(或)电活力测验、咬合与咬紧后释放(表 1.3,表 1.4)。为了通过对比建立诊断,所有检查均应该分别在患牙和对颌牙和(或)邻牙上分别进行。

1.3.1　触诊、叩诊和牙周探诊

检查的第一步是视诊,检查患者是否有明显的肿胀或不对称。然后进行口外和口内的触诊,包括患侧淋巴结的触诊。触诊受感染牙齿的颊侧和舌侧和(或)腭侧,

表 1.3　牙髓诊断

临床分类	症状和体征	诊断测试	是否需要牙髓治疗
可复性牙髓炎	疼痛：无疼痛史，疼痛不是自发的 X 线片：无牙内吸收或根尖周改变的影像学改变	牙髓活力电测仪：反应在正常范围内 牙髓温度测验：对热刺激，甜刺激，甜刺激有中度到剧烈的反应；当刺激被移除时反应消失 叩诊和触诊：无不适，没有反应	不需要
不可复性牙髓炎（伴或不伴根尖周病变） 病因 深龋和（或）牙体修复治疗，暴露的牙本质（磨耗，磨损和酸蚀症），外伤，正畸力	疼痛 • 可能有急性或慢性疼痛 • 疼痛可能是自发的和（或）持续的；在反复复发的疼痛 • 咬合痛 X 线片 • X 线片可能提示牙髓正常，髓腔狭窄，髓腔钙化，或致密性骨炎 • 牙周膜间隙可能增宽	牙髓活力电测仪 牙齿可以表现为在正常范围内，但反应可能与对照牙明显不同；快速发作，延迟发作，可能是持久的，可能是剧烈的反应 牙髓温度测验 诊断的关键因素。对温度刺激表现为尖锐，剧烈的疼痛；刺激去除后疼痛仍持续存在 叩诊测试 有或无反应 触诊 有或无反应	需要
牙髓坏死（伴或不伴根尖周病变） 病因 深龋和（或）牙体修复治疗，暴露的牙本质（磨耗，磨损和酸蚀症），外伤，正畸力	疼痛 • 可能有急性或慢性疼痛 • 疼痛可能是自发的和（或）持续的；在反复复发的疼痛 • 咬合痛 X 线片 • 可能正常 • 可能为明显增宽的牙周膜间隙 • 可能表现为根尖或根外侧病变	牙髓活力电测仪 没有反应和（或）假阳性 牙髓温度测验 无反应 触诊和（或）叩诊测试 有或无反应	需要

表 1.4 根尖周诊断

临床分类	症状和体征	诊断测试	是否需要牙髓治疗
急性根尖周炎 病因 不可逆性牙髓炎、外伤、正畸力、修复体的咬合高点	疼痛 剧烈，间歇性的髓源性疼痛（中度至重度），常伴加重因素	牙髓活力电测仪和牙髓温度测验可能是正常的，或类似于不可复性牙髓炎或牙髓坏死 触诊和（或）叩诊：中至重度疼痛 X线片 牙周膜间隙常增宽，可能有根尖周或根尖外侧透射性	可能需要牙髓治疗
慢性根尖周炎（病因同上）	疼痛 ·无疼痛或轻度疼痛，疼痛可消失或持续 ·根尖周自发性痛痛 ·隐痛 ·咀嚼痛	牙髓活力电测仪和牙髓温度测验可能是正常的，或类似于不可复性牙髓炎或牙髓坏死 叩诊 无到中度的疼痛 触诊 没有或轻微的疼痛，或肿胀 X线片 根尖周或根尖外侧透射性	可能需要牙髓治疗
慢性化脓性根尖周炎 病因 不可复性牙髓炎、外伤、正畸力、修复体的咬合高点	疼痛 ·通常不会出现疼痛 ·窦道或化脓	牙髓活力电测仪和牙髓温度测验可能是正常的，或类似于不可复性牙髓炎或牙髓坏死 叩诊 没有或轻微的疼痛 触诊 轻微的疼痛 X线片 根尖周或根尖外侧透射性	需要
急性牙槽脓肿（急性根尖脓肿） 病因 冠顶端的坏死牙髓向根端进展为根尖周炎	疼痛 ·持续性，自发性的剧烈疼痛 ·搏动性跳痛 ·咀嚼痛	牙髓活力测试 无反应 叩诊 中度到重度疼痛 触诊 中度至重度疼痛，可能肿胀 X线片 牙周膜间隙增宽，根尖周或根尖外侧透射性	需要

并询问患者该区域是否疼痛。

叩诊检查是对牙齿或牙周组织进行短暂而间接的机械刺激，从患者的反应中可获得有关牙髓或牙周组织状况的信息。这是一种诊断不可复性牙髓炎或根尖周炎的非常可靠的方法。叩诊检查应谨慎进行，特别是主诉为咬合、咀嚼或压力敏感的患者。用手指、"Tooth Slooth（牙科咬诊检查器）"或任何塑料器械的柄都可能引起症状。叩诊时应轻轻地开始，慢慢增加强度。先检查邻牙是判断患者反应的好方法，如果健康邻牙对叩诊反应强烈，那么在叩诊患牙时要特别轻柔。

牙周探诊是非常重要的，特别是在诊断可疑的根折或牙髓–牙周联合病变时。经常检查牙龈炎和渗出物。应记录有关牙周的所有发现，如牙周探诊深度、根分叉及牙齿动度情况。

如果存在窦道，一定要将一个小的牙胶插入窦道，在适当的位置拍摄 X 线片追踪其位置，这样可发现问题的根源。

1.3.2 牙髓活力测试

在根管治疗前必须进行牙髓活力测试，并记录测试结果。牙髓的诊断是通过牙髓温度测验或牙髓电活力测验获得的。温度测验为热刺激或冷刺激，这取决于主诉。牙髓活力测试只反映牙髓组织神经传导的能力，而不能提供任何关于髓腔内血管的信息。因此，所使用的测试被称为敏感性测试，而不是活力测试。如前所述，任何温度测验或牙髓电活力测验都应该与邻牙或对颌牙进行对照。

牙髓温度测验

冷诊法

牙髓的诊断是通过牙髓温度测验或牙髓电活力测验获得的。牙髓温度测验可能是热诊法或冷诊法，这取决于主诉。

有几种方法可以产生冷的感觉，包括皮肤制冷剂（如 Endo Ice®、冰棒或二氧化碳棒）。最简单的温度测试是使用氯乙烷喷雾（图 1.6）、二氯二氟甲烷（$CC_{12}F_2$–Frigen、Frean®、Arcton®）、丙烷–丁烷混合物或二氧化碳干冰进行的冷诊法。冷诊法通常是诊断死髓（失活）牙的一种非常可靠的方法（阴性的原因大多是牙髓坏死），但对冷诊法缺乏反应并不一定意味着牙髓坏死。在这种情况下，需要采用牙髓电活力测验。可复牙髓炎也可以用冷诊法诊断。

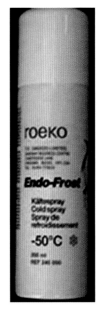

图 1.6 用于冷诊法的制冷剂喷雾

热诊法

热诊法对化脓性牙髓炎的初步诊断是很有帮助的。化脓性牙髓炎即使在2℃~3℃的轻微升温下也有明显的疼痛。对牙齿进行热诊法最有效的方法是用橡皮障把每颗牙齿隔离开，用温度与热饮相近的水冲洗牙齿，并告诉患者会有压力或者刺激的感觉。热诊法绝不能用熔化的蜡棒或电热或火焰加热的仪器进行。这种热对健康的牙齿来说是难以控制的，可能会造成牙髓损伤。当患者感受到任何一种感觉时，立即移开刺激物，让他报告自己感觉：是刺激痛吗？疼痛是游走的吗？这是他喝东西或吃东西时的感觉吗？

然而，化脓性牙髓炎会引起患者所描述的疼痛感。热诊法绝不能用于常规试验，这是由于，为了从健康的牙髓中获得反应，必须提高牙髓腔内的温度，这样会使牙髓组织蛋白变性。

牙髓电活力测验

当牙本质结构正常，热诊法结果不确定时，牙髓电活力测验是有益的。但是，它不适用于金属牙冠或陶瓷牙冠及固定桥，当探测头放在离牙龈太近的位置时结果也往往不可靠。安装有心脏起搏器的患者不应使用牙髓电活力测验。理想情况下，该区域应隔离且牙齿干燥，并使用导电介质，如局部麻醉剂或牙膏。首先测试一颗正常的牙齿，可以让患者对测试的感觉有一个基本的了解，即使它不是相邻的牙齿（图1.7a、b）。

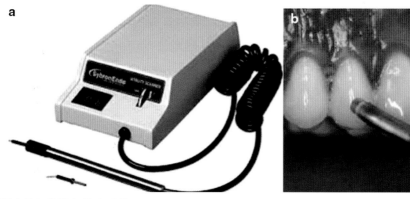

图 1.7 牙髓电活力测验

虽然测试结果是用数字表示的，通常为1~80，但要知道牙齿有多"活"是不可能的。在当达到最大值之前有反应，意味着牙齿内部有一些重要的组织；在最大值处没有响应意味着没有这些重要组织。

1.3.3 咬合与咬紧后释放

这项检查对冠折的诊断是很有用的，检查时最好有一个单独测试咬合的咬诊检查器。使用咬诊检查器时，请患者咬合牙齿，并迅速张开。询问患者疼痛是否发生在咬合或松开的时候。在没有其他症状和其他诊断测试阳性反应的情况下，这种疼痛往往和冠折有关。这种情况通常采用有效的全覆盖义齿修复治疗。

1.4　放射学评估与诊断

放射学诊断在临床检查中是一种有价值的辅助方法。它不会指示牙髓的状况或不同类型的牙髓炎状况，但可以给出其他信息，如没有被临床检查所确诊的龋齿、牙根吸收、牙内吸收、牙周间隙的宽度、根尖周组织的状况和根折。在根管治疗之前，感染牙齿的放射学检查是很重要的。

临床评估是诊断过程中最重要的部分，因为通常缺乏与牙髓疾病相关的影像学病理表现。要看到 X 线上的骨破坏，必须要有皮质骨的侵蚀。在没有任何影像学病理学表现的情况下骨松质可能已经广泛丢失了。

1.5　治疗计划及注意事项

牙髓病诊断是很有挑战性的。了解牙髓和根尖周疾病的诊断及如何获得诊断是至关重要的。虽然这对患者和提供者来说都是令人担心的，但有时在症状发生之前没有治疗是最好的选择。

一个理想的治疗方案应该解决患者的主诉，提供长期持续和经济有效的治疗，同时满足患者的期望。治疗应始终以患者为中心，以科学和临床证据为基础，在维持舒适和功能的同时应保护口腔做生物环境。牙髓治疗病例的选择应综合考虑牙髓治疗、修复和牙周手术的预后[21-22]。虽然某些牙齿是可以采用牙髓治疗的，但剩余的牙体组织可能不容易恢复，持久的冠修复是无法实现的[23]。牙齿的牙周状况必须在牙髓治疗前进行评估，因为良好的牙周健康状况对牙髓治疗的长期成功至关重要[24]。同时，必须考虑患者的需求、态度和接受治疗的意愿[25]。

影响牙齿预后的因素包括：

1. 牙齿的重要性
2. 牙周因素
3. 患者因素（全身及口腔健康）
4. 牙齿的可修复性

临床医生也应该考虑患者的身体状况和保持口腔卫生健康的积极性[26]。上述考虑因素将有助于口腔医生决定是否可通过牙髓治疗保存牙齿，拔牙或采用修复体治疗是否对患者最有利[27]。口腔医生和患者必须就最终的计划达成一致。口腔医生应考虑自己是否具备为这颗牙齿进行高水平根管治疗所需的技能和知识。流程

图 1.1 总结了治疗计划的过程。

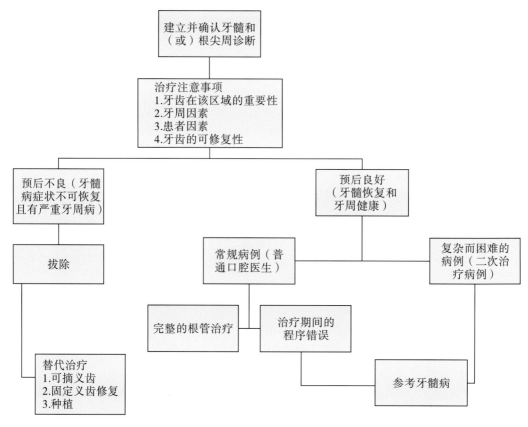

流程图 1.1 治疗计划

1.5.1　牙齿的重要性

　　口腔医生应首要关注的是健康的功能性牙列的长期保存。口腔医生应根据牙齿的整体功能，考虑需行牙髓治疗的牙的重要性。例如，第二或第三磨牙通常被认为没有重要性，除非它需要支撑修复体。这是因为如果有一个后牙作为基牙来保持和支撑修复体，它会更稳定[28]。

　　其他的考虑因素可能包括牙齿的结构完整性、余留健康的牙齿结构、牙根的形态和长度、周围骨水平、牙周支持的量及牙齿是否在美学区[27]。当剩余的牙体结构有限时，牙髓治疗是禁忌的，最终牙冠将不能与 1.5~2.0mm 的牙颈部结构相吻合[29-30]。通过牙髓治疗保留一颗长期预后不良的牙齿，特别是一颗破碎的牙齿，在最终拔除牙齿时可能导致大量的骨质流失；而由此导致的骨缺损会严重影响美学效果。

　　牙髓治疗有时与手术意外有关，这些意外可能发生在根管预备、清理和成形、封闭（本书后面讨论）及准备扩锉期间[31]。有错误可能会对根管治疗的结果和预后产生负面影响[32-34]。

许多辅助手术影响牙髓治疗（复杂、高风险）和牙拔除术、种植体植入、冠修复之间的比较。例如，通过牙髓治疗保留一些可能需要治疗牙周病的牙齿，通过外科手术或正畸延长牙冠，桩或核或冠或联合使用。这些步骤增加了治疗计划的复杂性，并可能带来额外的并发症和风险。这也增加了治疗的总成本，使患者更难以理解和接受治疗计划。

1.5.2　牙周因素

当患牙有牙周疾病时，其治疗的长期预后可能会很差。所以，应先对牙周组织的健康进行评估[35]。大约 1/3 需要拔除的牙髓治疗后的牙齿是因为牙周的问题[36]。任何治疗计划要想获得良好的长期效果都必须对患者进行牙周管理。

1.5.3　患者因素

口腔医生应该有这样的意识和准备，有些患者可能会选择拔牙，理由是牙髓治疗耗时久，或害怕治疗，抑或经济原因[28]。患者以往的积极或消极的治疗体验也可能影响其将决定采取何种治疗方式。

虽然身体状况（如糖尿病和吸烟习惯）可能会使愈合复杂化和延迟，但总的来说，它们并不是牙髓治疗的禁忌，具有潜在身体状况的牙髓治疗的注意事项将在后面讨论。但是，限制患者仰卧（如强直性脊柱炎）、延长张口时间（如类风湿关节炎）或患有焦虑症会使牙髓治疗变得困难，但也并非不可能[35]。在开始牙髓治疗之前要考虑的因素包括[28]：

· 牙髓治疗是否符合患者的利益最大化？

· 患者的期望是什么？

· 患者能承受得起计划中的治疗吗？

1.5.4　牙弓内牙齿的可修复性

如果患牙不适合牙髓治疗，或治疗计划无法顺利完成，考虑到牙周和修复的问题，拔牙是一种可行的治疗方法[24]。有问题的牙齿必须进行评估。在治疗开始前的修复问题，可能会影响根管治疗后的恢复能力。对有问题的牙的根管治疗的预后必须考虑在治疗计划中。虽然口腔医生希望在开始牙髓治疗前就尽可能准确地预测患者的预后，但所提供的不理想的技术标准或程序错误和（或）不充分的冠状位修复将导致治疗后的预后下降。

1.5.5 其他考虑因素

1.5.5.1 何时转诊及何时进行根管再治疗

牙科医生应能够评估何种情况治疗的难度会超过其能力范围，并在必要时将患者转诊给其他医生[27]。有时，该病例的技术难度需要将患者转诊给专家进行治疗和管理[26]。可能使根管病例复杂化和难度增加的其他因素包括[23]：

· 钙化
· 用橡皮障无法隔离的牙齿
· 牙体吸收
· 额外根和额外根管
· 再治疗病例
· 桩的存在
· 台阶，穿孔。

在开始进行牙髓治疗前就应先与患者沟通可能出现的问题，而不是在问题出现后再与患者沟通，因为这个问题会对牙齿产生不可逆的破坏[26]。只有在经过一段合适的观察期且影像学检查无改变时，才可进行再治疗。在某些情况下，根管外感染是疾病的来源，根尖手术被认为是可选择的治疗方法[37]。口腔医生必须正确认识自己的临床技能、知识和经验水平。

治疗计划应分为以下阶段：
· 疼痛的初步缓解，如紧急牙髓摘除。
· 矫正治疗，如完整的根管治疗和修复治疗。
· 维持，如采取一些防止本病复发的措施[35]。

治疗方案也可分为"简单"和"复杂"。如果只涉及一颗牙齿，且牙列的整体状况可以接受，则可以认为治疗计划很简单[26]。一个复杂的治疗计划对那些很久未复诊的患者或要对整个牙列进行评估的患者来说是必需的。在这种情况下，在提供明确的治疗方案前，处理与牙根治疗有关的急性疼痛和肿胀是很重要的。

1.5.5.2 牙髓治疗后修复

冠修复的最终选择将影响牙髓治疗的结果。冠修复应该提供足够的覆盖，以防牙髓治疗后的牙折裂[26]。关于最终修复还存在一些其他潜在的问题，它可以导致根管治疗后的折裂，包括永久修复中的边缘破裂，或者修复过程中（如牙体预备）导致的细菌渗透[38]。

研究表明，根管充填和冠修复可以作为屏障防止流体和细菌渗透到根尖周区域[39]。事实上，目前还没有有效的材料或封闭技术可以可靠地保证复杂根管系统的非渗透性密封[40]。经牙髓治疗后的牙齿折裂可导致根管系统感染，甚至需要拔除患牙。

病例的困难程度应与牙医的技巧和经验相平衡，以决定是交由全科医生治疗，还是把患者转诊给牙髓专科医生诊治[26]。根管治疗的总体规划应与患者的整体口腔管理相一致。

1.6　根管闭塞

根管闭塞，也称为钙化变质，是指牙髓对外伤的反应，其特征是由于硬组织沿根管壁和固有髓腔的沉积，导致根管腔的丧失[5]（图1.8）。它也被称为营养不良钙化、弥漫性钙化和钙化变性。钙化的管道可能对诊断造成挑战。尽管改进了放大方法，如牙科手术显微镜，仍然很难定位和疏通钙化的管道。在这个过程中，可能会去除过多的牙体结构，牙齿或牙根可能会穿孔。新的影像技术（如 CBCT）是非常有用的，可以帮助确定在根尖周 X 线片上出现钙化的牙齿中是否存在髓腔，以及牙齿是否能够接受常规的牙髓治疗[41]。

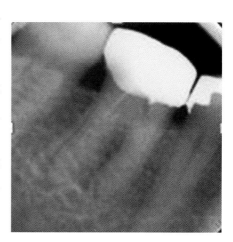

图 1.8　髓腔闭塞

钙化的牙齿很难行根管治疗。外伤牙常发生部分或全部根管闭塞，其特点是牙髓间隙在影像学上消失，临床牙冠呈黄色。由于只有一小部分外伤牙出现牙髓坏死，并伴根尖周炎的影像学特征，因此很难决定是在发现根管闭塞后立即开始治疗，还是等到牙髓和（或）根尖周炎的征象和症状出现后再治疗。

1.6.1　临床表征

牙髓腔的钙化使牙釉质下的牙本质变厚，导致牙髓腔的颜色比相邻的牙髓腔深，牙本质的透明度降低。一些牙齿也表现为灰色和（或）黄色外观的牙冠[42]。受影响的牙齿并不总是对敏感性测试有反应，而且通常对叩诊不敏感[43]。牙髓坏死是最常见的并发症，发生率为 1%~16%[44-45]。

研究表明，牙齿变色没有诊断价值。并不是所有有根管闭塞的影像学表现的牙齿都有颜色变化[46]。此外，超过 2/3 的根管闭塞是无症状的。这些牙齿通常是临床或影像学检查后偶然发现的。当牙髓钙化变得更加明显时，对牙髓温度测验、牙髓电活力测验的反应会逐渐降低。因此，在存在根管闭塞的情况下，一般认为敏感性试验是不可靠的[146]。

1.6.2　X线检查

影像学表现为髓腔间隙部分或全部闭塞，牙周间隙正常，硬骨板完整，有时可观察到牙周间隙增厚或根尖周透射影，伴或不伴主观症状。根管腔完全透射并不一定意味着没有牙髓或管腔。在大多数病例中，髓腔里面有牙髓组织。

1.6.3　治　疗

大多数学者认为，根管闭塞只有在出现根尖周病的影像学改变时才开始根管治疗。研究表明，牙髓坏死和根尖周病变并不是牙髓钙化的常见并发症。有牙髓闭塞但无根尖周病变时应先行保守治疗，并进行临床观察和定期的影像学检查。只有在出现低密度影像或临床症状时才应行根管治疗。需要根管治疗的牙髓闭塞属于美国牙髓医师协会病例评估标准的高难度类别[47]。

需要记住的是，髓腔总是位于牙齿中央的釉牙骨质界（enamel-dentinal junction，CEJ）水平[44, 48]，同时，CEJ是定位牙髓腔最一致的可重复标志[48]。

因此如果预备时保持居中，与牙长轴平齐，并且最初限制在CEJ的水平，则根管系统通常非常容易定位。Selden在1989年强调了牙科手术显微镜在治疗钙化根管和改善治疗效果中的作用[49]。修改的探头和超声波尖端设计用于进行定位和进入钙化髓腔和根管所需的通道。亚甲蓝等染料可在显微镜下辅助定位根管系统。次氯酸钠在使用"发泡"实验鉴别根管口的具体位置时是有用的。该实验将5%次氯酸钠放入髓腔内，置于含有残髓组织的钙化根管上方，产生一股气泡，这些气泡来自牙髓组织的氧化。这些气泡可以在显微镜下看到，并用于确定根管口[50]。

在不同的角度拍摄X线片，以保持对齐和正确的方向是很重要的。结合居中和特定角度的X线片提供了一个三维解剖空间影像。如果居中和特定角度的X线片图像都显示相对于根管处于相同的位置或者在根部的长轴中心，那么可以安全地向前移动尖端器械。相反，如果发现偏差，则必须纠正其位置。

在这种情况下进行的牙髓治疗可能发生器械折断、根管穿孔等并发症，严重影响牙齿的远期预后。

理想情况下，根管预备时最初应使用尺寸较小的器械。然而，这些根管锉缺乏横向受限空间所需的刚度，当使用垂直向旋转力时常常会断裂。一种方法是交替使用8号和10号K锉，以最小的垂直压力轻轻地旋转运动，并在发生疲劳之前定期更换器械。然而，有各种各样的"根管预备"工具都可以实现这一目标，如根管扩锉针（JS Dental，Ridgefield.Conn.），或强度更大的器械，如Pathfinder CS（Kerr Manufacturing Co.），因其更可能穿通高度钙化的根管。

乙二胺四乙酸（Ethylene Diamine Tetraacetic Acid，EDTA）等螯合剂的作用有限，除非作为润滑剂或在根管疏通后辅助器械使用[44, 51]。强烈建议使用"冠向下"方法，这样可以改善触感并确保更好的根尖穿透[44]。如果在牙髓中所见钙化消失发生于牙冠 – 根尖孔方向，一旦最初的根管疏通后，仪器往往更容易向根尖止点前进。

治疗建议在流程图 1.2 中给出。

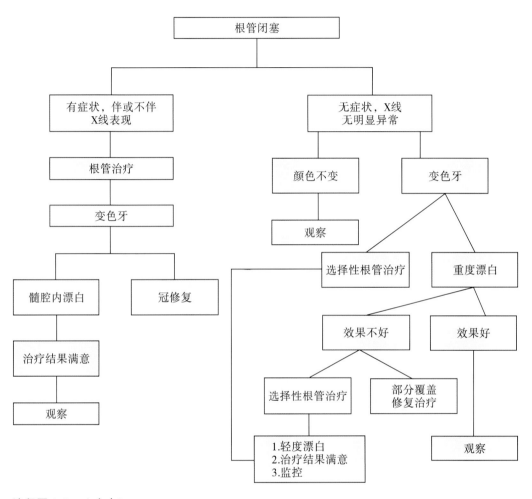

流程图 1.2　*治疗建议*

结　论

综上所述，当患者因牙痛而来到牙科诊所就诊时，进行适当的敏感性测试是很重要的。如果测试结果不确定或不符合，应让患者择期重新检查或参考补充诊断。没有诊断就不应该进行任何治疗。诊断决定是否需要治疗。

牙医必须判断对患牙提供完善的根管治疗还是建议拔除。牙髓病的整体治疗计划应始终与患者的整体牙科管理相一致。

参考文献

[1] Berman LH, Hartwell GR. Diagnosis// Cohen S, Hargreaves KM, editors. Pathways of the pulp. 11th ed. St Louis: Mosby/Elsevier, 2011:2-39.

[2] Schweitzer JL. The endodontic diagnostic puzzle. Gen Dent, 2009,57(6):560-567.

[3] Glickman GN. AAE consensus conference on diagnostic terminology: background and per-spectives. J Endod, 2009,35:1619.

[4] AAE Consensus Conference. Recommended diagnostic terminology. J Endod, 2009,35:1634.

[5] American Association of Endodontists. Glossary of endodontic terms. AAE Chicago,2018,8.

[6] Glickman GN, Bakland LK, Fouad AF, et al. Diagnostic terminology: report of an online survey. J Endod, 2009,35:1625.

[7] Jafarzadeh H, Abbott PV. Review of pulp sensibility tests. Part Ⅰ: general information and thermal tests. Int Endod J, 2010,43:738-762.

[8] Jafarzadeh H, Abbott PV. Review of pulp sensibility tests. Part Ⅱ: electric pulp tests and test cavities. Int Endod J, 2010,43:945-958.

[9] Newton CW, Hoen MM, Goodis HE, et al. Identify and determine the metrics, hierarchy, and predictive value of all the parameters and/or methods used during endodontic diagnosis. J Endod, 2009,35:1635.

[10] Levin LG, Law AS, Holland GR, et al. Identify and deine all diagnostic terms for pulpal health and disease states. J Endod, 2009,35:1645.

[11] Gutmann JL, Baumgartner JC, Gluskin AH, et al. Identify and deine all diagnostic terms for periapical/periradicular health and disease states. J Endod, 2009,35:1658.

[12] Rosenberg PA, Schindler WG, Krell KV, et al. Identify the endodontic treatment modalities. J Endod, 2009,35:1675.

[13] Sindet-Pedersen S, Petersen JK, Gotzsche PC. Incidence of pain conditions in dental practice in a Danish county. Community Dent Oral Epidemiol, 1985,13:244-246.

[14] McCarthy PJ, McClanahan S, Hodges J, et al. Frequency of localization of the painful tooth by patients presenting for an endodontic emergency. J Endod, 2010,36(5):801.

[15] American Association of Endodontists. AAE consensus conference recommended diagnostic terminology. J Endod, 2009,35:1634.

[16] Iqbal M, Kim S, Yoon F. An investigation into differential diagnosis of pulp and periapical pain: a PennEndo database study. J Endod, 2007,33:548-551.

[17] Zero DT, Zandona AF, Vail MM, et al. Dental caries and pulpal disease. Dent Clin N Am, 2011,55:29-46.

[18] Carrotte P. Endodontics: part 3. Treatment of endodontic emergencies. Br Dent J, 2004,197:299-305.

[19] Nalliah RP, Allareddy V, Elangovan S, et al. Hospital emergency department visits attributed to pulpal and periapical disease in the United States in 2006. J Endod, 2011:37:6-9.

[20] Asgary S, Eghbal MJ. The effect of pulpotomy using a calcium-enriched mixture cement versus one-visit root canal therapy on postoperative pain relief in irreversible pulpitis: a random-ized clinical trial. Odontology, 2010,98:126-133.

[21] Friedman S, Mor C. The success of endodontic therapy—ealing and functionality. J Calif Dent Assoc, 2004,32:493-503.

[22] Montgomery S, Ferguson CD. Endodontics. Diagnostic, treatment planning, and prognostic considerations. Dent Clin N Am, 1986,30:533-548.

[23] Rosenberg P. Case selection and treatment planning//Cohen S, Burns R, editors. Pathways of the pulp. 8th ed. St Louis: Mosby, 2002: 91-102.

[24] Wagnild GW, Mueller K. Restoration of the endodontically treated tooth//Cohen S, Burns R, editors. Pathways of the pulp. 8th ed. St Louis: Mosby, 2002:765-795.

[25] Marshall FJ. Planning endodontic treatment. Dent Clin N Am, 1979,23:495-518.

[26] Messer HH. Clinical judgement and decision making in endodontics. Aust Endod J, 1999,25:124-132.

[27] Pothukuchi K. Case assessment and treatment planning: what governs your decision to treat, refer or replace a tooth that potentially requires endodontic treatment? Aust Endod J, 2006,32:79-84.

[28] Kidd EAM, Smith BGN. Making clinical decisions// Kidd EAM, Smith BGN, editors. Pickard's manual of operative dentistry. Oxford: Oxford University Press, 1998:28-49.

[29] Libman WJ, Nicholls JI. Load fatigue of teeth restored with cast posts and cores and complete crowns. Int J Prosthodont, 1995,8(2):155-161.

[30] Tan PL, Aquilino SA, Gratton DG, et al. In vitro fracture resistance of endodontically treated central incisors with varying ferrule heights and conigurations. J Prosthet Dent, 2005,93:331-336.

[31] Torabinejad M, Lemon RR. Procedural accidents// Walton R, Torabinjad M, editors. Principles and practice of endodontics. 3rd ed. Philadelphia: Saunders, 2002:310-330.

[32] Ingle JI, Simon JH, Machtou P, et al. Outcome of endodontic treatment and re-treatment// Ingle JI, Bakland LK, editors. Endodontics. 5th ed. London: Decker, 2002:748-757.

[33] Kvinnsland I, Oswald RJ, Halse A, et al. A clinical and roentgenological study of 55 cases of root perforation. Int Endod J, 1989,22(2):75-84.

[34] Farzaneh M, Abitbol S, Friedman S. Treatment outcome in endodontics: the Toronto study. Phases Ⅰ and Ⅱ —orthograde retreatment. J Endod, 2004,30:627-633.

[35] Stewart T. Diagnosis and treatment planning are essential prior to commencing endodontic treatment: discuss this statement as it relates to clinical endodontic management. Aust Endod J, 2005,31:29-34.

[36] Vire D. Failure of endodontically treated teeth. J Endod, 1991,17:338-342.

[37] Friedman S. Considerations and concepts of case selection in the management of post- treatment endodontic disease (treatment failure). Endod Top, 2002,1:54-78.

[38] Heling I, Goril C, Slutzky H, et al. Endodontic failure caused by inadequate restorative procedures: review and treatment recommendations. J Prosthet Dent, 2002,87:674-678.

[39] Kirkevang LL, Hörsted Bindslev P. Technical aspects of treatment in relation to treatment outcome. Endod Top, 2002,2:89-102.

[40] Gutmann JL. Clinical, radiographic, and histologic perspectives on success and failure in endodontics. Dent Clin N Am, 1992,36:379-392.

[41] American Association of Endodontists; American Academy of Oral and Maxillofacial Radiology. Use of cone-beam computed tomography in endodontics joint position statement of the American Association of Endodontists and the American Academy of oral and maxil-lofacial radiology. Oral Surg Oral Med Oral Pathol Oral Radiol Endod, 2011,111:234-237.

[42] Patersson SS, Mitchell DF. Calciic metamorphosis of the dental pulp. Oral Surg Oral Med Oral Pathol, 1965,20(1):94-101.

[43] Oginni AO, Adekoya-Sofowora CA, Kolawole KA. Evaluation of radiographs, clinical signs and symptoms associated with pulp canal obliteration: an aid to treatment decision. Dent Traumatol, 2009,25(6):620-625.

[44] Amir FA, Gutmann JL, Witherspoon DE. Calciic metamorphosis: a challenge in endodontic diagnosis and treatment. Quintessence Int, 2001,32(6):447-455.

[45] Tavares WLF, Lopes RCP, Menezes GB, et al. Non-surgical treatment of pulp canal obliteration using contemporary endodontic techniques: case series. Dental Press Endod, 2012,2(1):52-58.

[46] McCabe PS, Dummer PM. Pulp canal obliteration: an endodontic diagnosis and treatment challenge. Int Endod J, 2012,45:177-197.

[47] American Association of Endodontics. Case dificulty assessment form and guidelines B. Chicago: American Association of Endodontists, 2006.

[48] Krasner P, Rankow HJ. Anatomy of the pulp chamber loor. J Endod, 2004,30:5-16.

[49] Selden HS. The role of the dental operating microscope in improved non surgical treatment of calciied canals. Oral Surg Oral Med Oral Pathol, 1989,68:93-98.

[50] Johnson BR. Endodontic access. Gen Dent, 2009,57:570-577.

[51] Ngeow WC, Thong YL. Gaining access through a calciied pulp chamber: a clinical challenge. Int Endod J, 1998,31:367-371.

第2章 影像学检查的重要性

Carla Cabral dos Santos Accioly Lins，*Flavia Maria de Moraes Ramos Perez*，*Andrea Dos Anjos Pontual de Andrade Lima*，*Maria Luiza dos Anjos Pontual*

2.1 引　言

影像学检查是牙髓病学中不可或缺的辅助手段，尤其适用于牙髓治疗后的诊断，治疗和随访。目前，根尖周 X 线片是牙髓病学临床实践中首选的成像方法，也是诊断和随访患者的有效工具（图 2.1）。此外，X 线摄影常规用于根管治疗的各个阶段，例如用于确定工作长度。数字化口内放射摄影系统越来越多地用于临床，其与胶片放射具有相似的精确度[1-3]。现在，各种数字化口内摄影系统成为较易获得的商品。

2.2　数字 X 射线摄影

与传统的膜片成像相比，数字口内成像具有以下优点：每次曝光剂量更低，形成图像质量的能力增强，特定任务的图像处理，图像的瞬时可用性，以及工作时间的减少。另外一个优势是消除了需处理的化学物质[4]。

数字图像基本上由数字信息组成，这些数字信息可以基于两个特征彼此区分：像素空间分布和灰度值。像素大小和位深度是重要的特征，它们决定了采集数字射线照片的空间和对比度分辨率（表 2.1）。目前，在口内数字射线照相系统中像素尺寸为 $19\sim50\,\mu m$，类似于传统胶片，其允许最大空间分辨率为每毫米约 25 线对[4-5]。高图像分辨率可以提高根折诊断的准确性，并可进行

C.C. dos Santos Accioly Lins (✉)
Department of Anatomy, Centre for Biological Sciences, Federal University of Pernambuco, Recife, PE, Brazil
e-mail: cabralcarla1@hotmail.com

F.M. de Moraes Ramos Perez • A.D.A.P. de Andrade Lima • M.L. dos Anjos Pontual
Oral Radiology Area, Department of Clinical and Preventive Dentistry, School of Dentistry, Federal University of Pernambuco (UFPE), Recife, Pernambuco, Brazil
e-mail: Flavia.ramosperez@ufpe.br; Pontual.andrea@gmail.com; mlpontual@gmail.com

锉长度的确定[6-7]。

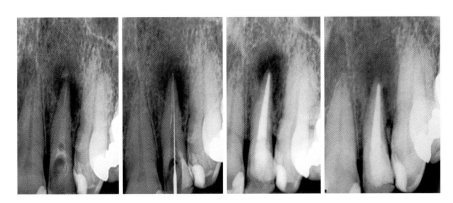

图 2.1　通过口内固态传感器获得的根尖周影像，用于诊断、牙科测量和随访

表 2.1　一些常用术语

像素	数字成像的基础块，是图像最小的完整版本样本。它是数字分辨率的一个单位
位深度	表示用于定义每个像素的灰度阴影，它通常被测量为"位数"
空间分辨率	这是指成像形态区分两个对象的能力

关于对比度分辨率，图像采集软件提供不同位深度，包括 8、10、12 和 16 位，最后生成图像，每个像素具有 65 536 种不同的灰度阴影。重要的是要注意，位深度越高，对比度分辨率就越高。因此，它可以更精细地显示细微的差异，进而提高诊断的准确性，例如锉长度的确定，建议使用高对比度分辨率[6,8]。关于微小射线照相密度差异的检测，需要 12 位或更高的图像来确定牙锉的位置[8]。然而，人类能够感知的灰色阴影的数量是有限的。

2.3　数字图像采集和接收器

数字图像采集可以通过两种不同的方式进行：①通过平板扫描仪使用透明适配器、幻灯片扫描仪或数码相机将胶片数字化进行间接采集，将现有模拟射线照片转换为数字图像；②直接获得。在直接采集中，传统的胶片可以用带和（或）不带电线的固态传感器（带电耦合器件或互补金属氧化物半导体）或光激励存储荧光体（photostimulable storage phosphor，PSP）板代替。

口内固态传感器（CCD 和 CMOS）由包裹在矩形、5~10.5mm 厚的塑料包中的刚性硅芯片组成[9]。大多数口内固态传感器通过电缆连接到计算机，并且在曝光后图像几乎立即显示在计算机显示器上[9-10]。通常，电缆长度为 0.40~3m，可以在某些数字系统上进行扩展。很少有使用无线技术进行数据传输的直接数字系统。无线数字系统可以使用普通的射频波或利用蓝牙数据进行传输[9]。口内固态传感器系统可以是牙髓手术中的有效辅助手段，用传感器可以从处于相同位置的不同角度，毫不费力地获取额外的图像。这可能使传感器成为牙髓治疗中被选择的数字受体[10]。

口内固态传感器的缺点包括①与胶片和荧光板相比，图像感受器的活性区域更小，这限制了可视化结构并增加了所需的放射摄影检查次数；②动态尺度减小导致图像过度曝光并需要多次重复；③固态图像感受器比其他感受器坚硬且厚，导致患者不适，并且难以将放置的传感器用于后牙的口内 X 线片。将传感器连接到计算机的电缆也给患者带来不适。

PSP 板系统使用覆盖有磷晶体的板。多种口内成像板尺寸是可以用的，尺寸与传统胶片尺寸 0、1、2、3 和 4 兼容。PSP 板与射线照相的胶片一样舒适[10]。与胶片相比，PSP 板的优势之一是显著地减少剂量，并且在过度曝光磷光板时不需要重复[11]。基于 PSP 的数字系统的主要缺点是需要磷光板进行连续重新定位，因为随着时间的推移和使用，图像质量也会随之相对有所劣化，它们可以在图像上呈现或小或大的划痕和污点。戴着手套处理弄脏的板并用软布擦拭污染的板，进而可以增加板的再次使用性。不建议剧烈摩擦，因为会在板上产生划痕[12]。

与传统胶片相比，口内数字射线照相接收器可一次用于几个患者，但其不可通过牙科常规方法进行消毒。因此，防止微生物转移到数字受体的最可行的方法是使用屏障封套作为塑料盖。当使用磷光体存储板时，建议使用第二塑料屏障以使来自口腔微生物群的微生物污染降到最小化。此外，在将板从屏障移除并放入扫描仪之前，应对屏障进行消毒[12]。

2.4　二维影像的局限性

如前所述，根尖周 X 线片目前用于牙髓病的治疗，包括诊断到随访的过程。虽然这些图像可以呈现出高细节，图像接收器可以显示高的空间分辨率，但也存在一些明显的局限性，例如三维解剖结构的压缩（图 2.2）、几何畸变和解剖学噪声，可能会影响诊断。此外，必须强调的是，在诊断、治疗、治疗后和随访期间拍摄的所有 X 线片都应该标准化，以保证 X 射线束，在牙齿和接收器之间实现对齐，避免低估或高估疾病及其愈合过程[13]。

2.5　牙髓治疗中的锥形束计算机断层扫描

锥形束计算机断层扫描（Cone beam computed tomography，CBCT）是一种可提供牙颌面结构的精确三维图像的诊断成像模式。由于 CBCT 的辐射剂量较低，且具有使牙科硬组织和骨骼的图像质量更加优越的特点，因此近年来在牙科领域迅速发展，进而取代了计算机断层扫描（CT）。虽然 CT 图像呈现各向异性，但 CBCT

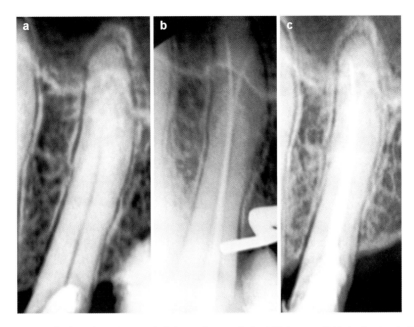

图 2.2　根尖周 X 线片的局限性。a.垂直投照时，无法显示根尖 1/3 的根分歧。b.水平角度的变化。c.填充材料的存在使其能够精确识别

数据是各向同性的，这使得几何测量更为精准^[13-14]。CBCT 的其他优点包括更快的扫描时间和低廉的经济成本。CBCT 的主要缺点是无法评估软组织病变。

有几种不同的曝光参数、扫描体积、空间分辨率和图像质量的 CBCT 系统可供选择。其中，视场（field of view，FOV）的大小可以从 3cm×4cm（有限）到高达 20cm（大），体素大小为 0.076~0.4mm。一些设备专门用于扫描有限的体积，例如特定的牙齿，并且希望用于牙髓评估的最终分辨率 0.2mm^[14]。通常，扫描体积越小，辐射剂量越小，空间分辨率越高^[14]，这对于牙髓治疗是必不可少的。考虑到 ALARA（尽可能低的合理可行性）原则，应尽可能选择剂量减少的方案。

与二维牙科 X 线片相比，CBCT 的辐射剂量较高，用 CBCT 进行牙髓病学检查的标准应谨慎纳入。不建议将三维图像作为常用的诊断方法^[15]。需要进行 CBCT 图像时应考虑其对诊断及治疗计划的影响。因此，经过仔细的临床检查后，只有在复杂的诊断时才建议使用 CBCT^[16]。

牙髓病中有许多 CBCT 的适应证，如根管形态评估，根尖周病变，牙齿外伤、器械分离的鉴定、根管材料被挤压的程度、根吸收、垂直根折、不愈合根管等。应对每个病例进行单独评估，同时也要考虑到 CBCT 检查辐射风险和高昂的经济成本。

2.5.1　根管形态学

牙髓治疗的成功取决于根管形态的精确识别。根尖周 X 线片是评估根管形态的常用诊断工具。X 射线束的角度的有意变化可以提供从正射图像中不容易获得的

附加信息。根管数目和根管形态的识别取决于根管之间的分离和发散的水平束角度，建议取 20°~40° 的水平束角度。尽管放射线照相术可能显示这些特征，但它不太可能显示根管解剖结构的复杂性。

当口内常规 X 线片无法显示真实的解剖结构时，三维成像可以更好地识别具有复杂形态的牙齿中的副根管、弯曲根管和根管异常（图 2.3），其卓越的性能是很值得被推崇的，尤其是在多根牙和上颌第一磨牙的远中颊根管中的识别[17]。但是，应避免将使用 CBCT 作为观察根管解剖的标准方法。

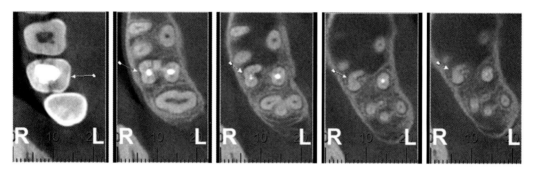

图 2.3　轴向视图。右上颌第二磨牙的颊根在"C"形根管中，没有牙髓材料，用 CBCT 检查来了解根尖病变的可能原因并进行证实

2.5.2　根尖周病变

根尖周炎性病变是影响颌骨的最常见疾病之一，应根据临床症状和体征进行诊断，并辅以放射学检查。

通常，根尖片会低估根尖周病变的分级，呈现出健康的根尖周状况。为了增加正确诊断的可能性，可以使用不同的方法对患者进行口内影像学检查。

如前所述，高分辨率 CBCT 图像可以比根尖片更准确地进行早期诊断[18-19]，特别是在小病灶中。在评估三维成像对治疗计划的影响时，同时考虑到病变的大小，一些证据指出根尖片与体积采集之间没有差异[20]。而对于术前评估，CBCT 提供的其他信息与常规根尖周 X 线片相比，直接影响治疗计划的比例约占 62%[18]。事实上，在特定病例中高分辨率 CBCT 扫描的有效范围应该被指出，特别是那些临床体征和症状阳性且 X 线片显示结果为阴性的患者[16]（图 2.4，图 2.5）。

2.5.3　根吸收

矿化组织的损失是病理性牙根吸收的特征，涉及牙本质和（或）牙骨质阻生牙可以是特发性的或由牙齿外伤、牙髓感染、骨损伤、正畸牙移动和受影响的牙齿等引起。根据所涉及的牙面，牙根吸收可分为牙内或牙外吸收（图 2.6，图 2.7）。早期和精确的诊断是必须的，因为牙根吸收是一个不可逆转的过程，且进展迅速[21]。

根尖周 X 线片和 CBCT 是常用于评估牙根吸收的诊断工具。临床医生应根据临床经验和组织脱矿的阶段对每种病例进行单独评估。

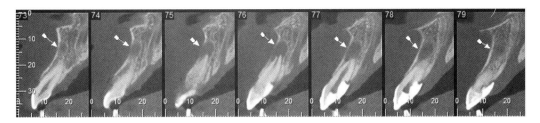

图 2.4 有清晰的皮质界限的单房低密度影像，表明肉芽肿或根尖区囊性和根尖吸收

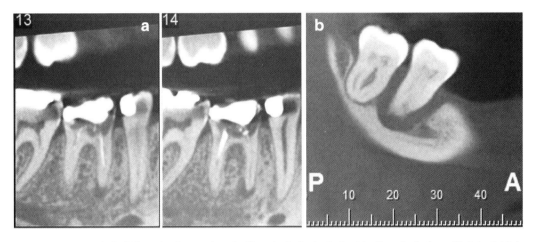

图 2.5 矢状位重建影像，分别显示右下颌第一磨牙（a）和左下颌第二磨牙（b- 箭头）的根尖和牙周病变

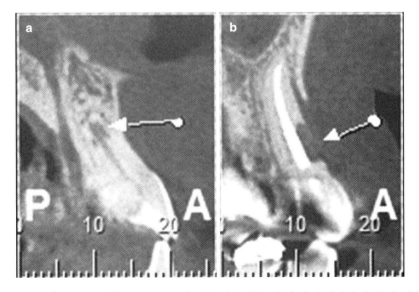

图 2.6 CBCT 检查的矢状图像分别显示了根部左上颌中切牙（a）和左上颌尖牙（b）牙根的内吸收和外吸收

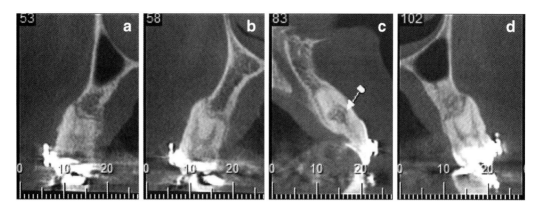

图2.7　CBCT矢状面观察一名正在行正畸治疗的患者，可见右上颌第二前磨牙牙根的外吸收（a）"右上颌第一前磨牙（b）和左上颌第一前磨牙（d）、左上颌中切牙的牙根内吸收"

有一些证据表明根尖周X线片准确性不高，尤其是病变较小的部位，以及舌根表面的病变中[22]。CBCT在诊断中具有高灵敏度和高准确性。它改变牙齿处理方法和预后的能力是转诊患者的主要原因之一[16]。对于牙髓并发症，建议使用具有高分辨率和小体积的三维扫描仪。

2.5.4　垂直性根折

牙根折的准确判断是口腔医生的一个难题，尤其是在缺乏症状和体征的情况下，如疼痛、肿胀、瘘管和牙齿周围骨质吸收等现象。使用根尖周X线片来诊断这些问题，中心X射线束必须平行于骨折线，否则将无法显示出骨折线，特别是在没有碎片移动的情况下，使用视差技术拍摄的射线照片更有助于骨折线的正确显示。

另一方面，与根尖周X线片相比，高分辨率扫描仪提供高精度的图像[23]。根管充填体和金属桩的存在对诊断会产生不利影响，由于射线硬化伪影的发生率较高，会显著降低识别的正确率[23-25]（图2.8，图2.9）。

2.6　CBCT中的伪影

关于伪影的知识在临床实践中很重要。伪影可以定义为在研究对象中不存在，而在重建数据中出现的失真或误差[26-27]。伪影导致CBCT的影像质量下降。因此，它可能会模糊或模拟像根折这样的病理情况，影响其诊断。

有趣的是，口腔专家似乎有一种误解，认为与传统CT相比，CBCT中的伪影将会减少。这可能归因于几何锥形束或较低能量谱使得这些伪影在CBCT数据的显示方式中有所不同。

根据投照技术所导致伪影的原因，可以将伪影分为几组。伪影有许多不同的类型，包括噪点、散射状、杯状、环状和条纹状。了解这些不同类型伪影并理解其致病因素对于避免诊断错误和改善影像质量非常重要。

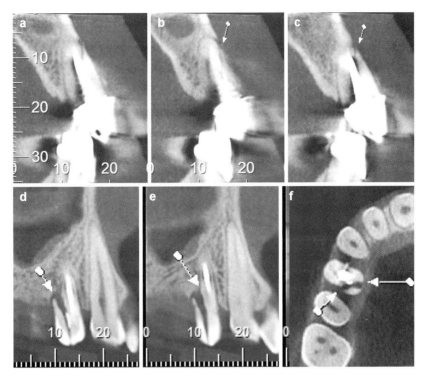

图 2.8　CBCT 影像。a~c. 左上颌尖牙的牙根斜形骨折。d~f. 右上颌第一前磨牙牙冠和牙根的垂直骨折，同时有碎片分离

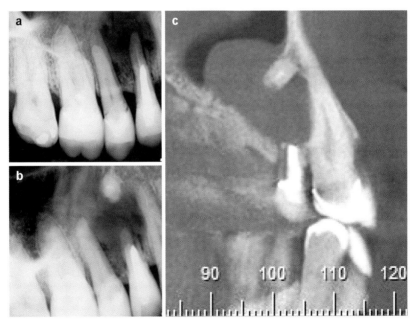

图 2.9　a. 根尖周 X 线片影像，用于右上颌第一前磨牙的可视化诊断。b. 通过水平角度的变化以定位移位的根部碎片。c.CBCT 矢状面图像显示腭根的根部碎片，能更好地显示其在低密度病变影像上的移动

最常见的是光束硬化伪影[26]，其通常见于充填了致密材料的牙齿的 CBCT 影像上，如牙胶和金属桩，当有种植体、金属牙冠和其他修复体时也会观察到这种现象[26,28]。多色 X 射线降低了 CBCT 的能量，并且当通过这些材料时其会显著吸收[29]。射束硬化还会导致不同的伪影模式，如杯状伪影、低密度影和黑色条纹，其在轴向上比在冠状切面中更多[29]。此外，由于患者运动，在图像捕获和重建过程中，也可能发生其他伪影（图 2.10）。

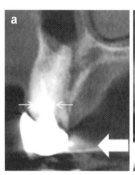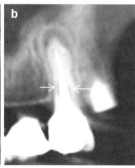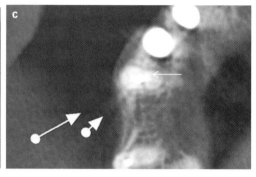

图 2.10　a.冠状重建，小箭头指向杯状伪影，大箭头指向条纹状伪影。b.矢状面重建，箭头指向低密度影。c.轴向重建，小箭头指向杯状伪影而更大的箭头指向条纹状伪影

2.6.1　低密度影像

由于光束硬化所导致的数据损坏，而引起的与牙胶尖相邻的暗区域，被称为低密度影像。带在有牙胶尖和根管封闭剂的根管有的 35% 的比例会在 CBG 影像上出现这种影像[26]。

2.6.2　条状伪影

条状伪影也可能由光束硬化现象和那些与物质相互作用后从其原始路径衍射的光子引起[26-27]。在带有牙胶尖和其他封闭剂的根管的 CBCT 影像中，出现条状伪影的占 16%[26]，且在轴向视角中更明显。在重建图像时，它们被视为暗条纹。因此，它降低了软组织对比度，并且影响了其他组织的密度值。

2.6.3　杯状伪影的影响

当均匀的圆柱形物体成像时，证明了杯状伪影的影响。穿过均匀铝圆柱体模型中心部分的 X 射线比穿过边缘的 X 射线更困难，因为它们正在传递更多的物质。随着光束穿过变得更加困难，它的衰减速率开始减少。由于传感器的透射强度增加，在图像采集期间发生的光束硬化和散射辐射，使得伪影的中心灰度值减小。因此，

得到的衰减曲线与理想曲线不同，理想曲线可以在没有光束硬化的情况下获得，并且显示出特征性的杯形伪影。

在牙髓病学中，在使用牙胶和根管封闭剂充填根管的 CBCT 图像中，杯状伪影占伪影的 70%[26]。

2.7　牙髓治疗中根折的诊断

正确鉴别牙髓治疗中的牙根纵裂（vertical root fractures，VRF）是牙科学中最具挑战性的任务之一。尽管与根尖周 X 线片相比，CBCT 对根折诊断的准确性更高，但由于高密度材料如牙胶和金属桩的存在所产生的金属伪影，会对诊断产生影响。在这些情况下，有可能观察到模糊的解剖结构，减小了相邻结构之间的对比度，从而导致假阳性诊断。

为了提高诊断水平，需要提高对比噪声比。可以通过使用较小的视野（field of view，FOV）来获得它，常规用于牙髓治疗。更小的 FOV 可以增强对比噪声比，从而可以更好地观察牙齿的外表面。此外，改变患者的头部位置或分开牙弓，来避免扫描易受光束硬化影响的区域（即金属修复体、金属桩和牙种植体）也是很好的替代方案。较低的剂量也可以更好地应用于诊断有根管内桩牙齿的牙根纵裂[30]。为了避免这种不必要的伪影现象，一些 CBCT 制造商在系统中植入了软件，以减少在图像中伪影的显现[26, 30]。此外，后处理图像过滤器还可以帮助校正光子数较少区域的原始数据，识别出 X 射线信号中存在的不成比例损失的部分原始投影数据，并应用了具有平滑效果的局部 3D 滤波器。

因此，CBCT 提供了有价值的信息。准确地解读图像并识别伪影以避免假阳性诊断是很重要的。因此在任何时候，专业人员都可以使用资源来提高图像质量，以便进行诊断和正确的牙髓治疗。

结　论

成像技术对于根管病变、根管形态、牙根和牙槽骨骨折的评估、非牙髓来源病变的鉴定及根尖手术前的术前评估是重要的。CBCT 提高了准确度，提高了分辨率，并消除了周围结构的叠加，提供了相关临床信息。但与此同时，CBCT 的可用性有限，需要大量资金投入。因为准确的诊断信息可以带来更好的临床结果，CBCT 被证明是现代牙科实践中非常宝贵的工具。

参考文献

[1] Mentes A, Gencoglu N. Canal length evaluation of curved canals by direct digital or conventional radiography. Oral Surg Oral Med Oral Pathol Oral Radiol Endod, 2002,93:88-91.

[2] Raghav N, Reddy SS, Giridhar AG, et al. Comparison of the eficacy of conventional radiography, digital radiography, and ultra-sound in diagnosing periapical lesions. Oral Surg Oral Med Oral Pathol Oral Radiol Endod, 2010,110:379-385.

[3] Konishi M, Lindh C, Nilsson M, et al. Important technical parameters are not presented in reports of intraoral digital radiography in endodontic treatment: recommenda-tions for future studies. Oral Surg Oral Med Oral Pathol Oral Radiol, 2012,114(2):251-258.e1-6. [2012-02] https://doi.org/10.1016/j.oooo.2012.02.015.

[4] Heo MS, Choi DH, Benavides E, et al. Effect of bit depth and kVp of digital radiography for detection of subtle differences. Oral Surg Oral Med Oral Pathol Oral Radiol Endod, 2009,108(2):278-83. [2009] https://doi.org/10.1016/j.tripleo,2008,12.053. Epub 2009 Mar 9

[5] Farman AG, Farman TT. A comparison of 18 different x-ray detectors currently used in dentistry. Oral Surg Oral Med Oral Pathol Oral Radiol Endod, 2005,99:485-489.

[6] de Oliveira ML, Pinto GC, Ambrosano GM, et al. Effect of combined digital imaging parameters on endodontic ile measurements. J Endod, 2012,38(10):1404-1407. [2012] https://doi. org/10.1016/j.joen, 2012,06.006. Epub 2012 Jul 10

[7] Nejaim Y, Gomes AF, Silva EJ, et al. The inluence of number of line pairs in digital intra-oral radiography on the detection accuracy of horizontal root fractures. Dent Traumatol, 2016,32:180-184. [2016] https://doi.org/10.1111/edt.12243.

[8] Heo MS, Han DH, An BM, et al. Effect of ambient light and bit depth of digital radiograph on observer performance in determination of endodontic ile positioning. Oral Surg Oral Med Oral Pathol Oral Radiol Endod, 2008,105:239-244.

[9] Tsuchida R, Araki K, Endo A, et al. Physical properties and ease of operation of a wireless intraoral x-ray sensor. Oral Surg Oral Med Oral Pathol Oral Radiol Endod, 2005,100(5):603-608.

[10] van der Stelt PF. Filmless imaging: the uses of digital radiography in dental practice. J Am Dent Assoc, 2005,136(10):1379-1387.

[11] Berkhout WE, Beuger DA, Sanderink GC, et al. The dynamic range of digital radiographic systems: dose reduction or risk of overexposure? Dentomaxillofac Radiol, 2004,33:1-5.

[12] de Souza TM, de Castro RD, de Vasconcelos LC, et al. Microbial contamination in intraoral phosphor storage plates: the dilemma. Clin Oral Investig, 2017,21(1):301-307.[2017] https://doi.org/10.1007/s00784-016-1790-7.

[13] Durack C, Patel S. Cone beam computed tomography in Endodontics. Braz Dent J, 2012,23(3):179-191.

[14] Scarfe WC, Levin MD, Gane D, et al. Use of cone beam computed tomography in Endodontics. Int J Dent, 2009,2009:634567.

[15] American Association of Endodontists; American Academy of Oral and Maxillofacial Radiology. Use of cone-beam computed tomography in endodontics joint position statement of the American Association of Endodontists and the American Academy of oral and maxillofacial radiology. Oral Surg Oral Med Oral Pathol Oral Radiol Endod, 2011,111(2):234-237.

[16] SEDENTEXCT guidelines. Safety and eficacy of a new and emerging dental x-ray modality: radiation protection no. 172-cone beam CT for dental and maxillofacial radiology (evidence-based guidelines). http://www.sedentexct.eu/iles/radiation_protection_172.pdf

[17] Venskutonis T, Plotino G, Juodzbalys G, et al. The importance of cone-beam computed tomography in the management of endodontic problems: a review of the literature. J Endod, 2014,40(12):1895-1901.

[18] Ee J, Fayad MI, Johnson BR. Comparison of endodontic diagnosis and treatment planning decisions using cone-beam volumetric tomography versus periapical radiography. J Endod, 2014,40(7):910-916.

[19] Sakhadari S, Talaeipour AR, Talaeipour M, et al. Diagnostic accuracy of CBCT with different voxel sizes and intraoral digital radiography for detection of periapical bone lesions: an ex-vico study. J Dent (Tehran), 2016,13(2):77-84.

[20] Balasundaram A, Shah P, Hoen MM, et al. Comparison of cone-beam computed tomography and periapical radiography in predicting treatment decision for periapical lesions: a clinical study. Int J Dent, 2012,2012:920815.

[21] Nikneshan S, Valizadeh S, Javanmard A, et al. Effect of voxel size on detection of external root resorption defects using cone beam computed tomography. Iran J Radiol, 2016,13(3):e34985.

[22] Yi J, Sun Y, Li Y, et al. Cone-beam computed tomography versus periapical radiograph for diagnosis external root resorption: a systematic review and meta-analysis. Angle Orthod, 2017,87(2):328-337.

[23] Pinto M, Rabelo KA, Sousa Melo SL, et al. Inluence of exposure parameters on the detection of simulated root fractures in the presence of various intracanal materials. Int Endod J, 2017,50(6):586-594.

[24] Melo SL, Bortoluzzi EA, Abreu M Jr, et al. Diagnostic ability of a cone-beam computed tomography scan to assess longitudinal root fractures in prosthetically treated teeth. J Endod, 2010,36:1879-1882.

[25] Neves FS, Freitas DQ, Campos PSF, et al. Evaluation of cone-beam computed tomography in the diagnosis of vertical root fractures: the inluence of imaging modes and root canal materials. J Endod, 2014,10:1530-1536.

[26] Vasconcelos KF, Nicolielo LF, Nascimento MC, et al. Artefact expression associated with several cone-beam computed tomographic machines when imaging root filled teeth. Int Endod J, 2015,48(10):994-1000.

[27] Schulze R, Heil U, Gross D, et al. Artefacts in CBCT: a review. Dentomaxillofac Radiol, 2011,40:265-273.

[28] Schulze RK, Berndt D, d'Hoedt B. On cone-beam computed tomography artifacts induced by titanium implants. Clin Oral Implants Res, 2010,21:100-107.

[29] Esmaeili F, Johari M, Haddadi P, et al. Beam hardening artifacts: comparison between two cone beam computed tomography scanners. J Dent Res Dent Clin Dent Prospects, 2012,6(2):49-53.

[30] Bechara B, Alex McMahan C, Moore W, et al. Cone beam CT scans with and without artefact reduction in root fracture detection of endodontically treated teeth. Dentomaxillofac Radiol, 2013,42(5):20120245.

牙髓治疗中局部麻醉并发症 | 第3章

Unni Krishnan，Alex Moule，Tara Renton

3.1 引 言

　　牙髓治疗过程中局部麻醉导致的问题可由多种原因引起，其既可引起局部症状，也可以导致全身症状。这些问题可由局麻过程直接引起或局麻的。症状可能是一过性或一直存在，可轻可重。有许多教科书讲解了口腔局部麻醉的技术及它的使用引起的并发症，网上还有很多口腔局麻技术的详细讲解视频。本章将讨论在牙髓疾病中使用局麻药物治疗中和治疗后出现的并发症。

　　患者在牙髓治疗期间的疼痛管理是至关重要的。临床医生和他们的团队必须使用不同的方法对患者及患者的家人或陪同进行全面治疗，以确保他们能感受到关心，能够掌握疾病的发展，同时使他们充分了解自己的病情，并意识到治疗的预期风险和益处。研究表明，对局部麻醉引发的疼痛的恐惧是引起焦虑的一个常见原因，是很多人拒绝牙科治疗的原因。研究报道牙科恐惧症是最常见的恐惧症，超过80%的患者对牙科治疗感到焦虑，这降低了他们的疼痛阈值。大多数牙髓急性病变的患者只能在麻醉下进行治，并且需要深度麻醉。对针头的恐惧和麻醉后局部麻木的恐惧也是需要考虑的因素。许多患者出现手术焦虑、疲劳和疼痛，需要立即诊断和治疗，对牙科注射的恐惧会加重焦虑。因此，减少与有效麻醉有关的焦虑和疼痛在牙髓治疗中是非常重要的。如果使用移情式的温和的患者管理和缓慢给药的麻醉方式，这种麻醉应该是一个几乎没有疼痛的过程。为了尽可能避免阻滞麻醉，采用回吸技术，并在阻滞麻醉期间常规回吸，可以避免大多数并发症。

U. Krishnan (✉) A. Moule
School of Dentistry, University of Queensland,
288 Herston Road, Herston, QLD 4006, Australia
e-mail: unni.krishnan@uq.edu.au; a.moule@uq.edu.au

T. Renton
Kings College London Institute,
Denmark Hill Campus, Bessmer Road, London SE59RS, UK
e-mail: tara.renton@kcl.ac.uk

3.2 未能提供无痛的局部麻醉

在治疗中对麻醉的解释和对患者的护理是很重要的。建议使用视频、音乐或其他患者喜欢的媒体来分散其注意力。更加具有人文关怀的麻醉技术也可以将患者的疼痛和焦虑降到最低。注射部位的组织应干燥，麻药应少量精准地注射到麻醉点。处理牙科急诊时 60 s 对于繁忙的牙科治疗是很长的时间。尽管如此，为了有效，局部麻醉至少应该保持这么长的时间，最好是更长的时间。如果麻醉时间较短则无效。为了避免局部麻醉剂中 pH 的变化，要确保麻醉剂在失效期前使用。麻醉剂应在室温保存管理。在注射之前从药筒中推几滴麻醉剂以确保塞子自由地移动。进针时应该尽可能拉紧注射部位。将针尖缓慢地推进组织中直达靶区且缓慢注入麻药可以缓解注射过程中的疼痛。操作前应与患者积极沟通，让注射器远离视线是在技术层面上是很重要的。分散患者注意力的技术，包括牵拉进针点部位上方的组织，或要求患者"尽可能张大嘴""动动他们的脚趾"这是局部麻醉过程中必不可少的部分。在行下牙槽神经阻滞麻醉（Inferior Alveolar Nerve Block，IANB）时，预先告知患者可能有类似电的感觉，这对患者的治疗是有帮助的。

一次性麻醉针头在第一次使用时总是锋利的，但如果与骨面直接接触，其尖端就会受损。若在针尖产生微小倒刺，如果需要第二次注射，当带刺针从组织中取出时会导致针插入疼痛，或导致出血，并可能导致神经损伤。如果与骨接触，则应在第二次注射前检查针头，必要时应更换针。当局部组织发炎或肿胀时，应首选阻滞麻醉。腭部浸润麻醉应在组织非紧密附着区域进行。

3.3 下颌牙牙髓未能完全麻醉的原因

局部麻醉过程中牙髓未完全麻醉是最常见的麻醉意外，与下牙槽神经阻滞麻醉的扩散途径有关。唇部未麻木是牙髓未麻醉的明显标志。即使唇部麻木，也有可能出现牙髓未麻醉，尤其是有可逆性牙髓炎症状的下颌后牙。用牙髓电活力测试（Lectric Pulp Tester，EPT）或者在长时间使用冷刺激之后不能连续两次获得 80 的读数则通常认为牙髓未完全麻醉。然而，每个牙髓医生都意识到牙髓可能是敏感的，即使这个测试证实了完全麻醉。许多研究都强调了下牙槽神经阻滞麻醉不足以提供足够的牙髓麻醉以修复治疗，而健康前牙下牙槽神经阻滞麻醉的成功率 <50%。由于牙髓炎和其他局部因素的影响，牙髓麻醉率将进一步下降。

唇部没有产生麻木是一个错误信号，据报道其发生率为 5%~23%[1-2]。虽然唇部麻木通常发生在下牙槽神经阻滞麻醉后 4~6 min，但下颌第一磨牙的牙髓麻醉需要更长的时间（长达 9 min）。下中切牙甚至需要更长的时间（长达 19min）[3]。此外，EPT 读数定义为 80 时，12%~20% 的患者 15min 后有缓慢的牙髓麻醉。因此，在开始牙髓治疗之前，应给牙髓麻醉留出足够的时间。治疗前牙时应考虑前牙麻醉起效较慢的问题，尽管后者可以通过颊部浸润来减轻。

不正确的技术、未能识别标志、剂量不足和解剖变异（如下牙槽神经管分叉），经常被认为是无嘴唇麻木的原因。无法识别三大关键标志如下颌冠状切迹、翼下颌韧带中点和下颌咬合平面，是下牙槽神经阻滞麻醉注射失败的最常见原因。许多焦虑的患者半张嘴，下巴前伸。有趣的是，当口腔未完全张开，下牙槽神经阻滞麻醉注射失误的主要原因之一是未识别注射标志。在这个颌位注射常常导致麻药被沉积在下牙槽神经的远端和下方。在注射前，最重要的方式是确保患者尽可能张开嘴，并询问患者是否可以在注射前张得更大，确保能够看到解剖标志，并在麻醉时有效分散注意力。

多颗下颌后牙的缺失可能导致对注射部位矢状方向的混淆。肥大的脂肪颊垫和肥大的舌头也会模糊医生视线，影响注射部位的准确性。让助手用口镜将舌头牵拉至非手术侧，并识别翼下颌韧带的起始端，而不是末端。当下颌磨牙缺失时，翼下颌韧带更难识别。同时，用口镜将脂肪颊垫压在下颌支表面，这通常会暴露出一个模糊的翼下颌韧带。虽然重复采用下牙槽神经阻滞麻醉会解决问题，然而因为正常保护性反射将不再起效，进而增加了神经损伤的风险。

针对下牙槽神经阻滞麻醉在下颌不可逆牙髓炎失败原因理论和缺陷进行讨论。

对有症状不可逆牙髓炎的下颌磨牙进行深度牙髓麻醉是临床医生面临的最常见的问题之一，据报道其成功率仅为 14%~33%[2]。在对有症状不可逆牙髓炎注射失败的下牙槽神经阻滞麻醉进行治疗之前，必须消除一些普遍存在的误解。

1. 误导性注射：虽然错误导向的阻滞麻醉会导致麻醉不足，但在出现唇麻木的情况下缺乏牙髓麻醉并不一定是注射部位仍不准确导致的[1]。用超声或周围神经刺激器精确定位神经血管束的 IANBs，与常规技术相比，并不一定能提高下颌第一磨牙牙髓麻醉的成功率[4-5]。

2. 副神经支配：与牙髓麻醉失败有关的下颌骨副神经支配的两个来源是下颌舌骨肌神经和颈丛的皮支。与常规观点相反，舌骨肌神经的辅助神经的支配不太可能是下牙槽神经阻滞麻醉在不可逆牙髓炎甚至健康受试者中失败的原因。阻断下颌舌骨肌神经与正常人或不可逆牙髓炎患者 IANB 的成功与否无关[8]。最近一项系统综述认为，无论使用 2% 利多卡因还是 4% 阿替卡因，增加下颌牙舌侧浸润麻醉都不能提高下颌磨牙、前磨牙和尖牙髓麻醉的成功率[9]。然而，它确实提高了下颌切牙的成功率[9]。颈丛的副神经支配在牙髓麻醉中起着一定的作用，但在最近的一项研究中，只有 60% 的有症状的不可逆牙髓炎患者使用下牙槽神经阻滞麻醉和口内颈部神经丛麻醉实现了牙髓麻醉[10]。颈部神经丛麻醉是通过注射液体药物由下颌第一磨牙下端和远端浸润麻醉来实现的。

3. 离子俘获假说：扩散性和结合性是局麻临床效果的两个关键影响因素[11]。

局部麻醉剂的脂溶性、无电荷的碱基形式（Rn）与溶液在神经鞘中的扩散相关。溶液中 Rn 的数量由溶液的 pKa（解离常数）和细胞外环境的 pH 决定。离子俘获假说指出，与感染相关的低 pH 值降低了局部麻醉剂的活性 Rn 量。这本身并不能解释为什么下牙槽神经阻滞麻醉在已感染的牙齿中起作用，因为感染部位与注射部位的距离远，而且通常感染仅限于牙尖[1]。理论上，使用缓冲的利多卡因会让可用的 Rn 显著增加，但目前还无法证实使用 2% 或 4% 的利多卡因制剂可以提高下牙槽神经阻滞麻醉治疗症状性不可逆牙髓炎的成功率[12-13]。牙齿内或周围的 pH 较低导致局部麻醉缺乏足够的 Rn，不可能是导致下牙槽神经阻滞麻醉失败的原因。尽管如此，注射部位和脓肿位置在浸润麻醉中也是非常重要的。

4. 核心理论：这是建立在下牙槽神经的解剖基础上，其认为中央神经纤维支配磨牙，周围神经纤维支配前牙。此外，下牙槽神经解剖理论认为，唇是由外部有髓的 Aβ 纤维支配，这与中央纤维、无髓 C 纤维和有症状性不可逆牙髓炎的不规则伤害性成分相比，相对更容易麻醉。虽然麻药无法通过整个神经束扩散，特别是麻醉区域定位错误或现场没有足够的备用麻药时，这似乎可合理地解释为何 IANB 麻醉可能失败，但这并不能解释为什么不能麻醉发炎的磨牙牙髓[14]。

5. 不同类型神经纤维的麻醉敏感性的差异：对 EPT 的反应不佳并不与无痛治疗相关。在一项研究中，不可逆牙髓炎患者超过 40% 的牙髓没有完全麻醉，即使牙齿没有对 EPT 起作用[15]。这可能是因为局部麻醉剂受 EPT 激发，对有髓的 Aδ 纤维的阻断作用比无髓 C 纤维要强 4 倍，这通常与有症状性不可逆的牙髓炎相关的钝痛、闷痛、放射性疼痛有关[16-17]。不同神经纤维类型对局部麻醉敏感性的这种差异可能是导致有症状性不可逆牙髓炎患者牙髓麻醉不足的原因之一。下牙槽神经阻滞麻醉在有症状性不可逆牙髓炎中失败的原因如下：

1. 麻醉流向阻力最小路径：考虑到高达 23% 的健康下颌磨牙麻醉不能获得显著的牙髓麻醉，认识到在不可逆牙髓炎中单一因素不太可能导致麻醉失败是非常重要的[3]。因此，一些可能在健康磨牙中未能达到麻醉效果的因素可能起着一定的作用，例如麻醉剂从翼下颌间隙向阻力最小的方向流动，可能导致有症状性磨牙牙髓麻醉失败。

2. 神经源性炎症与局部麻醉易感性：有证据表明，发炎组织部位的神经静息电位发生了改变和兴奋性阈值降低，并释放出能够维持神经源性炎症的神经肽[18]。对发炎的牙髓麻醉失败的一个合理解释是局部麻醉并不能阻止这种情况下中枢皮层动作电位的发放[19-21]。NAV 1.8 抗河豚毒素性 NA（TTx-r）电压门控钠通道（VGSCs）在发炎牙髓中的表达也增强[22-23]。TTX-R Na 通道对利多卡因的敏感性降低了 4 倍[24]。前列腺素 E2 等痛觉过敏药也能提高 TTX-R Na 通道的激活失活率，降低阈值，增加最大电导[25]。牙髓炎周围神经损伤还引起神经肽的转录发生巨大变化[18]。

3. 脱髓鞘与局部麻醉易感性：目前，从严重的自发性牙髓疼痛患者中提取的牙髓组织找到了脱髓鞘的证据，在不典型的结节部位钠通道的多个亚型累积增加[26-27]。从理论上讲，这些脱髓鞘部位可以改变自发神经活动和疼痛发作的轴突兴奋性特征，而这不能被局部麻醉剂阻断[17,27]。

4. 中枢过敏：由严重牙髓炎的牙齿向三叉神经核和大脑发出的一连串脉冲所引起的中枢神经兴奋性增加，可能导致中枢神经系统对微小外周刺激的反应过大、感觉范围扩大[17]。局部麻醉不能阻断这些传递到大脑的信号，也被认为是局麻失败的原因[17,19]。中枢改变，如 c-fos 在大脑中的表达增加被用作中枢神经对周围神经损伤、炎症及病变的急性和持续性反应的准确指标[28]。结果表明，c-fos 在牙髓炎症中表达上调。现已证明中央敏化在症状性不可逆牙髓炎牙齿中的重要作用[18,29]。局部麻醉只能部分和缓慢地逆转敏感区的扩大及和损伤后中枢敏化相关的过度兴奋[30-31]。从实际角度来看，这些过程中的任何一个因素都不可能彼此孤立地单独起作用。多因素导致牙髓麻醉失败的可能性更大。因此，处理策略也应是多管齐下的。

针对下牙槽神经阻滞麻醉治疗有症状不可逆牙髓炎牙髓麻醉失败的策略：

1. 术前用药：抗生素在治疗有症状性不可逆牙髓炎方面无效[32]。然而，口服非甾体抗炎药，特别是在注射前 1 h 服用 600 mg 布洛芬，一直被证明对改善下牙槽神经阻滞麻醉在牙痛中的疗效是有效的[33-34]。这种技术应在实际可行的情况下使用。

2. 当阻滞麻醉失败时，可以考虑几种补充注射以提供满意的麻醉效果。

（a）区域再注射：如果怀疑某一区域在发挥作用所需的时间之后没有成功，再次注射是必要的。然而，如果患者有明显的唇部麻木，但仍因牙髓治疗而感到疼痛，再注射通常是一种不成功的方法。替代的区域注射技术，包括 Gow-Gates 区，有时会有帮助。

（b）颊侧浸润麻醉：在困难的情况下，用阿替卡因颊部浸润麻醉补充下牙槽神经阻滞麻醉比单独使用下牙槽神经阻滞麻醉更有效[35]。最近的两项系统综述证实，4% 阿替卡因辅助颊部浸润麻醉的牙髓麻醉成功率高于 2% 的利多卡因[33,36]。然而，在牙髓发炎的患者中，有 20% 的患者在用药前和使用阿替卡因颊部浸润麻醉后仍有手术疼痛。

（c）牙周膜注射：这项技术为用标准注射器、专有的牙周韧带注射装置或计算机控制装置，对症状牙相邻的牙周膜进行严格的麻醉处理。效果注射可以对疼痛牙髓提供即时但短时的麻醉。当阻滞麻醉不能提供满意的麻醉时，牙周膜内注射是牙科医生最常用的辅助注射方法。

（d）骨内注射：正确的方法是，将注射液直接注入紧邻疼痛牙齿的骨松质中下牙槽神经阻滞麻醉后在第一磨牙区行骨内注射通常能提供满意的麻醉效果[37]。虽然这项技术并不是没有问题，也很麻烦，需要特殊的臂架，并且在注射含有肾上腺素的麻醉剂时会使心率增加，但在对于有症状的牙齿行下牙槽神经阻滞麻醉注射后不成功时，这是一种非常有效的补充注射技术。解剖学上的考虑限制了它在口腔所有部位的使用。有许多专有设备可用，例如骨内支撑物和 X 端骨内系统。

（e）牙髓内注射：这项技术为直接对牙髓行局部麻醉，并有足够的背压，其成功率为 100%，但作用时间很短（10~20 min）[38]。当它作为最后的手段且适当使用时，是一种非常有用的麻醉技术，尤其是在牙髓很大、暴露点很小的情况下。必须预先警示患者，"他们会经历一段时间的剧痛"。下颌应该用有力的手指支撑固定。当牙髓没有暴露，并且尝试了所有可用的牙髓麻醉方法，就可以用一个相对很小的薄薄的细针来获得进入牙髓的途径。一旦它注入牙髓腔内，就可以撤回来，用注射器允许的最大力度进行局部麻醉。麻醉是通过施加在牙髓上的压力来获得的，而不是通过所使用的麻药来获得。麻醉成功率取决于是否保持足够的背压[1]。如果操作人员没有注意到任何背压，那么操作程序就不太可能有效。奇怪的是，这种技术的使用对患者的压力要比多次麻醉的压力小得多，在每一次麻醉后检查牙齿是否"完全麻木了"。

（f）根管内注射：有时，冠状牙髓的摘除可以完成，但患者仍对一个或其他根管感觉敏感。确保足够的背压，麻醉通常可以在没有疼痛的情况下以同样的方式获得。

（g）联合技术：牙周膜注射和骨内注射可以提供牙髓麻醉，但有时只维持很短的时间。如果有可能获得足够的麻醉，通过这些技术进入牙髓，而立即进行髓内注射以确保完全麻醉而去髓仍然是有利的。

（h）镇静：如果患者主诉磨牙疼痛非常痛苦，且非常紧张或不合作，这对手术人员和患者都会造成压力，特别是当局部麻醉在最初不成功时。在有口服和静脉镇静或类似设施的情况下，至少在治疗的初始阶段使用这些药物是方便治疗和患者管理的一个很好的辅助手段。

上颌牙齿麻醉的实现

上颌牙急性牙髓炎麻醉效果不佳，不如下颌牙常见，因为很容易通过渗透进入神经系统，但仍可能存在问题而需要补充麻醉。没有证据支持使用颊注射和腭侧注射，但在一些复杂病例中必须这样做，应注意腭部注射是缓慢的，而不是注入牢固附着的组织。

图 3.1 可见由于长期缺血，特别是使用高浓度肾上腺素（1：50 000）时，可能会发生软组织塌陷。可能会发生软组织塌陷。治疗是对症的，几天后就会缓解。

当麻醉有症状的上颌牙齿时，应认识到神经在牙部走行的前后方向，并且第一磨牙的浸润麻醉必须同时在近中和远端进行，以将所有颊侧牙根麻醉（图 3.2）。对于磨牙来说，牙髓麻醉是困难的，应该在牙齿更远和靠根尖的位置注射。

还要注意的是，对于牙根长的上颌牙齿，例如一些尖牙，麻醉失败可能是由于麻醉没有足够接近根尖。

对于许多上颌牙齿，感染和炎症都通常发生在注射部位。局部麻醉剂的有效性

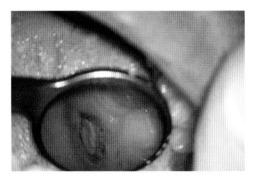 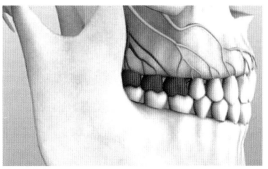

图3.1　间接观察上腭，局部注射4%阿替卡因与1：80 000肾上腺素，较麻醉剂引起的血管收缩后发生组织塌陷，更有可能的原因是血管收缩剂

图3.2　上颌牙根尖神经传导的图示。http：//www.merckmanuals.com/professional/dental disorders/symptoms-of dental-and-oral-disorders/toothache-and-infection

取决于pH。要使局部麻醉剂有效，pH应更接近生理水平。感染组织的pH值通常较低。因此，如果局部麻醉到达发炎或感染的部位，其效果可能会被严重削弱。在这些情况下，通常需要使用阻滞麻醉，尤其是眶下阻滞麻醉。

上颌注射及下牙槽神经阻滞麻醉可引起眼并发症。已报告的大多数病例是单次注射造成的，是由于血管内注射的疏忽造成的。如果这些情况确实发生，重要的是让患者对这一短暂的副作用不要过分紧张，并遮住眼睛直到角膜反射恢复。患者应该被护送回家，在视力完全恢复之前不要开车。如症状持续超过6 h，应寻求眼科会诊。

3.4　局部麻醉和牙髓治疗的并发症

3.4.1　局部麻醉（local anaesthesia, LA）神经损伤的可能机制

LA引起的神经损伤很复杂。神经损伤可能是物理的（注射针，由于神经性或神经周围出血导致的压迫）或者化学的（出血或LA含量）。因此，由此产生的神经损伤可能是神经周、外壁和神经内的联合损伤，其导致的出血、炎症和瘢痕形成导致脱髓鞘神经内层丧失（图3.3）[39]。局部麻醉可以通过多种方式对神经造成伤害。神经损伤的位置和机制也很重要。需要考虑的因素是，只有1.3%~8.6%的患者在应用IANB时会产生"电击"型感觉，57%患有长期神经病变的患者没有出现注射不适。因此，这不是一个特定的标志[78]。

3.4.2　对下牙槽神经的损害

3.4.2.1　神经病变

任何对感觉神经组织的损伤都可能导致混合麻醉（麻木）、感觉减退（不痛

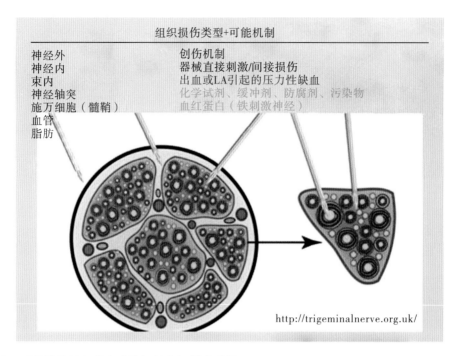

图 3.3　下牙槽神经阻滞麻醉神经损伤机制的图解

的感觉改变）、感觉障碍［不舒服和（或）疼痛］和神经性疼痛。必须认真对待口面部区域的神经病变，确定病因。如果病因无法确定，则需要消除一些严重的情况[42]。既往病史往往有助于确定病因。应将感觉缺陷映射到面部，以便对缺陷的解决或扩大做出估计。对于尚未明确病因的感觉异常的患者应转诊进行专科评估。除其他外，感觉异常可能由创伤、神经损伤、手术、感染和对局部麻醉、病毒、恶性肿瘤或严重病变的长期反应引起。如果怀疑是牙科原因，应给予患者安慰并行仔细记录和随访。

单侧感觉异常和面瘫可能因神经阻滞位置失误，使局部麻醉溶液沉积在腮腺中引起，通常在针穿透深度接近长针的中心时发生。当下颌升支侧向张开使得操作者难以"击中骨头"时，更容易发生这种情况。面部肌肉的单侧麻痹是可逆的，可以在几个小时后恢复。患者需要得到安慰，必须保护患者眼睛，直至恢复眨眼反射，因为角膜反射经常消失。

3.4.2.2　未经治疗的根尖周感染引起的神经损伤

在牙髓病学实践中，常会遇到牙髓源性根尖周炎患者，导致下牙槽或神经感觉受损。这总是随着炎症和局部肿胀的减少而消除。许多学者已经回顾并记录了伴感觉异常和感觉减退的神经系统疾病的临床病例，其由下颌第二前磨牙和第二磨牙牙根尖周炎的后遗症导致[40-42]。

3.4.2.3　由于牙髓治疗引起的运动神经麻痹

有报道称，牙髓治疗中的牙髓冲洗剂 N 如过氧化氢和乙醇冲洗可能导致面部运动神经功能缺损[43-44]。

3.4.2.4　与牙髓治疗相关的感觉异常和疼痛

前磨牙和下颌牙齿的牙髓治疗可能通过直接外伤、压力或神经毒性损伤下牙槽神经。三叉神经损伤是牙科手术程序中最成问题的结果，具有重大的法医学意义[44]。虽然多年来舌神经损伤的发病率一直保持不变，但下牙槽神经损伤的发生率却增加了；后者可能是由种植手术和牙髓治疗引起的[45]。

三叉神经下颌神经分支的医源性损伤仍然是一个常见且复杂的临床问题（图 3.4）。这个区域内的感觉和疼痛的改变可能会干扰说话、吃饭、接吻、刮胡子、化妆、刷牙和饮酒，事实上，几乎所有理所当然的社会交往都是如此[46,78]。因此，这些损伤对患者的生活质量有显著的负面影响，而医源性造成损伤导致了显著的心理影响[47]。

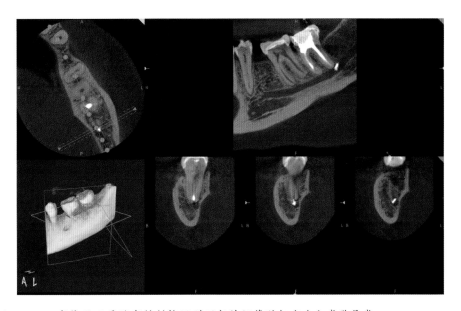

图 3.4　CBCT 成像显示牙髓密封剂挤压到下部神经管引起疼痛和感觉异常

外周感觉神经损伤的持续性取决于机制、损伤的严重程度、患者的年龄，受伤后的时间及损伤与细胞体的接近程度（更近端的病变预后更严重）。大多数与牙科相关的感觉神经损伤都是永久性的。LA 引起的神经损伤恢复的可能性近 80%。许多作者建议在 4 个月前转诊[50]，但对于许多牙髓相关的外周感觉神经损伤来说，这可能为时已晚。与牙髓治疗相关的下牙槽神经损伤，尤其是填充物挤压的情况下，应在 24~30 h 后立即进行永久性治疗[50]。3 个月后，神经系统发生永久性的中枢和外周变化，并且这些变化不太可能在外科手术后恢复[48]。

下牙槽神经面临各种牙髓手术的风险。下牙槽神经包含在骨管内，易导致缺血、外伤和随后与牙科手术相关的损伤。这可以解释与舌神经损伤相比，下牙槽神经永久性损伤的发生率更高[45]。牙髓治疗期间的下牙槽神经损伤可由局部麻醉事故、冲洗挤压和仪器或过度充填引起，在这种情况下导致机械损伤、出血、缺血或神经化学损伤中的一种或多种症状。关于牙髓治疗引起的神经损伤的详细报道相对较少[42]。在一项牙髓相关三叉神经损伤的研究中纳入在 8 年期间复查的 61 例患者[9]，其中大多数患者表现出持续性疼痛。在牙髓治疗术后持续疼痛的报道相对较少[49]。在最近一项对216 名与牙科相关的三叉神经损伤患者的研究中，70% 患有慢性神经性创伤后疼痛[50]。

神经性疼痛（NP）综合征是参与疼痛表达的外周或中枢神经结构的损伤后发展的慢性疼痛病症。NP 的特征与其他慢性疼痛状态（慢性伤害性疼痛）的特征显著不同，慢性伤害性疼痛在参与疼痛过程的神经系统完整时出现。除了存在负面体感征（功能缺陷）外，还有其他症状（异常性疼痛、痛觉过敏和痛觉过度）是神经病症的特征[51]。感觉异常通常被患者描述为麻烦但不痛苦。此外，NP 状态应采用不同的治疗方法，如抗惊厥药，这对伤害性疼痛无效[52]。

因此，三叉神经创伤后神经病变的患者所经历的症状可以从接近无症状，例如在小区域中的最小麻醉，到对患者的生活质量产生破坏性影响[53]。

3.4.2.5 牙髓治疗期间局部麻醉相关的神经病变

如前所述，局部麻醉在牙髓病中通常很复杂，因为难以实现镇痛。接受牙髓治疗的患者通常会多次注射，并且更容易发生局部麻醉相关的神经损伤[54]。最近的研究表明，与 IANB 相关的神经损伤的发生率为 1∶609 000，但使用 4% 麻醉剂时神经损伤的发生率增加[55]。这些 LA 损伤与 34%~70% 的神经性疼痛发生率相关，与牙髓相关的神经损伤相比，这种疼痛较轻。据报道，85%~94% 的病例在 8 周时恢复[56]。

与根管治疗引起的神经损伤相比，LA 损伤的预后可能更好。在这两种情况下，神经损伤可以是物理的（由于神经性或神经周围出血或挤压材料造成的压迫）或化学性的（出血或局部麻醉或牙髓化合物含量）。LA 损伤可能存在直接机械创伤的因素，其通常在根管外引起的神经损伤中更严重。

在术中，所有临床医生都应记录患者在应用局部阻滞麻醉期间发生的异常反应（剧烈疼痛或类似电击的感觉），如果可能应避免多次阻滞，因其可能增加局部麻醉相关神经受损的风险。

3.4.3 三叉神经损伤的评估

关于三叉神经功能研究的重点一直是使用传统的机械测试，而这是主观的。由于方法学和报告的可变性，它们对于研究间比较的价值有限，并且与患者的疼痛和功能相关的临床意义不大。最近，一些研究者建议单独使用患者报告[53]，结合主观和客观的神经感觉测试[50]或使用生活质量问卷（OHIP 14-31）对三叉神经损伤患者进行更全面的评估[57]，希望这样可以使学习更容易。

3.4.4　牙髓相关神经病的治疗

很难区分神经损伤可能的原因，无论是局部麻醉、根尖周围炎症[50]还是由牙髓引起的。准确的诊断取决于完整的病史和对神经病变区域分布的具体识别。有时，使用抗生素或非甾体抗炎药和对乙氨酰氨基酚可使临床医生排除炎症或感染相关的疼痛，以区别于创伤后 NP。

治疗方法

关于牙科 LA 相关神经损伤治疗的证据有限。不幸的是，1/4 的病例是永久性的，永远无法恢复。没有修复神经损伤的"特效药"，必须等待并安抚患者。为了最大限度地辨别任何感觉神经病变，建议进行早期医疗干预。全科医生应参与，并应开药：

·类固醇：泼尼松龙 5 d 逐步减量，分别口服 50 mg、40 mg、30 mg、20 mg 和 10 mg，持续 5 d。

·NSAIDs：布洛芬口服 400~600 mg，每 6 小时 1 次。

·维生素 B 复合物。

在下牙槽神经阻滞（IANB）麻醉给药后有严重电痛样的患者（虽然不是明确的迹象）应该随访[63]。但是，应提前告知所有患者 IANB 可能导致的问题，无论风险有多小，都应尽可能将风险降到最低，如最小化重复阻滞麻醉和使用补充麻醉技术。

制订治疗计划需要考虑的一些因素可能会影响治疗的安全性，包括：

·阻滞麻醉：首先考虑是否真的需要阻滞麻醉。通过避免 IANBs，舌神经和下牙槽神经损伤的风险较小，尽管这种神经损伤很少见，但对患者来说是无法治愈的。浸润麻醉提供更加局部化和更持久的麻醉，这对患者有益。该技术在注射期间对技术要求不高，且患者不适感较轻，并且可避免牙科治疗后不必要的舌侧麻醉。最近的研究[9,59-62]已经表明，在下颌磨牙区域中采用 4% 阿替卡因浸润麻醉下颌第一磨牙，这在大多数情况下与下牙槽阻滞麻醉一样有效。

·LA 的浓度：任何药剂浓度的增加都会导致神经的神经毒性增加[64]。

·LA 体积：没有证据支持增加溶液体积会导致更多神经损伤的观点，但由于所有化学物质都具有神经毒性，因此这取决于神经毗邻、浓度、神经损伤和增加潜在神经毒性的额外体积。

·多次注射：直接在神经组织上或神经组织中进行的第二次或后续注射可能与

通常的"肘部尺骨端"神经痛无关。因此,患者不能自我保护,因为可能使神经更容易受到直接损害,因此需要阻滞麻醉的替代方案。

· LA 剂的类型:丁哌卡因是所有 LA 剂中最具神经毒性的。

· 血管收缩剂的类型:血管收缩剂在神经损伤中的作用尚不清楚。

· 镇静或麻醉的患者:没有证据支持无反应的患者容易发生神经损伤,因为当 IDB 针头过于靠近神经时,他们不太可能保护自己。

· 缺少 LA 的回抽:虽然没有证据支持 IANB 期间的回抽会降低持续性神经病变发生率,但医生总是这样操作的。

· 患者因素:包括年龄(>50 岁)、偏头痛,现有神经性疼痛病症(纤维肌痛)的患者和易患发展性周围神经病变的患者。

急性期治疗

如果怀疑有根管治疗引起的神经损伤,在急性期应进行紧急转诊。有些患者可能需要手术。迄今为止最大的系列报道是 Pogrel[65] 描述了在 8 年期间对 61 名根管治疗引起的神经损伤患者的管理。8 名患者无症状,未接受任何治疗。42 名患者仅有轻微症状或在接受根管治疗 3 个月后出现。他们没有接受外科治疗。只有 10% 的患者症状得到了缓解。11 名患者接受了手术探查,其中 5 名患者在 48 h 内进行了探索和治疗,均完全康复,其余 6 名患者在接受牙髓治疗后 10 天至 3 个月接受了外科探查和治疗。在这 6 名患者中,4 名患者部分康复,2 名患者根本没有康复。因此,Pogrel[65] 得出结论,早期手术探查和清创可以逆转牙髓治疗对下牙槽神经的副作用(疼痛和感觉异常)。如果患者局部麻醉剂消失后立刻出现感觉异常或疼痛的症状,并且在牙髓治疗后的 X 线片显示下牙槽管中的封闭剂(图 3.5),则表明需要立即转诊至口腔颌面外科医生。立即手术探查和清创术可以提供令人满意的结果。

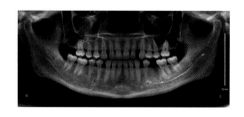

图 3.5 全景片显示由牙髓治疗引起的封闭材料挤压左下牙槽管

Escoda-Francoli 等[66] 描述了一例根治性治疗永久性右下颌第一磨牙的病例,其中封闭剂大量过度扩张并损伤右下牙槽神经。手术清除材料几个月后,病情又恢复了。有一些关于器械超出根尖孔和过度充填的神经损伤的报告[67, 68]。Yatsuhashi 等也报告了下牙槽神经损伤的牙髓再治疗。Gatot 和 Tovi[68] 推荐采用类固醇治疗术后早期神经炎。最近 Grotz 等[69]描述了 11 名牙髓相关神经病变患者的治疗。他们同样报告神经系统的症状主要是感觉异常和感觉障碍，50％的患者表现为疼痛。最初的 X 线片显示下颌管区有牙根填充物，9 名接受根尖切除和神经减压治疗。2 名必须要拔牙。只有 1 名患者手术后持续疼痛。Scolozzi[70]和 Brkic 等[71]描述了一系列患者，这些患者通过手术减压（移除管内物质或将牙齿切除）治疗，从而解决了牙髓内相关的神经损伤。如前所述，患者必须根据具体情况进行评估，但立即进行手术探查和清创术可能会提供令人满意的结果。

慢性期治疗

如果患者神经病变持续时间较长且有慢性疼痛，则必须诊断为创伤后神经病变并给予适当的治疗。大多数患者接受对其症状的充分解释。许多患者认为明确其神经性疼痛症状的原因非常有帮助。医生可以使用抗生素以防止根尖部感染。NSAIDs 和对乙酰氨基酚也可以消除炎症性疼痛，但这些药物对创伤后神经损伤引起的神经性疼痛无缓解。

Oshima 等[72]报道，271 名慢性颌面疼痛患者中有 16 名在牙髓再治疗后被诊断出慢性神经性牙痛。大多数患者治疗上颌牙齿，70％的患者对三环类抗抑郁治疗有反应，这突出了确定患者是否有神经性疼痛的重要性。最近的 Cochrane 综述中强调了缺乏治疗三叉神经损伤的有力证据[73]。Truelove[52]也很好地描述了治疗三叉神经痛的建议。

3.4.5 基于现有证据的建议

在行根管治疗之前，操作者应该：

1. 操作之前，确认牙齿接近下牙槽神经，尤其注意避免器械或感染物质超出。

2. 在操作中，掌握并记录那些可能意味着神经损伤的指征，比如在治疗过程中极度的不适，包括：

· 在冲洗时出现术中疼痛。

· 在预备和充填时出现术中疼痛。

· 在预备和接下来的充填中颌骨血供差。

3. 操作完成后，继续安抚患者，并建议他们浏览那些关于改善口腔医源性神经病变的网站。术后第二天早晨，一定要对患者进行家访，并与他们进行交谈。根管治疗中神经的病变可能延缓，一定要告知患者在术后的 3~4d 内有任何不适及时反馈（Renton et al. unpublished）。如果怀疑由于器械超出或者根管治疗所用物质进入根管沉积导致神经损伤，那这个根尖或牙齿就得在 48 h 内拔除，以尽可能减少神经损伤[65]。

4. 如果患者坚持要保留牙齿，那就需要给患者颌骨减压，盐水冲洗神经及根管（图3.6）[65]。

根管充填后出现疼痛较为常见，并在咬合调整和应用消炎药后好转。目前还没有证据表明是超充导致的疼痛，疼痛主要是由于：

·根尖感染，这可以通过应用消炎药可缓解疼痛证实。

·冲洗或充填物引起的化学性神经损伤。

·热损伤。

在任何情况下，一旦明确神经损伤，医生应安抚患者，用类固醇药（泼尼松龙递减，譬如5天15mg、5天10mg、5天5mg，大剂量的非甾体抗炎药和600mg的布洛芬），如果有必要及时建议患者做显微神经手术，虽然缺乏

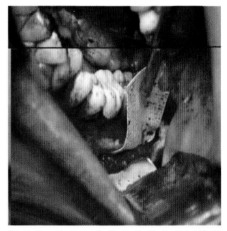

图3.6 这是一个传统的剥开下颌骨颊面观察根管下分和IAN的临床图片，这项技术也用于晚期IAN，但一些学者推荐近期损伤可以通过牙槽骨观测

临床证据，但这仍是一个推荐的方式。但是，体外实验表明这些方法可能有好处。

3.4.6　LA 神经损伤的发生率

由于局部麻醉注射引起神经损伤的情况较少，而相关报道也相差很大。第一次全面报道IANB神经损伤是在一个测试中，这是一个1973—1993年在加拿大的Ontario所做的关于非医源性感觉异常的志愿性回顾性测试[55]。通过收集大量资料，学者们发现由于所用麻醉剂种类不同，引起神经损伤的发生率不等，为1.2%~2.27%。阿替卡因引起感觉异常的发生率是其他的两倍。Sambrook 和 Goss[64]报道在澳大利亚每年由于IANB引起长时间的神经病变的概率为1/27 415，Haas 和 Lennon[55]发现发生率是1/785 000。Garisto[75]报道IANB引起感觉异常的发生率为1/13 800 970。Renton在基于大量口腔医生和专业者调查发现IANB导致神经损伤发生率更高。

在1994—1998年及1999—2008年关于感觉异常的研究中都呈现相同的结果：在局部麻醉中4%阿替卡因各4%普鲁卡因会导致感觉异常[76]。其他研究也支持这个观点[56,58,76-77]。各项研究表明，相对上牙槽神经来讲，下颌麻醉中舌神经最易受损。

IANB 导致神经损伤的意义

如果患者长期症状显著则为较严重的情况。这种损伤无法修复，只能预防。因此，医生只能等待时机给予患者药物和心理干预治疗。81%的IANB损伤在两周内

能得到缓解，而永久损伤的患者则常伴有高度的感觉迟钝和疼痛，这种症状常见于舌头，同时受社会和心理因素影响[78]。

在知情的情况下，患者可能会关注这种少见却又存在的损伤，因为没有人天生就了解这种损伤。如果患者不了解这个问题，对患者和医生来讲都会造成强大的压力。

3.5　断针和器械损坏

随着现代注射系统的发展，如今断针是一个少见的并发症。如果出现断针，根据断针到尖端的距离采取不同的处理方法。如果患者突然移动或针与骨有力量对抗则容易折断。几乎所有文献报道的断针都是用 30 号针在阻滞注射或上牙槽后神经阻滞时出现的，因此行阻滞注射时需用长针。为获得更好的麻醉效果，针不该反复插入，也不该弯曲插入。在这两种操作突然移动时都容易导致断针。治疗因牙髓疼痛而焦虑的患者是十分有压力的，此时不该行任何操作，包括麻醉，因为此时容易导致断针和神经损伤。

在注射发生断针时，患者应保持大张口。如果断的针较长，而且断针可见，可用持针器夹住取出。如果看不见断针，则需要立即转诊。

结　论

在这一章节中，讨论了根管治疗中麻醉的并发症。目前，最轻的并发症就是麻醉未到位，尤其常见于下颌磨牙有症状的不可逆性牙髓炎。麻醉失败的原因和处理都已行讨论。由于局部麻醉和根管治疗导致的神经损伤、感觉异常也已仔细讨论过，这常见于严重损伤时。为预防和及时处理这些情况，请阅读指南。

参考文献

[1] Nusstein JM, Reader A, Drum M. Local anesthesia strategies for the patient with a "hot" tooth. Dent Clin N Am, 2010,54(2):237-247.
[2] Monteiro MR, Groppo FC, Haiter-Neto F, et al. 4% articaine buccal iniltration versus 2% lidocaine inferior alveolar nerve block for emergency root canal treatment in mandibular molars with irreversible pulpits: a randomized clinical study. Int Endod J, 2015,48(2):145-152.
[3] Reader A, Nusstein J, Drum M. Successful local anaesthesia for restorative dentistry and endodontics. Chicago: Quintessence Books, 2011.
[4] Simon F, Reader A, Drum M, et al. A prospective, randomized single-blind study of the anesthetic eficacy of the inferior alveolar nerve block administered with a peripheral nerve stimulator. J Endod, 2010, 36(3):429-433.
[5] Hannan L, Reader A, Nist R, et al. The use of ultrasound for guiding needle placement for inferior alveolar nerve blocks. Oral Surg Oral Med Oral Pathol Oral Radiol Endod, 1999,87(6):658-665.
[6] Clark S, Reader A, Beck M, et al. Anesthetic eficacy of the mylohyoid nerve block and combination inferior alveolar nerve block/mylohyoid nerve block. Oral Surg Oral Med Oral Pathol Oral Radiol Endod, 1999,87(5):557-563.
[7] Foster W, Drum M, Reader A, et al. Anesthetic eficacy of buccal and lingual iniltrations of lidocaine following an inferior alveolar nerve block in mandibular posterior teeth. Anesth Prog, 2007,54(4):163-169.
[8] Dou L, Luo J, Yang D. Anaesthetic eficacy of supplemental lingual iniltration of mandibular molars after inferior alveolar nerve block plus buccal iniltration in patients with irreversible pulpitis. Int Endod J, 2013,46(7):660-665.
[9] Dou L, Luo J, Yang D, et al. The effectiveness of an additional lingual iniltration in the pulpal anesthesia of mandibular teeth: a systematic review. Quintessence Int, 2013,44(5):457-464.
[10] Bitner DP, Uzbelger Feldman D, Axx K, et al. Description and evaluation of an intraoral cervical plexus anesthetic technique. Clin

Anatomy (New York, NY), 2015,28(5):608-613.

[11] Malamed SF. Handbook of local anesthesia. 6th ed. Amsterdam: Elsevier, 2011.

[12] Saatchi M, Khademi A, Baghaei B, et al. Effect of sodium bicarbonate-buffered lidocaine on the success of inferior alveolar nerve block for teeth with symp-tomatic irreversible pulpitis: a prospective, randomized double-blind study. J Endod, 2015,41(1):33-35.

[13] Schellenberg J, Drum M, Reader A, et al. Effect of buffered 4% lidocaine on the success of the inferior alveolar nerve block in patients with symptomatic irre-versible pulpitis: a prospective, randomized double-blind study. J Endod, 2015,41(6):791-796.

[14] Virdee SS, Seymour D, Bhakta S. Effective anaesthesia of the acutely inlamed pulp: part 1. The acutely inlamed pulp. Br Dent J, 2015,219(8):385-390.

[15] Nusstein J, Reader A, Nist R, et al. Anesthetic eficacy of the supplemental intraosseous injection of 2% lidocaine with 1:100,000 epinephrine in irreversible pulpitis. J Endod, 1998,24(7):487-491.

[16] Huang JH, Thalhammer JG, Raymond SA, et al. Susceptibility to lidocaine of impulses in different somatosensory afferent ibers of rat sciatic nerve. J Pharmacol Exp Ther, 1997,282(2):802-811.

[17] Hargreaves KM, Keiser K. Local anesthetic failure in endodontics. Endod Top, 2002,1(1):26-39.

[18] Byers MR, Suzuki H, Maeda T. Dental neuroplasticity, neuro-pulpal interactions, and nerve regeneration. Microsc Res Tech, 2003,60(5):503-515.

[19] Wallace JA, Michanowicz AE, Mundell RD, et al. A pilot study of the clinical problem of regionally anesthetizing the pulp of an acutely inlamed mandibular molar. Oral Surg Oral Med Oral Pathol, 1985,59(5):517-521.

[20] Modaresi J, Dianat O, Soluti A. Effect of pulp inlammation on nerve impulse quality with or without anesthesia. J Endod, 2008,34(4):438-441.

[21] Byers MR, Taylor PE, Khayat BG, et al. Effects of injury and inlammation on pulpal and periapical nerves. J Endod, 1990,16(2):78-84.

[22] Renton T, Yiangou Y, Plumpton C, et al. BMC Oral Health, 2005,5(1):5.

[23] Esmaeili A, Akhavan A, Bouzari M, et al. Temporal expression pattern of sodium channel Nav 1.8 messenger RNA in pulpitis. Int Endod J, 2011,44(6):499-504.

[24] Roy ML, Narahashi T. Differential properties of tetrodotoxin-sensitive and tetrodotoxin-resistant sodium channels in rat dorsal root ganglion neurons. J Neurosci, 1992,12(6):2104-2111.

[25] Gold MS, Reichling DB, Shuster MJ, et al. Hyperalgesic agents increase a tetrodotoxin-resistant Na^+ current in nociceptors. Proc Natl Acad Sci U S A, 1996,93(3):1108-1112.

[26] Henry MA, Luo S, Foley BD, et al. Sodium channel expression and localization at demyelinated sites in painful human dental pulp. J Pain, 2009,10(7):750-758.

[27] Luo S, Perry GM, Levinson SR, et al. Pulpitis increases the proportion of atypical nodes of Ranvier in human dental pulp axons without a change in Nav1.6 sodium channel expression. Neuroscience, 2010,169(4):1881-1887.

[28] Byers MR, Chudler EH, Iadarola MJ. Chronic tooth pulp inlammation causes transient and persistent expression of Fos in dynorphin-rich regions of rat brainstem. Brain Res, 2000,861(2):191-207.

[29] Huang J, Lv Y, Fu Y, et al. Dynamic regulation of delta-opioid receptor in rat trigeminal ganglion neurons by lipopolysaccharide-induced acute pulpitis. J Endod, 2015,41(12):2014-2020.

[30] Dahl JB, Brennum J, Arendt-Nielsen L, et al. The effect of pre- versus postin-jury iniltration with lidocaine on thermal and mechanical hyperalgesia after heat injury to the skin. Pain, 1993,53(1):43-51.

[31] Woolf CJ. Evidence for a central component of post-injury pain hypersensitivity. Nature, 1983,306(5944):686-688.

[32] Agnihotry A, Fedorowicz Z, van Zuuren EJ, et al. Antibiotic use for irreversible pulpitis. Cochrane Database Syst Rev, 2016,2:Cd004969.

[33] Corbella S, Taschieri S, Mannocci F, et al. Inferior alveolar nerve block for the treatment of teeth presenting with irreversible pulpitis: a systematic review of the literature and meta-analysis. Quintessence Int, 2017,48(1):69-82.

[34] Li C, Yang X, Ma X, et al. Preoperative oral nonsteroidal anti-inlammatory drugs for the success of the inferior alveolar nerve block in irreversible pulpitis treatment: a systematic review and meta-analysis based on randomized controlled trials. Quintessence Int, 2012,43(3):209-219.

[35] Kanaa MD, Whitworth JM, Meechan JG. A prospective randomized trial of different supple-mentary local anesthetic techniques after failure of inferior alveolar nerve block in patients with irreversible pulpitis in mandibular teeth. J Endod, 2012,38(4):421-425.

[36] Kung J, McDonagh M, Sedgley CM. Does articaine provide an advantage over lidocaine in patients with symptomatic irreversible pulpitis A systematic review and meta-analysis. J Endod, 2015,41(11):1784-1794.

[37] Guglielmo A, Reader A, Nist R, et al. Anesthetic eficacy and heart rate effects of the supplemental intraosseous injection of 2% mepivacaine with 1:20,000 levonordefrin. Oral Surg Oral Med Oral Pathol Oral Radiol Endod, 1999,87(3):284-293.

[38] VanGheluwe J, Walton R. Intrapulpal injection: factors related to effectiveness. Oral Surg Oral Med Oral Pathol Oral Radiol Endod, 1997,83(1):38-40.

[39] Pogrel MA, Bryan J, Regezi J. Nerve damage associated with inferior alveolar nerve blocks. J Am Dental Assoc, 1995,126(8):1150-5.

[40] von Ohle C, ElAyouti A. Neurosensory impairment of the mental nerve as a sequel of periapical periodontitis: case report and review. Oral Surg Oral Med Oral Pathol Oral Radiol Endod, 2010,110(4):e84-e849.

[41] Shadmehr E, Shekarchizade N.Endodontic periapical lesion-induced mental nerve paresthesia. Dent Res J (Isfahan), 2015,12(2):192-196.

[42] Krishnan U, Moule A. Mental nerve paraesthesia: A review of causes and two endodontically related cases. Saudi Endodontic J, 2015,5(2):138-145.

[43] Kruse A, Hellmich N, Luebbers HT, et al. Neurological deicit of the facial nerve after root canal treatment. Oral Surg Oral Med Oral Pathol Oral Radiol Endod, 2009,108(2):e46-e48.

[44] Guivarc'h M, Ordionic U, Ahmed HMA, et al. Sodium hypo-chlorite accident: a systmatic review. J Endod, 2017,43(1):16-24.

[45] Caissie R, Goulet J, Fortin M, et al. Iatrogenic paresthesia in the third division of the trigeminal nerve: 12 years of clinical experience. J Can Dent Assoc, 2005,71(3):185-190.

[46] Hillerup S. Iatrogenic injury to oral branches of the trigeminal nerve: records of 449 cases. Clin Oral Investig, 2007,11(2):133-142.

[47] Pogrel MA, Thamby S. The etiology of altered sensation in the inferior alveolar, lingual, and mental nerves as a result of dental treatment. J Calif Dent Assoc, 1999,27(7):531. 4-8.

[48] Kiyak HA, Beach BH, Worthington P, et al. Psychological impact of osseointegrated dental implants. Int J Oral Maxillofac Implants, 1990,5(1):61-69.

[49] Ziccardi VB, Zuniga JR. Nerve injuries after third molar removal. Oral Maxillofac Surg Clin North Am, 2007,19(1):105-15. vii

[50] Polycarpou N, Ng YL, Canavan D, et al. Prevalence of persistent pain after endodontic treatment and factors affecting its occurrence in cases with complete radio-graphic healing. Int Endod J, 2005,38(3):169-178.

[51] Renton T, Yilmaz Z. Managing iatrogenic trigeminal nerve injury: a case series and review of the literature. Int J Oral Maxillofac Surg, 2012,41(5):629-637.

[52] Costigan M, Scholz J, Woolf CJ. Neuropathic pain: a maladaptive response of the nervous system to damage. Annu Rev Neurosci, 2009,32:1-32.

[53] Truelove E. Management issues of neuropathic trigeminal pain from a dental perspective. J Orofac Pain, 2004,18(4):374-380.

[54] Renton T, Yilmaz Z. Proiling of patients presenting with posttraumatic neuropathy of the trigeminal nerve. J Orofac Pain, 2011,25(4):333-344.

[55] Mohammadi Z. Endodontics-related paresthesia of the mental and inferior alveolar nerves: an updated review. J Canad Dental Assoc, 2010,76:a117.

[56] Haas DA, Lennon D. A 21 year retrospective study of reports of paresthesia following local anesthetic administration. J Canad Dental Assoc, 1995,61(4):319-320,323-326,329-330.

[57] Pogrel MA, Thamby S. Permanent nerve involvement resulting from inferior alveolar nerve blocks. J Amer Dental Assoc, 2000,131(7):901-907.

[58] Renton T, Thexton A, Crean SJ, et al. Simplifying the assessment of the recovery from surgical injury to the lingual nerve. Br Dent J, 2006,200(10):569-573. discussion 5

[59] Hillerup S, Jensen RH, Ersboll BK. Trigeminal nerve injury associated with injection of local anesthetics: needle lesion or neurotoxicity J Amer Dental Assoc, 2011,142(5):531-539.

[60] Meechan JG. The use of the mandibular iniltration anesthetic technique in adults. J Amer Dental Assoc, 2011,142(Suppl 3):19s-24s.

[61] Kanaa MD, Whitworth JM, Corbett IP, et al. Articaine and lidocaine mandibular buccal iniltration anesthesia: a prospective randomized double-blind cross-over study. J Endod, 2006,32(4):296-298.

[62] Corbett IP, Kanaa MD, Whitworth JM, et al. Articaine iniltration for anesthesia of mandibular irst molars. J Endod, 2008,34(5):514-518.

[63] Jung IY, Kim JH, Kim ES, et al. An evaluation of buccal iniltrations and infe-rior alveolar nerve blocks in pulpal anesthesia for mandibular irst molars. J Endod, 2008,34(1):11-13.

[64] Smith MH, Lung KE. Nerve injuries after dental injection: a review of the literature. J Can Dent Assoc, 2006,72(6):559-564.

[65] Kingon A, Sambrook P, Goss A. Higher concentration local anaesthetics causing prolonged anaesthesia. Do they A literature review and case reports. Aust Dent J, 2011,56(4):348-351.

[66] Pogrel MA. Damage to the inferior alveolar nerve as the result of root canal therapy. J Am Dent Assoc, 2007,138(1):65-69.

[67] Escoda-Francoli J, Canalda-Sahli C, Soler A, et al. Inferior alveolar nerve damage because of overextended endodontic material: a problem of sealer cement bio-compatibility? J Endod, 2007,33(12):1484-1489.

[68] Yatsuhashi T, Nakagawa K, Matsumoto M, et al. Inferior alveolar nerve paresthesia relieved by microscopic endodontic treatment. Bull Tokyo Dent Coll, 2003,44(4):209-212.

[69] Gatot A, Tovi F.Prednisone treatment for injury and compression of inferior alveolar nerve: report of a case of anesthesia following endodontic overfilling. Oral Surg Oral Med Oral Pathol, 1986,62(6):704-706.

[70] Grotz KA, Al-Nawas B, de Aguiar EG, et al. Treatment of injuries to the inferior alveolar nerve after endodontic procedures. Clin Oral Investig, 1998,2(2):73-76.

[71] Scolozzi P, Lombardi T, Jaques B. Successful inferior alveolar nerve decompression for dysesthesia following endodontic treatment: report of 4 cases treated by mandibular sagittal oste-otomy. Oral Surg Oral Med Oral Pathol Oral Radiol Endod, 2004,97(5):625-631.

[72] Brkic A, Gurkan-Koseoglu B, Olgac V. Surgical approach to iatrogenic complications of endodontic therapy: a report of 2 cases. Oral Surg Oral Med Oral Pathol Oral Radiol Endod, 2009,107(5):e50-e53.

[73] Oshima K, Ishii T, Ogura Y, et al. Clinical investigation of patients who develop neuropathic tooth pain after endodontic procedures. J Endod, 2009,35(7):958-961.

[74] Coulthard P, Kushnerev E, Yates JM, et al. Interventions for iatrogenic inferior alveolar and lingual nerve injury. Cochrane Database Syst Rev, 2014,4:Cd005293.

[75] Sun H, Yang T, Li Q, et al. Dexamethasone and vita-min B (12) synergistically promote peripheral nerve regeneration in rats by upregulating the expression of brain-derived neurotrophic factor. Arch Med Sci, 2012,8(5):924-930[2012-11]. https://doi. org/10.5114/aoms.2012.31623. Epub 2012 Nov 7

[76] Renton T, Janjua H, Gallagher JE, et al. UK dentists' experience of iatro-genic trigeminal nerve injuries in relation to routine dental procedures: why, when and how often? Br Dent J, 2013,214(12):633-642.

[77] Gaffen AS, Haas DA. Retrospective review of voluntary reports of nonsurgical paresthesia in dentistry. J Can Dent Assoc, 2009,75(8):579.

[78] Garisto GA, Gaffen AS, Lawrence HP, et al. Occurrence of pares-thesia after dental local anesthetic administration in the United States. J Am Dent Assoc, 2010,141(7):836-844.

[79] Renton T, Adey-Viscuso D, Meechan JG, et al. Trigeminal nerve injuries in relation to the local anaesthesia in mandibular injections. Br Dent J, 2010,209(9):E15.

第 2 篇

根管治疗并发症

第4章 根管入路相关并发症

Bradford R. Johnson

4.1 引　言

　　根管入路是根管治疗的第一步，在出现问题之前，其重要性往往被低估。选择合适的病例和进行细致的风险评估，有可能将根管入路相关并发症的风险降到最低。在病史询问和疾病诊断阶段，识别与牙齿及与患者相关的并发症的相关影响因素，是预防和成功治疗的关键因素。本章的目的是为风险评估提供一些有用的工具，并描述成功的根管诊疗的策略。

4.2　根管入路的病例选择及风险评估

　　预防根管入路并发症首先要有正确的诊断及选择合适的病例。AAE病例难度评定表和指南[1]可为根管入路并发症的术前病例评估和确定潜在风险提供有效的参考。以下情况增加了根管入路治疗的困难程度：张口受限，牙在牙槽中的位置（如第二、三磨牙），较大面积近远中颊𬌗面洞用固位钉银汞合金修复（图4.1），固定桥，牙齿扭转或倾斜（图4.2），牙髓腔萎缩（图4.3），根管钙化，X线片未见根管（图4.4，图4.5），髓石或牙髓钙化，内和（或）外吸收，不典型的牙冠解剖（牙外突、牛牙或C形根管）（图4.6）。图4.7中的上颌第二磨牙为三根管。尽管标准根尖片是不可能显示出所有的3个根管，但进一步仔细检查图像提示了变异解剖的可能性，这可以在进入牙髓之前通过有限视野的CBCT成像来证实。

　　此外，已经有明显通路的牙齿，有或没有完整的牙髓治疗，存在穿孔、根管堵塞或丢失正常牙髓底解剖标志的风险。在进入髓室时，对牙齿的切削可能会破坏正常的内部解剖结构，而这些结构本来可用于定位根管口。

B.R. Johnson, D.D.S., M.H.P.E.
Professor and Head, Department of Endodontics, University of Illinois at Chicago,
Chicago, IL, USA
e-mail: bjohnson@uic.edu

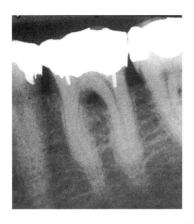

图 4.1　较大面积近远中颊殆面洞用固位钉银汞合金修复。失去原有咬合解剖标志和牙髓管腔钙化将使牙齿的根管入路治疗更具挑战

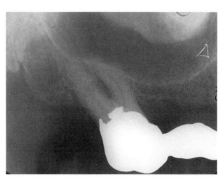

图 4.2　上颌第二磨牙固定局部义齿，近中倾斜。这颗牙齿的根管入路治疗需仔细注意牙齿的倾斜。在牙齿表面画一条线用于术中参考将很有帮助，因为垂直于牙咬合面的入路绝大多数会导致牙齿近中面穿孔

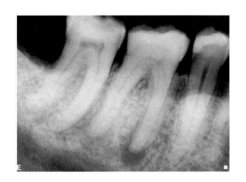

图 4.3　右下颌第一磨牙坏死牙髓及无症状根尖周炎。根管隐约可见，但髓腔的垂直高度已经减小。在这种情况下，进入髓腔的"落空感"常见感觉是很少出现的

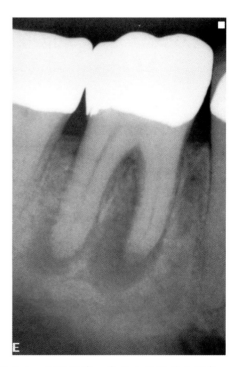

图 4.4　右下颌第一磨牙全牙殆覆盖修复——诊断为牙髓坏死及急性根尖周脓肿。在 X 线片上，近中根根管间隙的髓室和冠状部均不可见

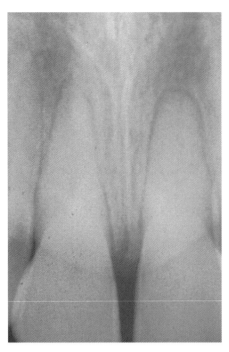

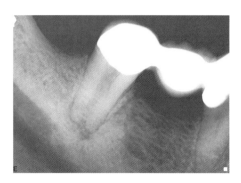

图 4.6 下颌第二磨牙，是固定局部义齿的基牙，诊断为牙髓坏死和无症状的根尖周炎。从最初的根尖周 X 线片可以看出不寻常的根管解剖，在开始根管入路手术之前推荐使用 CBCT

图 4.5 双侧上颌中切牙均发生了钙化根管闭塞，继发于多年前的外伤

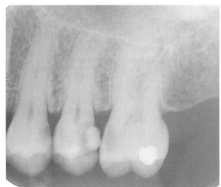

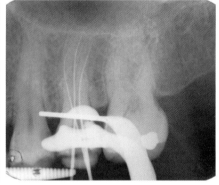

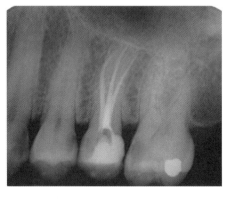

图 4.7 上颌第二前磨牙 3 个根管（颊侧 2 个和腭侧 1 个）

4.3　根管入路的目标

4.3.1　传统入路预备与微创入路预备比较

在传统的根管入路中，主要有 3 个目标：牙齿结构的修复、完全揭除髓室顶和通往根管口的直线通路[2]。虽然这 3 个目标都是合理的，并得到了几十年临床实践的支持，但在根管治疗方面的新技术，如超柔性镍钛（NiTi）器械和牙科显微镜，使保留牙冠结构的主要重点发生了转变，以避免今后发生根部折断的可能性。从牙髓腔根管口完全清除残留的牙髓组织仍然是很重要的，并且要有一个足够大的开口来定位所有的根管。不去除所有牙髓组织会导致牙冠结构变色，还会为残留的微生物提供潜在的营养来源。图 4.8 和图 4.9 展示了传统的磨牙通道。

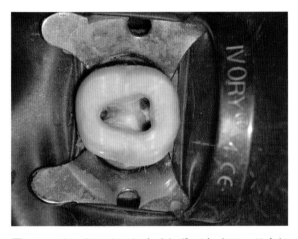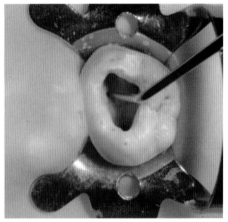

图 4.8　图示传统的下颌磨牙根管预备病例。所有根管口都是可见的，并提供直线通路。远端根管（如图所示）在两个近中根管之间，并位于通过牙齿咬合面绘制的假想的近中线上。如果远端根管不集中，则应考虑是否存在第二个远端根管

图 4.9　图示传统的上颌第一磨牙根管预备病例。注意观察菱形结构在难以确定的MB2 根管口，该通路的咬合轮廓倾向于牙齿的近中，在 CEJ 处平行于牙齿的横截面

微创的概念和重点是保存牙冠结构，也称为直接保护牙本质和牙髓腔，这是相对新的观念，并且目前还没有长期临床研究支持或反对这一观点[3]。然而，有越来越多的口腔医生担心，在最初根管治疗数年后发生的牙根折断，这是治疗失败的一个重要原因，应该加以解决，以提高经根管治疗后的牙齿长期存活的可能性。一些初步的体外研究表明，保守牙髓腔入路方法可能值得进一步的研究和思考[4-5]。

在没有牙科手术显微镜提供放大和照明的情况下，保守的根管入路比传统的根管预备术穿孔和漏诊风险更大。图 4.10、4.11 和 4.12a~c 显示一种微创的根管入路预备的变化。

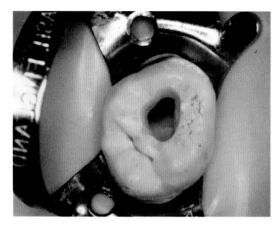

图 4.10　上颌第一磨牙的微创入路。虽然无法直接显示根管口，但牙科手术显微镜所提供的放大和照明作用加上超柔性镍钛器械的使用，能够使这颗牙齿的根管治疗安全地完成

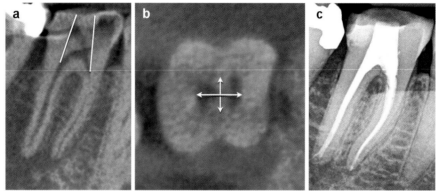

图 4.11　采用 CBCT 计划实行一次微创入路手术。a. 矢状面显示垂直进入通路。b. 冠状面观察以确定近远端和颊舌向的距离。c. 复合树脂修复全根管的根尖周 X 线片（由 Dr.william Nudera 提供）

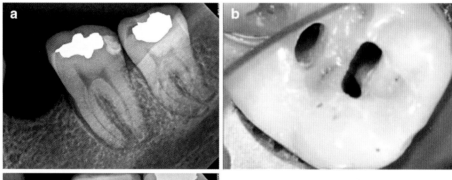

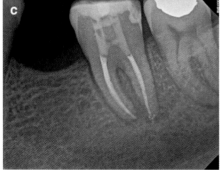

图 4.12　a. 术前左下颌第一磨牙根尖周 X 线片。计划实施微创手术入路（由 Dr.Jan Ee 提供）。b. 一种微创入路的变化，它保留了一段连接牙齿的颊面和舌面的坚实牙本质（有时被称为"桁架"方法），预备两个较小的入路口，进入两牙根根管。c. 最终完成的根尖周 X 线片显示牙胶充填和粘接复合树脂充填髓腔。注意牙本质"横梁"是如何保存在牙齿中间，牙髓腔并没有被咬合通道完全打开（虽然所有的牙髓组织都是用特殊的超声仪器从牙髓腔取出的）

4.3.2　确定牙髓腔内通道轮廓和深度的一般规则

Krasner 和 Rankow[6]从对 500 颗离体牙的牙髓室的切分和观察中提出三条规则：
・中心原则
・集中原则
・CEJ 原则

中心原则指出，髓腔的底部位于牙齿 CEJ 的中心。这往往与牙齿的咬合面中心不同，因此能够在 CEJ 上显示牙齿的横截面是很重要的。集中原则指出，髓腔的壁与牙齿的外表面在 CEJ 处同心（图 4.13），即进入髓腔体的咬合面轮廓应在较小的范围内模拟牙齿横断面在此处的一般形状。例如，在 CEJ 处面舌腭面长度较远中（如下颌切牙或上颌前磨牙）更宽的牙齿，应具有类似的咬合轮廓，以协助对所有根管进行定位。Krasner 和 Rankow[5]指出对于多个牙根牙齿，根管通常位于由两根管壁交界处形成的角处。最后，CEJ 原则指出，CEJ 是确定牙髓腔深度最具预测性的标志（图 4.14）。即使在有钙化和（或）退化的牙髓腔的牙齿中，也可以在 CEJ 水平上找到牙髓腔顶[7]。这一发现主要适用于磨牙，因为前牙和前磨牙的牙髓腔顶在较年轻的患者中经常延伸到冠状面，并且可以随着年龄的增长和恢复性治疗可以后退到 CEJ。CEJ 可以作为一个很好的指导以防止穿透牙髓底或侧面的牙齿。如果髓腔在穿透到 CEJ 的深度后仍未被定位，则应停止并曝光 X 光片（殆翼片通常是最有用的），以确定髓腔空间相对于初始进入腔的实际位置（图 4.15）。另一个有助于防止牙髓底穿孔的一般规则是认识到牙髓室底部的牙本质比牙冠牙本质颜色更深。这可能很难准确地确定 CEJ 在全殆覆盖修复牙中的位置。这些牙齿发生牙髓底穿孔的风险更大，应谨慎对待（图 4.16）。在对牙齿进行全殆覆盖修复的牙髓通路时牙科手术显微镜提供的增强放大和照明是特别重要的。

锥体束计算机断层扫描（CBCT）也可以帮助钙化或退缩管道的定位，无论是在术前评估和治疗时使用[8]。图 4.11 和 4.17a、b 显示了术前使用 CBCT 辅助治疗策略、通路设计和其他根管的位置。

4.3.3　什么时候不用橡皮障

虽然在根管治疗期间使用橡皮障是标准程序[9]，并有一些特殊的情况可以在放置橡皮障之前行初始入路。但是，在使用牙髓锉或其他可能被吞咽或吸入的器械或材料之前，应始终放置橡皮障。橡皮障对于确保在无菌环境中进行治疗也是必不可少的，但这是患者安全的第二要素。

对于需大面积修复的牙齿，旋转或倾斜的牙齿，可在没有橡皮障的情况下行初始入路。当髓腔被确定时，放置橡皮障并通过触觉和用电子顶点定位器（EAL）连接的小型不锈钢翅片确定牙髓腔和（或）管道已经定位。EAL 是一种很好的工具，可以确定是否已经确定了管腔，或者是否有穿孔。小穿孔比大穿孔更容易修复且预后更好。易与相似的邻牙混淆的牙齿应该在进入之前进行标记，或者在没有橡皮障的情况下进入，以防止治疗错误的牙齿，这是最明显和可预防的根管入路并发症之一。由于这些牙齿的近远中径较窄和牙齿倾斜度，在放置橡皮障之前进入下颌切牙通常更安全。

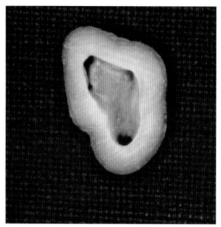

图 4.13　图示上颌第一磨牙切面截面显示 Krasner 和 Randow 集中原则

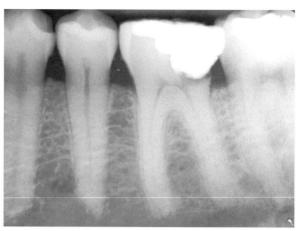

图 4.14　下颌左第一磨牙根尖部 X 线片显示，即使牙髓室在垂直尺寸上收缩后，CEJ 也是确定磨牙中牙髓室顶的一个可预测的标志（在 CEJ 水平可以看见这颗牙齿的中间部分，并且在临床检查中也是清晰的、可测量的）

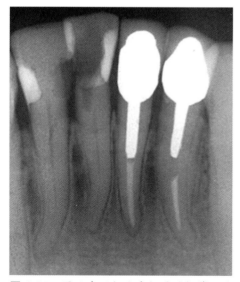

图 4.15　图示在下颌右中切牙的根管入路过程中，临床医生停止操作，移除橡皮障，行 X 线检查，以确定与入路髓腔相关的根管位置，以避免穿孔，而且在 X 线片检查后，根管很容易被定位

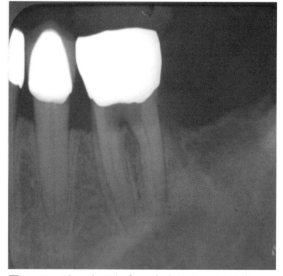

图 4.16　图示左下颌急性疼痛的评估和治疗。下颌第一磨牙诊断为症状性不可逆牙髓炎（下颌第一磨牙）。临床医生无法获得满意的麻醉，并试图迅速进入髓腔行髓内注射，但由于充血性牙髓的出血影响了可见性，在开始进入之前还没有确定合适的穿透深度，发生了裂底穿孔。虽然可以尝试修补穿孔，但由于大小和位置因素，预后仍存疑

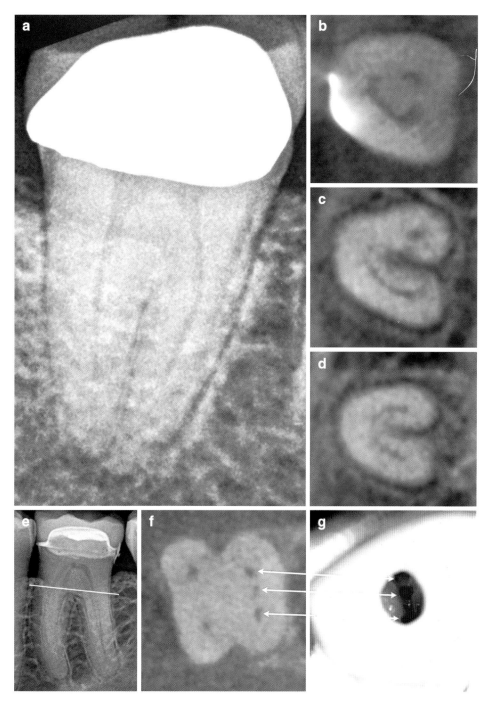

图 4.17 这两颗牙齿进行了 CBCT 检查以评估是否存在复杂解剖结构。a. 一个复杂的 "C" 形根管结构。b. 检测到有 5 个根管（3 个位于近中面）

4.4 钻头和仪器的选择

在任何情况下，没有单一的钻头是最佳选择；相反，特定条件和牙齿类型可以帮助确定进入髓腔的最合适的钻头。图 4.18 和图 4.19 显示了许多可用的钻头，其中大部分是专门为入路部分而设计的。钻头的选择将部分取决于是否存在牙齿修复体及其类型。通过陶瓷或陶瓷类材料进入特别具有挑战性，金刚石涂层的钻头通常是最合适的。在进入过程中大量喷水将有助于防止陶瓷材料破裂，这也是通过烤瓷熔附金属全冠或所有陶瓷修复体进入时的风险，应始终警告患者可能需要更换牙冠。氧化锆最近成为一种更受欢迎的全瓷材料，适用于单冠和相对短跨度的义齿。

这种材料非常坚固和美观，也是一种非常坚硬的材料。如果需要牙髓治疗，可以被大多数钻头穿透[10]。并特殊的钻头专门设计用于氧化锆。

在穿透牙髓腔顶部后，切换到非端切割钻头通常是改善通道的最佳选择，同时可最小化牙髓穿孔的风险。Endo-Z 钻（图4.18）和 LA Axxess 钻（Kerr）是两种非端切钻头，可用于修复髓腔入路。具有相对窄的轴和小的锥形切割尖端的长柄钻头在进入下颌切牙等小牙齿时可提供更大的可视性和精确度（图 4.20）。在寻找钙化或退缩的根管时，这些钻头也是有用的。

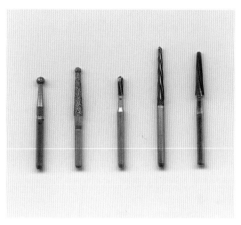

图 4.18　图示可用于牙髓治疗的高速钻头。从 L 到 R：圆形钻头、锥形圆头钻、Transmetal 钻、多功能钻、Endo-Z 钻（Dentsply Maillefer，Johnson City，TN）

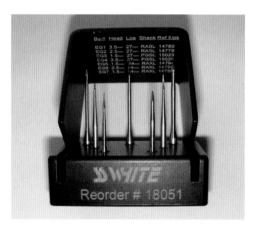

图 4.19　带有锥形切割尖端的特殊长柄钻头适用于接触小牙齿和隐藏沟槽。钻头有各种长度，适用于高速和低速手机

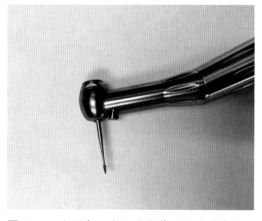

图 4.20　当预备一个小的或箭头形的牙齿的入口或寻找钙化的根管时，这种高速裂钻的额外长度（EG1；SSwhite）可提供更大的可见度。EG1 钻头有一个 3.0mm 的切割头，轴伸出高速机头 17.0mm

4.5　定位钙化根管

4.5.1　放大和照明的作用

4.5.1.1　放大镜和显微镜

对于安全预备根管通路和定位细小根管，增加放大率和照明的价值难以估计[11-12]。虽然使用带有专用光源的放大镜相对于无辅助视力和标准牙科手术灯有明显改进，但牙科手术显微镜为预防医源性事故提供了更大的实用性，可创建理想的通路，使所有根管的位置及异常的解剖学和裂缝可视化。

4.5.1.2　光　纤

使用通过 CEJ 水平的牙齿的殆面或舌和（或）腭面引导的光纤光源进行透照，可以用于突出牙本质颜色的差异，因此有助于根管定位。这在原理上类似于用光纤光源透照以帮助可视化不完全冠状骨折（图 4.21）。

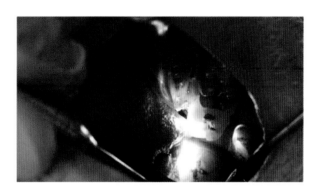

图 4.21　图示下颌骨第二磨牙的光纤透照以确定骨折的程度。类似的方法可以很容易地适应，以突出差异的牙本质密度时，寻找一个缩窄或钙化髓管空间

4.5.2　治疗期间补拍 X 线片和 CBCT

即使有增强放大的倍数和照明，一些根管仍然难以定位。治疗过程中补拍 X 线片可用于协助确定的根管位置（图 4.22a~d，图 4.23）。由于橡皮障夹可能会遮挡该区域的问题，因此在拍 X 线片之前可能需要取下夹子（图 4.15）。CBCT 的潜在价值见图 4.11，图 4.17 和图 4.24a、b。

4.5.3　超声波和特殊钻头

如前一节所述，窄长柄的钻头，无论是低速还是高速，对于协助定位钙化管道的位置非常有用（图 4.19）。

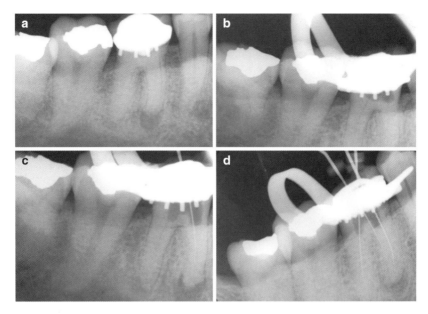

图 4.22　a. 右下颌第一磨牙的术前 X 线片。 牙齿具有能保留的大部分牙体和完整的咬合。b. 暴露术中 X 线片以评估进入的深度和方向，以帮助确定根管的位置。c. 当第一个根管被定位时，额外的根常在术中 X 线片被暴露。d.X 线片显示已找到 3 个根管。当发现每个疑似根管，确认已发现真正的根管并且没有穿孔时，也可使用电子顶点定位器，其超声波尖端通过去除钙质沉积物和髓石而专用于帮助进入牙髓腔，并被用于钙化根管

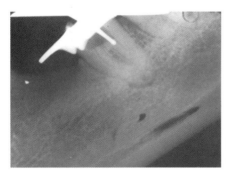

图 4.23　图示术中照片和小圆钻定位以协助寻找钙化通道

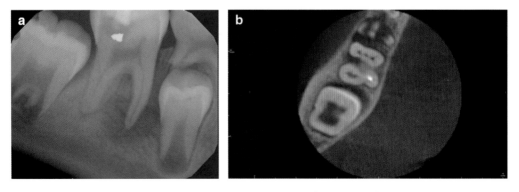

图 4.24　a. 右下颌第一磨牙的术前 X 线片（10 岁的西班牙裔男性）、诊断为牙髓坏死和慢性根尖周脓肿。由于怀疑解剖异常，因此在治疗中进行 CBCT 扫描。在轴向截面中，近中根中可见 3 个根管，并且存在融合的脱髓根（该管中的白色材料是氢氧化钙），并且在远中根中可能存在 2 个根管

4.6　处理旋转、拥挤、倾斜或大面积修复的牙齿

如果不注意正常的牙齿倾斜度和解剖结构，那么没有大面积修复并且在牙弓中的位置正常的牙齿也会带来危害。表 4.1 按牙齿类型列出了最常见的穿孔部位。如果牙冠尚存，则应在牙髓治疗前去除，以利于尽量去除龋坏，评估可修复性，适当隔离牙齿和定位钙化根管。图 4.2 显示上颌第二磨牙具有适度的近中倾斜和完整的咬合覆盖恢复。如果计划更换固定局部义齿，则在根管治疗之前移除义齿是最好的确保安全有效的牙髓治疗的方式。如果没有计划更换义齿，那么应该通过冠部进入，并始终注意钻孔的正确角度和穿透深度。在钻头尖端到达冠缘的顶端之前不可能确定钻头的精确位置。在钻头尖端到达冠缘的顶端之前不可能确定钻头的精确位置，但在许多情况下，术中拍摄 X 线片可能对其有用。

表 4.1　常见穿孔部位

牙齿类型	常见穿孔部位	原因
上颌切牙	唇侧	牙齿倾斜度
下颌切牙	近中或远中侧最常见，唇侧也有可能	近远中径窄；牙齿倾斜度
上颌前磨牙	近中或远中侧	近远径窄；第一前磨牙近中面的天然凹陷
下颌前磨牙	唇侧	牙齿冠方舌侧倾斜，牙根在牙槽骨内相对垂直排列；因此向垂直于舌倾的咬合面预备通路时可在到达根管腔之前就穿孔
下颌磨牙	舌侧	整个牙齿相对于咬合面舌倾
伴牙髓萎缩和根管钙化的下颌或上颌磨牙	根分叉处	未能识别牙髓腔的髓室底

4.7　根管入路期间的并发症管理

除非在根管入路过程中施加过大的压力和（或）因多次使用而导致车针变钝，否则在进入过程中器械分离是一种相当罕见的并发症。如果在到达牙髓腔之前发生这种情况，应通过橡皮障和高速抽吸可防止吸入或吸取分离的碎片。如果在放置橡皮障之前进行初始入路，吸入可能性更大。在这种情况下，主要考虑的是器械分离的位置或通过高速抽吸将其从口腔中移除的可行度。一旦髓室被打开，分离的钻头就会落入根管中并且难以移除。图 4.25 显示镍 - 钛开口器在修复体进入和冠部成形过程中分离，随后在尝试移除它时更深地推入颊侧根管中（注意另一个分离的镍钛合金锉存在于近舌根管中）。

在根管入路过程中牙髓的过量出血大大降低了内部可视化操作的能力。重要的

是识别出血是由于高度流动的牙髓还是牙髓穿孔。这是在根管入路之前必须建立牙髓诊断的原因之一。在牙髓处于急性炎症期的牙齿中，在初次接触时观察到出血是正常的，解决方案是使用非端切割高速钻头、低速大圆钻或尖的挖勺去除所有冠状牙髓组织。这可以通过旋转镍钛锉安全地完成，小心地提前预备根管长度的 1/3 到 1/2。如果操作得当，将移除大部分牙髓组织，控制出血以维持进入的通道，并且在管道中形成穿孔的风险是最小的。如果在诊断为牙髓坏死的牙齿中突然观察到出血，则应怀疑这一点。穿孔的出血量通常少于从髓室中看到的出血量，并且可以通过浸泡在含有 1∶100 000 肾上腺素的局部麻醉剂溶液中的小棉球施加直接压力来控制出血。如果确定穿孔，建议转诊进行评估和管理。

在牙髓治疗期间最严重的并发症是通过牙髓（图 4.26）或牙周附着水平或以下的牙齿外表面产生意外的通路（穿孔）。预测修复穿孔结果的主要因素是位置、大小和修复的及时性（降低微生物感染的风险）。也就是说，如果穿孔很小、位于顶部并远离与口腔的潜在连通，并且在发生后尽快修复，则预后较好。牙周附着的冠状穿孔可以通过最终的冠状修复来充分密封。

当穿孔部位往根尖移动，在牙周附着的顶端及其下方时，处理方法包括外科手术和使用树脂改良的玻璃离子修复材料进行外部修复，正畸或外科冠延长术以在修复前暴露穿孔区域（假设有足够的牙冠/牙根比），以允许进入穿孔部位。如果穿孔位于牙周附着的分叉或顶端，则通过直视方法进行内部修复应该是第一选择（图 4.27a~d）。目前有几种高度生物相容的材料可用于穿孔修复［如矿物三氧化物聚集体（MTA）、BC putty 和 Biodentine］。这些都是基于硅酸钙的生物陶瓷材料，并且促进了骨愈合。内部穿孔修复最好在牙科手术显微镜下进行，以实现区域和材料放置的最佳可视化。如果穿孔延伸超出根表面进入骨中，可将再吸收的胶原材料（如 CollaCote）放置在外部根表面之外以形成基质。该基质允许修复材料充分冷凝，而不会过度挤压到 PDL 和骨中。

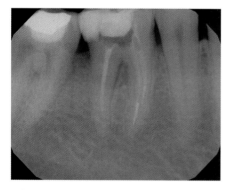

图 4.25 右下颌第一磨牙器械分离的镍钛锉在近中颊侧根管，近中舌侧根管中有一较小分离

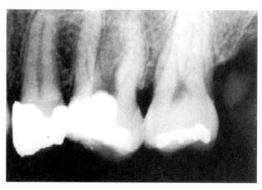

图 4.26 上颌左第一磨牙，在牙髓腔髓室底中具有大的穿孔。尽管可以并且可能应该尝试修复，但由于尺寸和位置，预后是不利的

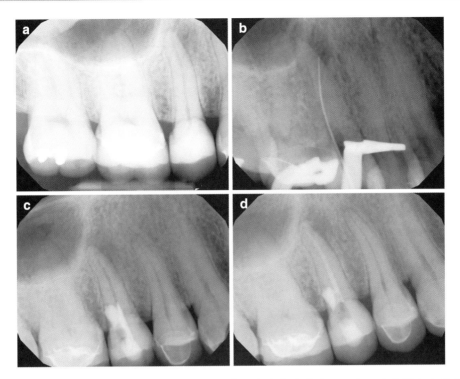

图 4.27　a. 右上颌第二前磨牙的术前 X 线片，有陶瓷修复体覆盖。b. 在入路期间发生牙齿远中的穿孔。该照片显示了穿孔的位置。防止这种医源性事故的策略包括在没有橡皮障的情况下进行初始入路及仔细注意牙齿的长轴。c. 使用牙科手术显微镜通过正视方法立即修复穿孔，以观察 EndoSequence BC RRM TM（根管修复材料）的穿孔和放置（Brasseler，USA）。请注意，在主根管中暂时放置一小块牙胶，以防止无意中堵塞管道。在穿孔修复后移除牙胶，并继续进行根管预备。d. 术后 X 线片显示修复的穿孔和置于主管中的氢氧化钙

参考文献

[1] AAE Endodontic Case Dificulty Assessment Form and Guidelines. American Association of Endodontists, 211 E. Chicago Ave, Suite 1100, Chicago IL 60611-2691.

[2] Johnson BR. Endodontic access. Gen Dent, 2009,57:570-577.

[3] Clark D, Khademi J. Modern molar endodontic access and directed dentin conservation. Dent Clin N Am, 2010,54:249-273.

[4] Krishan R, Paque F, Ossareh A, et al. Impacts of conservative end-odontic cavity on root canal instrumentation eficacy and resistance to fracture assessed in incisors, premolars, and molars. J Endod, 2014,40:1160-1166.

[5] Moore B, Verdelis K, Kishen A, et al. Impacts of contracted endodontic cavities on instrument eficacy and biomechanical responses in maxillary molars. J Endod, 2016,42:1779-1783.

[6] Krasner P, Rankow HJ. Anatomy of the pulp-chamber loor. J Endod, 2004,30:5-16.

[7] Deutsch AS, Musikant BL. Morphological measurements of anatomic landmarks in human maxillary and mandibular pulp chambers. J Endod, 2004,30:388-390.

[8] Fayad M, Johnson BR, editors. 3D imaging in endodontics: a new era in diagnosis and treatment. New York: Springer, 2016.

[9] Ingle JI, Bakland LK, Baumgartner CJ, editors. Ingle's endodontics. 6th ed. Hamilton: BC Decker, Inc, 2008.

[10] Christensen RP, Ploeger BJ. A clinical comparison of zirconia, metal and alumina fixed-prosthesis frameworks veneered with layered or pressed ceramic: a three-year report. J Am Dent Assoc, 2010,141:1317-1329.

[11] Buhrley LJ, Barrows MJ, BeGole EA, et al. Effect of magniication on locating the MB2 canal in maxillary molars. J Endod, 2002,28:324-327.

[12] Monea M, Hantoiu T, Stoica A, et al. The impact of operating microscope on the out-come of endodontic treatment performed by postgraduate students. Eur Sci J, 2015,11:305-311.

Obadah H. Attar，Sami M. Chogle，Tun-Yi Hsu

5.1 引 言

与其他口腔亚学科相似的是，牙髓专科医生在根管治疗的过程中，会遇到一些并发症或意外情况。每位临床医生都能从一系列的牙髓治疗病例中获得经验，包括预后良好的病例和预后不佳（医源性因素）的病例。根管治疗并发症包括形成台阶、器械分离和过度预备。然而，害怕并发症不能阻止实习医生成长为牙髓专科医生。一名有经验的临床医生可运用专业知识，临床技能和他的智慧、经验和谨慎，尽量减少这类事故。

为了减少不必要的并发症，如根管堵塞、根管台阶、过度预备及根尖周组织的破坏，使用化学和机械的方法进行根管成形和根管消毒[1-2]是十分重要的。令人遗憾的是，临床中遇到这样的意外会完全降低根管治疗的成功率。虽然预防是关键（由于其不可逆转性），但在出现并发症时，耐心起着重要的作用。借助放大镜、照明、先进的技术和适当的仪器，经验丰富的临床医生能疏通大部分的阻塞根管并去除根管内的台阶。然而，对于过度预备和随之产生的根尖组织损伤应采用额外的方法，并在治疗前对预后进行评估。

在根管预备过程中，另一类风险是器械分离或折断。虽然大多数临床医生把"器械分离"和折断的扩锉针联系在一起，分离的器械甚至可能包括折断的银尖，断裂的螺旋输送器，Gates-Glidden钻（GG钻）或部分充填器[3-4]。就频率而言，在几乎每一种清洁和成型技术中运用旋转NiTi（镍钛）锉，使更多的NiTi器械断裂[5-6]。多年来，学者们提出了多种控制断裂器械的方法。具体来说，牙科手术显微镜和超声设备越来越多地被应用于临床实践中，使得可视化成为可能，有利于折断器械的取出和此类牙的预后[7-8]。

有相似病史的患者治疗相似的牙齿并不能保证类似的预后。有些患者在刚开始或近期完成牙髓治疗后感觉到不适感，而一些患者并不会。在根管治疗与治疗期间

O.H. Attar, B.D.S., D.Sc.D. (✉) S.M. Chogle, M.S.D. T.-Y. Hsu, D.D.S., D.Sc.D., D.M.D.
Henry M. Goldman School of Dental Medicine, Boston University, Boston, MA, USA
e-mail: attar@bu.edu; schogle@bu.edu; thsu@bu.edu

炎症急性发作的因果关系方面，对比的临床结果可能导致错误的结论。诊间疼痛的出现，无论是否肿胀，都是一个罕见但具有挑战性的问题。这可能涉及多种复杂因素，包括机械、微生物、化学、免疫、性别和心理因素[9-10]，前瞻性研究显示其总体发病率为 1.8%~3.2%[11-12]。即使总体发生率很低，但诊间疼痛会给患者带来巨大的压力，需要对其解决的方法和可能的预防给予关注。对于以前无症状或最轻微症状的患者来说，在治疗后体会中度到重度的疼痛甚至肿胀，都是特别痛苦的。

本章概述了在根管治疗中可能发生的各种医源性事故的原因、预防、治疗和预后。并发症将得到解决，其影响因素包括适当病例的选择、治疗计划和先进的技术。当根管治疗中发生器械折断时，重要的是与患者交流器械分离、处理过程所需的必要条件、可供选择的治疗方式及这次意外对预后的影响。

5.2 可逆的错误

本节中讨论的医源性错误，是可以避免的，因为大多数情况下，这些问题都能完全或者部分恢复。医源性错误的纠正取决于在根管治疗中发现问题的时间。如果没有意识到错误，可能会导致不仅无法纠正错误，而且出现其他错误，这些错误在"多米诺效应"中可能或不能被更正。当这类错误发生的时候，临床经验和知识在辨别和恢复方面起着重要作用。经验丰富的临床医生不仅能够纠正错误，而且最重要的是找出潜在的问题并设法在根管治疗时避开。下文将讨论这些错误。

5.2.1 根管阻塞

当根管原有长度变短，根管系统发生阻塞，会导致根管系统长度不是解剖根管的长度。由于无法在根尖狭窄区测得长度，其狭窄可以被根管测量仪辨认出来，或者在放射检查直接用锉测量长度时发现。临床上，医源性阻塞发生在疏通根管到工作长度的过程中。阻塞发生的原因可能是：

1.将根管预备时产生的牙本质碎屑或根管内的碎片（例如髓石）推出根尖区，并且造成任何部位的根管阻塞。

2.根管系统中外来的器械，如分离器械、超声工作尖、来源于开髓口的修复材料等。

要避免根管系统堵塞，应从根管预备开始采取积极措施，清除根管系统深处可能被移动或者引入的任何薄弱或破损的修复性材料。银汞合金或其他修复材料，如复合树脂或玻璃离子复合物，在根管治疗的预备阶段可能会破裂，并可能在根管内移位，在冠部倾向于根管和开口较大的情况下，其风险更大。彻底清除可能从根管壁脱落的可疑修复材料或髓石，对于避免修复材料解体和建立一条与髓腔无接触的直线通道至关重要。建议根管系统冠方预备前建立所有髓腔的直线通路，以减少根管内器械分离的可能性。使用旋转器械（如 GG 钻）进行根管口预备时的长度应小于手用锉确定的长度。旋转器械不应超过手用锉进入的根管深度。早期使用旋转器械而未建立根管通路或不以手用锉疏通根管可能会导致根管解剖连续性丧失或者根管堵塞，这使得寻找和处理细小根管变得困难。

在使用手用器械和镍钛器械时，应保持充分的根管润滑和充足的根管冲洗以避免医源性并发症，如器械分离和堵塞。随着根管系统的预备，特别是当根管大小与器械大小接近时，引入了几种预备技术，以防止根尖被碎屑堵塞。例如，冠向下技术在冠部的预处理，有助于早期冲洗冠方，并从根管冠方带走牙髓组织碎片，冠方通常有最大量的牙髓组织碎片。它通过疏通根管来促进确定工作长度，通过消除冠方缩窄来正确测量根尖孔，冠方缩窄可能提供错误的根尖区域测量[13]。

在器械操作过程中也可以避免堵塞，方法是使用通畅锉反复地到达根管的工作长度。Goldberg 等将通畅锉定义为一个小号的 K 锉，它可以被动地进入根尖缩窄区，而不需要主动地预备[14]。这将防止牙本质碎屑在根尖区域的堆积，并有助于清除任何潜在的堵塞。如果发现牙本质堵塞，应该小心地用较小号的手用锉进行疏通，这些手用锉可以轻轻地"捆绑"带出阻塞的牙本质直到通畅。

当旋转器械和超声器械尖端在根管系统中分离时，还会发生其他类型的根管堵塞其预防、控制和预后将在下一节中讨论。

5.2.2　分离器械

现代镍钛器械和预备技术极大地减少了器械的分离，如今它被认为是一种安全且可预测的方法，可清洁和成形根管系统。根据制造商关于操作速度、扭矩和使用顺序的建议，可以防止器械分离。两种类型的疲劳会导致旋转器械分离、循环和扭转。当镍钛锉在曲线上停留太长时间时，就会发生扭转疲劳。扭转疲劳发生时，在任何长度的器械顶端是平均或完全锁定在根管内，而长轴继续以设定的扭矩和速度移动。如果对器械施加过大的压力，导致根管壁的摩擦力增加，或者操作者跳号使用镍钛器械，导致器械的应力增加，就会发生这种情况。如果没有适当的冲洗，碎屑会阻塞根管，给器械造成更大的应力。

怎样预防：

1. 如果使用旋转仪器镍钛器械：

（a）遵循制造商的建议（速度、扭矩、使用顺序等）。

（b）永远不要让器械在根管中停留太久（特别是在弯曲的根管中）。

（c）不要对镍钛锉施加压力，而让镍钛锉引导医生。

（d）永远不要跳号使用镍钛器械。

（e）在镍钛器械使用中需要大量冲洗。

（f）及时丢弃使用过的镍钛锉。

（g）充分的根管预备以形成直线通路是很重要的。

（h）手动器械，首先为镍钛器械创造顺畅的根管通路。

（i）较大号的锉更容易疲劳。

（j）0.06 锥度的镍钛器械的抗折强度小于 0.04 锥度的镍钛器械。

2. 如果使用手工工具：

（a）使用大量的根管冲洗和（或）润滑。

（b）不要将仪器暴力或强行推入根管。相反，它们应该被轻轻疏通到位。

（c）按顺序扩锉——使用四分之一匝技术，只有在当前工作文件锉可以松散地放入根管之后才增加锉大小。

（d）逐步增加手用锉的号数。

（e）根管应定期冲洗。

（f）使用其他预备方法，例如平衡力法。

（g）在探查根管之前，应将无法进入所需深度的器械取出，并将尖端稍做弯曲。

（h）使用前检查镍钛和手用器械。应识别手动器械的解螺旋的情况，不得使用解螺旋的器械。请记住，镍钛器械可能不会像不锈钢手用器械在疲劳早期显现出来。

（i）根管系统内手用锉旋转的角度是造成锉分离的主要因素。360° 转动手用锉通常会造成器械分离，而不是推拉。

3. 如果使用超声器械：

（a）使用厂家推荐参数和操作（电源设置、使用说明等）。

（b）检查超声器械尖端：如金刚石涂层脱落，应将设备进行处理，避免对器械施加更大压力进行切割。

分离器械的处理取决于分离器械的大小、类型、根管冲洗和成形的阶段，以及临床取出或绕过分离器械的能力（表 5.1）。在根管完成机械预备前发生器械分离能够影响治疗的成功[15]。牙髓坏死、根尖周病变和器械分离短于工作长度的患者的根管治疗成功率低于器械分离在工作长度的根尖周无病变的患者[16]。

表 5.1　折断器械处理方案

折断器械（能疏通吗？）

能	不能（考虑折断位置）		
继续进行机械预备 不用尝试取出分离器械	根尖 1/3	根中 / 冠部 1/3	
	取出不是明智之举	能否建立直线入路？	
		能	不能
		考虑取出断械的风险与好处	不建议取出

接下来介绍了几种取出分离仪器的技术。应用超声器械可使断械松动，尤其是在根管冠部或中 1/3 处的断械，以及在操作中通过根管显微镜可看到的断械（图 5.1）。其他专门为此目的而设计的系统，包括断械取出系统或"IRS"、Masseran 系统、Terauchi 锉、Retrieval Kit 等。CBCT 可以帮助确定分离器械的准确位置，以及在断械取出过程中可能遇到的某些解剖特征，如根管的弯曲度和凹陷。正确理解每种技术的局限性和适应证对于手术的成功是至关重要的，也可以避免给根管治疗带来其他的问题。

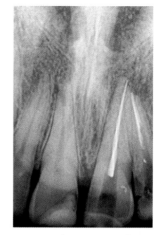

图 5.1 *断裂的旋转根管锉。左上中切牙中断裂的旋转锉，用超声器械使得冠方的锉松动*

5.3　不可逆的错误

不可逆错误通常是被忽略或未被识别的可逆错误的产物，影响了根管治疗的结果，其中一些错误的影响可能比其他错误更大，这取决于它们被引入过程的大小、位置和阶段。本节所讨论的错误包括形成台阶、根尖孔拉开、根管偏移、穿孔、过度预备对根尖周围组织的损伤和急性并发症。

5.3.1　根管偏移

根管偏移可定义为"通过去除根管外侧的牙本质壁，使原有根管通路发生偏移，并可能产生新的根管通路"（图 5.2）。不同镍钛锉顶端的切削效率各不相同。尖端越锋利，就越有可能开始形成自己的通路或根管偏移。当较大的镍钛器械进入细小根管时，由于过大的压力会造成锋利的锉尖的切削，使镍钛锉失去顺应性，无法沿着原来的管道路径预备。镍钛锉切削刃后方有定位锉，这种几何特征有助于使镍钛锉在根管系统内保持居中，在一定程度上防止镍钛锉偏离根管曲度。在短于工作长度的情况下，保持镍钛锉的旋转会导致外侧壁过度研磨，因为镍钛锉试图恢复到原来的线性形状，尤其是顺应性较差的锉。如果没有被发现，扩锉可能导致台阶、根尖孔拉开甚至根管壁穿孔。

5.3.2　台阶形成

根管台阶可以被定义为"根管预备期间出现的医源性问题，导致出现不规则的根管壁——常常在弯曲根管的外侧，导致在根管壁内出现人工台阶，阻止锉的位置越过台阶"（图 5.3）。连续的根管预备的长度短于根管长度可以促使锉尖开始偏离原来的根管解剖，并从台阶开始建立自己的路径。这将在根管系统内产生一个"台阶"，

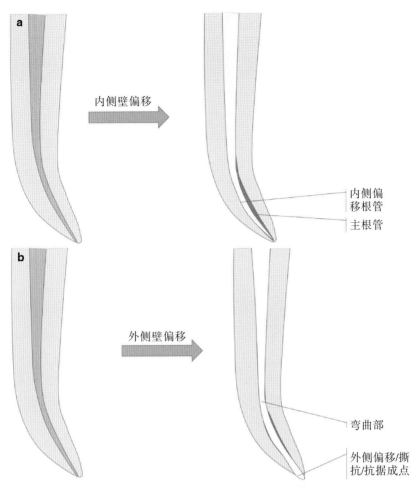

图 5.2 根管偏移和（或）台阶形成：左下颌第一磨牙，远中根管有台阶形成、绕过。注意近中根管的外侧壁偏移。a. 内侧壁偏移：根管内侧壁偏离自然的根管弯曲度。b. 外侧壁偏移：外侧壁偏移超过工作长度，影响到根尖缩窄区。注意弯曲部位在偏移部位上方

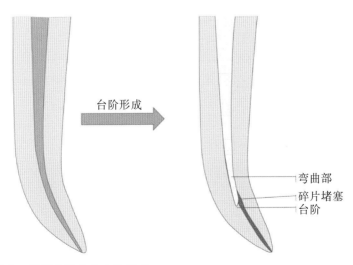

图 5.3 台阶形成：根管堵塞导致台阶形成

使其难以从旁路进入根管的根尖部分，特别是使用镍钛锉，这些镍钛锉不能预曲以绕过台阶（图5.4）。可以通过不断扩大根管来消除台阶，但这在很大程度上取决于台阶的大小。台阶通常形成在弯曲根管壁的外侧上，在这里，锉尖倾向于拉直根管，并可能导致锉在未到达工作长度突然停止，因为每次镍钛锉预备根管时，它都会碰到台阶。如果不判断清楚台阶，对台阶进行较大的切削，最终使根管外壁穿孔。

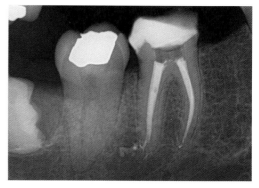

图5.4　台阶：右下第一磨牙，远中根管有台阶

5.3.3　根尖孔拉开

根尖孔拉开可以被定义为一个"根管预备期间出现的医源性问题，导致在弯曲根管的根尖1/3出现泪滴状结构，它是基于根管外侧壁偏移产生的根尖1/3的反向锥形结构"。"根尖孔拉开"一词最早是由 Weine 和 Kelly 在 1975 年引入的[17]。泪滴状结构是使用大号镍钛锉到达工作长度，并使旋转器械绕弯曲部位旋转，使其接近或位于根尖区，从而导致过度切削根管外壁。由于锉尖在根管内壁没有导向，通过拉直根管来创建自己的根管通路，因此在弯曲根管的根尖孔过度预备也会导致泪滴状结构产生。这提出了一个挑战，即建立一个在工作长度的根尖止点和防止封闭根尖诱导成形术挤压出根尖孔。应采取预防措施以防止充填材料超出根尖孔，有时材料形成一个人造的根尖止点在根尖1/3可以避免密闭材料的超出，特别是使用热牙胶充填技术时。

5.3.4　根管侧穿和（或）肘状结构

根管壁穿孔可以发生在根尖孔以外的任何部位，也可以是强制旋转器械（如 GG 钻）超出阻力部位的结果。根管肘状结构是在"根管系统内，冠部到偏移位置或泪滴状不规则的位置"。弯曲根管的形态呈漏斗状。

5.3.5　对根尖周组织的危害和（或）急性并发症

根据美国根管医师协会的定义[18]，急性并发症是指在开始或继续根管治疗后，无症状的牙髓病和（或）根尖周病急性加重。这个术语不仅广泛用于上述情况，而且用于治疗后额外症状或体征的出现，无论最初是有症状的还是无症状的，以及治疗是否仍在进行或完成。

急性并发症使治疗过程复杂化，使患者遭受身体和心理上的痛苦。虽然大多是轻微到中度的[11]，但急性并发症可能会变成更严重和全身性的并发症，如急性牙槽脓肿和蜂窝组织炎。带着对治疗效果的期待，患者往往会感到沮丧和焦虑。患者可能会对治疗的有效性和医生的能力提出质疑。另一方面，医生需要处理计划外的紧急情况，修复可能受损的医患关系，并管理不良的临床情况。

在 1966 年至 2007 年期间，meta 分析显示，急性并发症的发生率为 1.58% 到平均 8.4%[12]。较早的研究往往发病率较高，而近期的研究采用先进方法显示发病率较低。急性并发症的定义不明确及不同的纳入和（或）排除标准解释了部分差异。危险因素如性别、年龄、全身疾病、术前牙髓和根尖周情况、治疗方式、诊间药物和一次或多次治疗被广泛调查。其中，坏死牙髓、有症状的根尖周炎和急性根尖脓肿等患者因素[20]，以及再治疗、过度预备和过度吸收等治疗因素，与急性并发症的发生率较高有关。

急性并发症病的因可分为机械、化学和微生物[10]。急性并发症可以是单个原因造成的，也可以是两个原因的共同结果。如果不进行控制，机械损伤的组织在手术后会增加而不是减少炎症。器械超出根尖孔外直接损伤根尖周组织是引起术后疼痛的常见原因。一旦炎症开始，如果没有持续的因素，需要 24~48 h 才能消退。在重要病例中，牙髓摘除术和不完全和（或）完全冲洗和成形术后并发症的发生率相似[11]。高咬合直接影响根尖周区域，并使现有条件变差。化学制剂包括根管冲洗液、诊间封药和封闭材料，如果过度预备根管会给根尖周围组织带来严重的炎症。机械和化学损伤通常会导致术后立即出现疼痛和（或）肿胀。缺乏持续的刺激因素通常会使这种情况具有自限性。

然而，微生物引起的脓肿需要密切关注，因为它与发展成脓肿和更多的并发症有更大的关联。微生物因素包括微生物及其产物[21]。根管治疗后根管系统和根尖周组织中微生物组成的质量和数量的变化、感染碎屑推出根尖增加微生物的量、术中继发的感染或冠部微渗漏的发生，都是微生物导致的并发症暴发的原因。一旦建立了主动感染，它会在局部和（或）系统上触发复杂的免疫和（或）炎症级联反应，并根据宿主的易感性，转变为疼痛、肿胀、脓肿或蜂窝组织炎[22]。

预防措施包括尽量减少机械、化学和微生物因素的刺激。有鲜明对比和不同角度正确比例的术前 X 线片，才能提供诊断质量和解剖学评价。测定工作长度应使用 X 线片和根管长度测量仪，以提高精度[23]。在根管系统的限制和被动条件下，有效的根管冲洗要求工作浓度高于阈值和足够的量、频率，以及机械或超声荡洗等辅助措施，以确保和提高其效率和功效[24-25]。根管系统的初始疏通和持续冲洗，以及冠向预备器械的使用，可最大限度地减少牙本质碎屑的堆积和推出根尖孔[26]。诊间封药时，尽量使药物与根管的接触面积达到最大，达到工作长度，但不挤压损伤根尖组织[27]。根据临床情况选择和设计暂时性修复体，以保护牙齿结构完整性，预防永久性修复前继发性冠部感染。

与常见做法相反[28]，预防性使用抗生素已被证明对减少急性并发症没有价值[29]。然而，手术前 0.5~1 h 和术后 24~48 h 预防性口服 NSAID（非甾体消炎药）或对乙酰氨基酚已被证明可以显著降低术后疼痛的发生率和强度[30-32]。长效麻醉药如丁哌卡因阻滞麻醉也能明显减轻中枢神经敏感，减少术后疼痛的发生率和强度[33]。只有在根尖周组织存在症状时，减少殆负载才有明显效果[34]。

对于所有的治疗风险和选择，告知和与患者沟通的最佳时机是在治疗前。潜在的急性并发症及其处理始终是术后指导的重要组成部分。因此，患者可以在充分知晓病情的情况下做出明智的决定，并对罕见的急性并发症提前做好心理准备。一旦发生，由于恢复过程的中断而感到不适和痛苦，医生重要的是要以真诚的同情、及时的护理、重申病因和治疗结果及充分有效的管理来安抚患者。

至关重要的是，无论何时出现持续性、恶化或其他症状和（或）体征，都应重新进行鉴别诊断，以排除其他病因。除炎症外，治疗的一个主要部分与感染的鉴别有关。在感染髓腔的情况下，无论清理完全与否，至少在最初阶段，它本质上主要是炎症。减少炎症的策略是医生的目标。药物治疗，如使用非甾体抗炎药或根管内和（或）全身类固醇的使用已显示出显著的效果[35-36]。如果一开始没有完全清除炎性牙髓，应考虑进行彻底的牙髓摘除术以清除剩余的炎性组织。如果炎性牙髓已经完全清除，除非需要引流，否则根管冲洗可能无法解决根尖周炎症。其他因素，如过度冲洗、诊间封药和封闭材料提供有类似的方法。暂时性修复体的殆负载是另一个常见的刺激因素。

治疗初期至关重要，但没有后续治疗及由于不适当或逾期的临时修复而受到继发性感染的病例，与牙髓坏死一样易发生根尖感染。临床表现为典型的感染征象，包括局部明显渗出、肿胀、脓肿、蜂窝组织炎或全身发热、发冷、不适等。这些情况可能需要切开脓肿引流，通过牙齿引流，以及抗生素治疗。

结　论

与器械相关的并发症可能来自不同的医源性过失，可能影响恢复的困难程度和根管治疗的成功。值得注意的是，器械引起的并发症可能会带来在根管冲洗和充填的过程中的挑战和并发症。治疗前应告知患者在治疗过程中可能出现的问题，适当的心理治疗是必要的，以防止法律和伦理纠纷。预防、早期鉴别和适当的治疗可以提高根管治疗的总体成功率，而根据并发症的复杂性制定恰当的随访时间可以向患者提供的更高的整体护理质量。

参考文献

[1] Schilder H. Cleaning and shaping the root canal. Dent Clin N Am, 1974,18(2):269-296.

[2] Ruddle CJ. The Protaper technique. Endod Topics online, 2005,10:187-190.

[3] Fors UG, Berg JO. Endodontic treatment of root canals obstructed by foreign objects. Int Endod J, 1986,19(1):2-10.

[4] Chenail BL, Teplitsky PE. Orthograde ultrasonic retrieval of root canal obstructions. J Endod, 1987,13(4):186-190.

[5] Berutti E, et al. Comparative analysis of torsional and bending stresses in two math-ematical models of nickel-titanium rotary instruments: ProTaper versus ProFile. J Endod, 2003,29(1):15-19.

[6] Wong R, Cho F. Microscopic management of procedural errors. Dent Clin N Am, 1997,41(3):455-479.

[7] Mines P, et al. Use of the microscope in endodontics: a report based on a questionnaire. J Endod, 1999,25(11):755-758.

[8] Ward JR, Parashos P, Messer HH. Evaluation of an ultrasonic technique to remove fractured rotary nickel-titanium endodontic instruments from root canals: clinical cases. J Endod, 2003,29(11):764-767.

[9] Naidorf IJ. Endodontic lare-ups: bacteriological and immunological mechanisms. J Endod. 1985,11(11):462-464.

[10] Seltzer S, Naidorf IJ. Flare-ups in endodontics: I. Etiological factors. J Endod, 1985,11(11):472-478.

[11] Walton R, Fouad A. Endodontic interappointment lare-ups: a prospective study of incidence and related factors. J Endod, 1992,18(4):172-177.

[12] Imura N, Zuolo ML. Factors associated with endodontic lare-ups: a prospective study. Int Endod J, 1995,28(5):261-265.

[13] Morgan LF, Montgomery S. An evaluation of the crown-down pressureless technique. J Endod, 1984,10(10):491-498.

[14] Goldberg F, Massone EJ. Patency ile and apical transportation: an in vitro study. J Endod, 2002,28(7):510-511.

[15] Feldman G, et al. Retrieving broken endodontic instruments. J Am Dent Assoc, 1974,88(3):588-591.

[16] Crump MC, Natkin E.Relationship of broken root canal instruments to endodontic case prognosis: a clinical investigation. J Am Dent Assoc, 1970,80(6):1341-1347.

[17] Weine FS, Kelly RF, Lio PJ. The effect of preparation procedures on original canal shape and on apical foramen shape. J Endod, 1975,1(8):255-262.

[18] American Association of Endodontists. Glossary of endodontic terms. 9th ed. St. Louis: Mosby, 2015.

[19] Tsesis I, et al. Flare-ups after endodontic treatment: a meta-analysis of literature. J Endod, 2008,34(10):1177-1181.

[20] Torabinejad M, et al. Factors associated with endodontic interappointment emergencies of teeth with necrotic pulps. J Endod, 1988,14(5):261-266.

[21] Dahlen G, Magnusson BC, Moller A. Histological and histochemical study of the inluence of lipopolysaccharide extracted from Fusobacterium nucleatum on the periapical tissues in the monkey Macaca fascicularis. Arch Oral Biol, 1981,26(7):591-598.

[22] Siqueira JF Jr. Microbial causes of endodontic lare-ups. Int Endod J, 2003,36(7):453-463.

[23] Tsesis I, et al. The precision of electronic apex locators in working length determination: a systematic review and meta-analysis of the literature. J Endod, 2015,41(11):1818-1823.

[24] Siqueira JF Jr, et al. Chemomechanical reduction of the bacterial population in the root canal after instrumentation and irrigation with 1%, 2.5%, and 5.25% sodium hypochlorite. J Endod, 2000,26(6):331-334.

[25] Hulsmann M, Hahn W.?Complications during root canal irrigation—literature review and case reports. Int Endod J, 2000,33(3):186-193.

[26] al-Omari MA, Dummer PM. Canal blockage and debris extrusion with eight preparation techniques. J Endod, 1995,21(3):154-158.

[27] Siqueira JF Jr, Lopes HP. Mechanisms of antimicrobial activity of calcium hydroxide: a critical review. Int Endod J, 1999,32(5):361-369.

[28] Yingling NM, Byrne BE, Hartwell GR. Antibiotic use by members of the American Association of Endodontists in the year 2000: report of a national survey. J Endod, 2002,28(5):396-404.

[29] Pickenpaugh L, et al. Effect of prophylactic amoxicillin on endodontic lare-up in asymptomatic, necrotic teeth. J Endod, 2001,27(1):53-56.

[30] Gopikrishna V, Parameswaran A. Effectiveness of prophylactic use of rofecoxib in comparison with ibuprofen on postendodontic pain. J Endod, 2003,29(1):62-64.

[31] Menke ER, et al. The effectiveness of prophylactic etodolac on postendodontic pain. J Endod, 2000,26(12):712-715.

[32] Moore PA, et al. Analgesic regimens for third molar surgery: pharmacologic and behavioral considerations. J Am Dent Assoc, 1986,113(5):739-744.

[33] Gordon SM, et al. Blockade of peripheral neuronal barrage reduces postoperative pain. Pain, 1997,70(2-3):209-215.

[34] Rosenberg PA, et al. The effect of occlusal reduction on pain after endodontic instrumentation. J Endod, 1998,24(7):492-496.

[35] Krasner P, Jackson E. Management of posttreatment endodontic pain with oral dexamethasone: a double-blind study. Oral Surg Oral Med Oral Pathol, 1986,62(2):187-190.

[36] Ehrmann EH, Messer HH, Adams GG. The relationship of intracanal medicaments to postoperative pain in endodontics. Int Endod J, 2003,36(12):868-875.

第6章 根管充填过程中的并发症

Gianluca Plotino，*Mauro Venturi*，*Nicola Maria Grande*

6.1 引 言

微生物及其代谢产物是引起牙髓炎和根尖周炎的主要原因[1]。根管治疗的目的是维持根管系统的无菌或对根管系统进行充分消毒，以保存正常的根周组织或在发生根尖周炎时使其恢复健康[2]。

这些目标是通过去除剩余的牙髓组织，通过根管预备和根管冲洗消除碎片和微生物来实现的[2]。然而，从感染的根管系统中完全清除细菌往往是不可能的。出于这个原因，适当的严密的根管充填被确认为根管治疗成功的一个重要方面[4-7]，旨在防止口腔微生物群通过根管系统再植[8-9]及阻止微生物进入根尖孔。即使通过根管预备和根管消毒，也应防止牙髓腔残存的细菌从冠部和根尖孔进入根管，而根管可能是持久感染的来源[10-11]（图6.1，图6.2）。

不幸的是，根管充填并不一定能提供完整的根管封闭[12]，尽管它可能会埋葬许多残留在其中的微生物。尽管如此，宿主免疫反应和根管治疗的共同作用使牙髓治疗的成功率很高[13-15]。然而，根管治疗可能会发生并发症，其中一些可能是由于充填技术和充填材料造成的。

根管治疗的一些并发症取决于牙科医生在复杂根管内使用工具和材料的困难[16-19]。正确的诊断、治疗方案和对根管系统解剖变异的了解是获得良好的根管治疗结果的必要条件[20-21]。

G. Plotino (✉)
Private Practice, GPT Clinic, Rome, Italy
e-mail: endo@gianlucaplotino.com

M. Venturi
Private Practice, Bologna, Italy
e-mail: info@endodonziamauroventuri.it

N.M. Grande
Professor of Endodontics, Catholic University of Sacred Heart - Rome, Italy and Magna
Grecia University, Catanzaro, Italy
e-mail: nmgrande@gmail.com

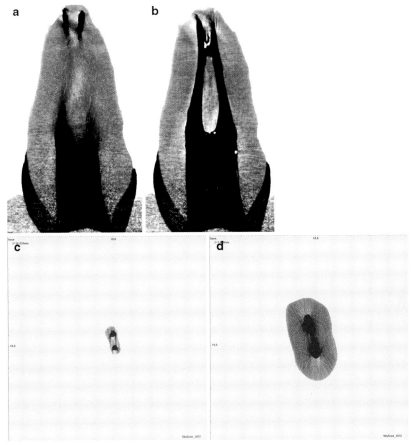

图 6.1　a. 已充填根管的牙齿进行 Micro-CT 扫描。该材料呈黑色，根管充填良好。b. 同一颗牙齿的 Micro-CT 扫描，显示牙根管之间的根尖峡部充填物缺乏流动，并有一些空隙（白色）。c. 同一颗牙齿在根尖 1/3 的两个根管内的 Micro-CT 扫描，显示预备好的根管充填良好。d. 同一颗牙齿在两个根管内的 Micro-CT 扫描横切面和冠状面第三个峡部显示良好的牙髓腔填充

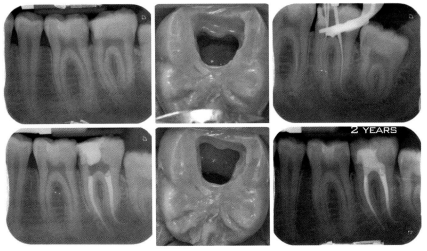

图 6.2　治疗后的左下第二磨牙显示根管充填物恰填，且没有任何充填材料挤压出根尖，获得良好的根尖封闭

许多研究表明，在根管治疗过程中，根管预备和根管内冲洗可以减少细菌数量[22-24]。事实上，大多数研究未能充分报告临床重要的和潜在的患者相关的结果[25]，目前没有足够的可靠证据表明任何单一的根管冲洗的优越性[25]。此外，目前还没有研究表明，使用现有的根管冲洗液及根管预备技术，可以获得没有细菌的根管[25-28]。在机械预备过程中，根管表面沉积着一层非晶态状态的玷污层。这种"玷污层"由有机物和无机物以及细菌及其产物组成，可防止根管封闭剂黏附在管壁上，玷污层似乎是细菌生长的底物。目前的观点是去除玷污层是有用的，且应该在根管充填前去除[25-27,29-32]。White 等[33]观察到在去除玷污层后，牙胶充填材料和根管封闭剂渗透到小管中。Okşan 等[34]还发现玷污层阻止了根管封闭材料渗透到牙本质小管。牙本质小管的渗透增加了充填体与牙本质结构之间的接触面，可能提高了充填材料防止微渗漏的能力[35]。

6.2 根管充填材料

6.2.1 理想根管充填材料的特点

欧洲牙髓病学协会公布的牙髓治疗指南指出，根管充填材料应该满足以下条件：不会引起排斥、稳定的尺寸、密封性好、不被组织液影响、不溶性、不支持细菌生长、阻射性及再治疗时方便取出[2,36]。

Grossman[37]列出了理想根管充填材料的特点：

1. 它很容易进入根管。

2. 它可以在侧方和根尖封闭根管。

3. 充填后不易收缩。

4. 它应该是疏水的。

5. 它应该是抑菌的，或者至少不促进细菌生长。

6. 它应该是阻射的。

7. 它不会污染牙齿结构。

8. 它不会刺激根尖周组织。

9. 充填前应可立即消毒，或简单快速消毒。

10. 如果必要的话，应该很容易地从根管中取出。

历史背景

Gutta-Percha（古塔胶）使用的开端

在 20 世纪初之前使用古塔胶作为根管填充物的信息是稀少和模糊的。

在 19 世纪及更早的时候，人们用药物棉球、锡箔、氯化锌、铅箔、石膏、金箔、木片、火绒、磷酸锌、氧化锌、石蜡、铜尖等材料填充根管。

1847 年，希尔发明了第一种含有古塔胶的根管充填材料，被称为"希尔的充填物"。这种化合物主要由漂白过的古塔胶、碳酸钙和石英组成，1848年获得专利，然后用于牙科治疗[38-39]。

1867 年，圣路易斯牙科学会（St. Louis Dental Society）认为鲍曼使用古塔胶充填根管[38-39]。

1883 年，佩里宣布他使用了一根金丝尖，上面涂有软化的古塔胶，这是一种对现代技术的期待，期待着用载体输送古塔胶。他还用一盏灯软化了古塔胶条，然后把它们卷起来，这样就制成了古塔胶尖。然后将这些胶尖加热并压实到注入酒精的管道中，实现了类似于化学软化的效果[40]。

1887 年，S.S. 怀特公司开始生产古塔牙胶尖[41]。1893 年，罗林斯引进了古塔胶，其中添加了含有汞的朱砂。然而，这种材料的使用被认为是不可接受的[42]。

1914 年，卡拉汉引入了树脂软化和溶解古塔胶，使其可以用作胶凝剂[43]。

银尖

1933 年，贾斯珀推出了银尖[44]，在 20 世纪 30 年代至 60 年代被广泛用于充填根管，尤其是在较小的根管。它们的大小与用于预备根管的器械型号相同。银尖很容易插入，便于控制工作长度。银尖的主要缺点是由于缺乏可塑性，不能在侧面或根尖进行密封。它们留下了太多的空间不能被根管糊剂充填，从而导致微渗漏，导致银尖腐蚀和细胞毒性银盐的形成[45-47]。

在较细的根管中使用银尖可能会成功，但在较大的根管中使用银尖是不合适的，并会导致失败。银尖的使用由于其固有的缺点而减少，目前都没有使用银尖。

含药材料

使用 X 射线可以更好地评估根管充填质量，显然应该使用其他适合充填观察到的间隙的材料。一开始使用的是氧化锌和丁香酚水门汀，它们在根管中会变硬，但这些材料的效果并不令人满意。因此，建议使用抗菌剂和含药的水门汀是合适的，并建议使用含有苯酚、甲醛、抗生素和 *endomethasone* 的糊剂。

1965 年，Sargenti 推出了一种最初名为 N-2 的糊状物，含有 6.5% 的多聚甲醛、铅和汞[48-50]。当 N-2 被放置在根管中时，铅可随后出现在远端器官中[51]。在另一项研究中，研究人员报告了关于 N-2 多聚甲醛成分的系统分布的相同结果[51-52]。从 N-2 中去除重金属，得到一种新的反应形式：RC2B。其他多聚甲醛封闭剂包括 endomethasone、SPAD 和 Reibler's paste。

一般来说，这些材料在体内对牙髓和根尖周组织的毒性和不良影响已经被证明是长期存在的[53-54]。除了这些材料的毒性外，临床医生用螺旋输送器输送进入根管，过度输送常导致骨髓炎和感觉异常。一名临床医生报告了不可逆的神经毒性，表现为感觉障碍，在这种情况下，多聚甲醛糊剂被强制通过根尖孔进入根尖周围组织[55]。

6.2.2　理想的根管充填材料的特性

理想的根管充填是尽可能接近牙骨质–牙本质交界处，并三维充填整个根管系统。事实上，根据显微镜分析和临床试验，已经有研究报道，当根管在距根尖 0~2 mm 处被预备并充填时，就能达到最佳的充填效果[56-57]。大多数根管封闭剂已被证明是生物相容性或组织耐受的，是用来配合核心填充材料，以建立适当的封闭。从影像学上看，根管充填物应呈致密的三维结构，距离影像学上的根尖孔 0~2mm[2]，充填到根尖止点，且不会将材料挤压出周围组织[14]。事实上，根管治疗后彻底的根尖周组织愈合不仅受微生物的影响，还受根管充填材料的充填位置、成分、生物相容性及这些材料的性能的影响[58-59]。

6.2.3　当代的根管充填材料

目前，古塔胶是最受欢迎的用于充填的核心材料。古塔胶与根管封闭剂结合使用，根管封闭剂填充微小不规则的组织[60]，充当古塔胶与根管壁之间的封闭剂[61]。

6.2.3.1　牙髓封闭材料

在根管壁表面和核心材料之间使用封闭剂，以填补由于核心材料无法填满根管所有区域而产生的空隙。传统观点认为，理想的封闭剂的特性是黏结牙本质和核心材料，以及有足够的凝固力。各种类型的封闭剂已经被提出，包括氧化锌丁香酚、环氧树脂、硅基材料、氢氧化钙、玻璃离子、生物陶瓷、硅酸钙[36]。新一代的封闭剂正在设计中，以提高向牙本质小管的渗透能力，并与牙本质和核心材料表面结合，而不仅仅是黏附。各种类型的输送系统，如自动混合注射器，不仅提高了混合的效率，而且提高了混合的质量，最终提高了封闭材料的性能。

氧化锌丁香酚封闭剂

氧化锌丁香酚封闭剂在根管封闭中的成功应用已有 100 多年的历史，由于其可塑性强、在无水条件下凝结时间长、凝结时体积变化小等特点，被广泛应用于根管封闭剂中。如果挤进根尖周组织，它们就会被吸收。氧化锌丁香酚封闭剂具有抗菌活性，在临床中广泛应用，尤其是与热牙胶充填技术联合使用[62]。然而，丁香酚被发现可泄漏，并被认为可诱导毒性作用和减少在神经细胞的传导，在放置之后效果也是持久的。氧化锌丁香酚封闭剂局部炎症在软组织和骨中均有发现[63]。

环氧树脂类封闭剂

环氧树脂类封闭剂的溶解性降低[64]，崩解性降低[65]，比其他根管封闭剂具有更高的牙本质黏结强度和微固位力[66-67]以及足够的尺寸稳定性[68]。然而，这些密封材料没有显示出任何生物活性[69]或成骨潜能[70]。有研究报道环氧树脂类密封剂在凝固前表现出细胞毒性和诱变作用，并随时间的推移而降低[71]，但其他研究[72-74]未发现细胞毒性作用，而且旧的样本似乎能诱导细胞增殖。新的树脂封闭剂，提高了封闭剂与牙本质的黏附性，无论是否与牙本质底漆组合使用[72-74]。对于这些新型的树脂封闭剂，各种研究报告显示毒性作用并没有随着时间的推移而减少[65,73,75-76]。

硅树脂类封闭剂

这些材料已被开发成根管封闭剂，实验室和临床数据显示其是有前景的[65,73,75-78]，其中一些含有古塔胶粉。在不同的研究中，硅树脂类封闭剂，无论是新鲜的还是老化的，都显示出轻微的细胞毒性作用[75,79-80]。

氢氧化钙类封闭剂

氢氧化钙类封闭剂可促进硬组织的形成，但随着时间的推移往往会溶解，从而可能破坏根管封闭性[75,79-82]。

玻璃离子类封闭剂

玻璃离子类封闭剂可能对牙本质具有长期的黏结性，这是一种明显优于氧化锌丁香油类或环氧树脂类封闭剂的优点[83-84]。然而，有报道称，磷酸或柠檬酸预处理应与玻璃离子根管封闭剂联合使用，以最有效地去除玷污层，并提供更好的黏结性[83-85]。

生物陶瓷类封闭剂

与氢氧化钙类封闭剂相比，生物陶瓷类封闭剂不仅具有抗菌作用，而且具有生物活性和（或）矿化作用[86]。含碱性生物陶瓷类复合材料是一种具有广阔应用前景的牙科材料。在根管封闭剂中添加生物活性陶瓷有助于钙磷沉积、生物学活性和pH 的增加，这些是因为生物陶瓷类材料的抗菌作用[87]。

硅酸钙封闭剂

除抗菌活性[87-89]外，硅酸钙封闭剂还表现出细胞相容性[90]、良好的封闭能力[91]，即使在不同的牙本质水分条件下也能与根管牙本质形成良好的结合[92-93]。生物陶瓷类材料最近的发展是由于一系列成功的硅酸钙材料，如三氧化钙无机聚合物（MTA），目前可作为修补穿孔、根尖屏障术、盖髓术、活髓切断术、封闭年轻恒牙未发育完全根尖的材料[94-95]。

这些材料被专门设计成一种无毒的硅酸钙水门汀，具有良好的生物活性，可以用作根管封闭剂。除具有优异的物理性能和机械性能外，这些材料还具有以下优点：在凝结过程的初始 24 h 内，pH（可达 12.8）有所提高（具有较强的抗菌性）；它们是亲水的，不是疏水的；它们提高了生物相容性；它们不会收缩或再吸收（这对封闭至关重要）；它们是阻射的；具有良好的密封能力；它们很快凝固（3~4 h）；具有良好的操作性能，使用方便（粒度很小，可在注射器中使用，提高了使用的方便性和输送方式）。

此外，这在根管治疗中非常重要，如果在充填过程中或根管修复过程中发生过度充填，生物陶瓷类材料将不会产生明显的炎症反应。该材料本身的另一个优势是其形成羟基磷灰石的能力（在凝固过程中），并最终在牙本质和充填材料之间形成结合。促进对根管壁的适应性的重要特性是材料的亲水性[96-98]。

生物陶瓷具有生物相容性，无毒，不收缩，在生物环境中通常具有化学稳定性[99]。这些材料的另一个优势是它们能够形成羟基磷灰石，并最终在牙本质和材料之间建立结合[100]。大多数文献显示生物陶瓷材料具有良好的生物相容性、生物活性、抗菌性能等特点，并具有类似于 MTA 的封闭性能。虽然体外研究很有前景，但尚不清楚这些结果是否会影响临床成功。只有精心设计的前瞻性研究才能回答这个问题[96,98]。

6.2.3.2 核心材料

古塔胶

古塔胶是一种碳氢化合物聚合物，是一种反 –1，4- 聚异戊二烯，是天然橡胶的异构体[101]，是由山榄科树木产生的树胶凝结而成，主要来源于马来胶木 gutta bail[102]。古塔胶的一个重要特点和临床价值在于，当它长期暴露在空气和阳光下时会变得更脆[103-104]，而把它放在冰箱里可以延长它的保质期。

脆性、硬度、抗拉强度和阻射性主要取决于有机［牙胶聚合物和蜡和（或）树脂］和无机（氧化锌和金属硫酸盐）组分的比例[102]。氧化锌也对古塔胶的抗菌活性起作用[105]。牙胶成分的百分比因制造商而异。很明显，由于锥体的组成不同，它们的物理性质甚至在生物学效应方面也有可能不同[106]。

古塔胶是一种热塑性聚合物材料，在该材料中，聚合物分子的片段可以充分对齐，并结合在一起，形成随机分散在其他无序非晶体中的晶体片段[107-108]。晶体相有两种形式：α 相和 β 相。它们的形式只是在分子重复距离和单碳键构型上有所不同[8,109]。据报道采用 X 射线法测定，古塔胶的结晶度为 55~60%[110]。纯古塔胶的晶体结构被报道[107-108]。众所周知，加热或机械能使长分子的流动性增加，也许增加一些有序的晶体结构的大小，但一般来说，无序的比例增加无定形结构的体积[111]。

因此，古塔胶在室温下是刚性的，在 25℃ ~30℃时变得柔韧，在 60℃时软化，在 100℃时部分分解融化[112]。当古塔胶在 46℃左右被加热时，它会发生相变。在 54°~64℃，古塔胶的软化点为非晶态（Goodman 1981）。当以极慢的速度冷却时，材料将重新结晶为 α 相。然而，这是很难实现的，在正常情况下，材料返回到 β 相。

相变在热牙胶充填技术中占有重要地位。古塔胶溶于氯仿、桉油精、氟烷、二硫化碳、苯和木质部，不溶于松节油。古塔胶的这一特性使它可以在根管治疗失败后再预备和再治疗。

任何使用热或溶剂操作古塔胶的方法都会导致材料的收缩（1%~2%）。当试图封闭根管时，核心材料的收缩是不可取的。牙科用的古塔胶不是纯天然的，甚至大部分都不是古塔胶，其主要成分为氧化锌（50%~79%）、重金属盐（1%~17%）、蜡或树脂（1%~4%），实际古塔胶含量仅为 19%~22%[113]。牙胶组成的变化是由于不同的制造商和分销商期望不同的操作性能。有些配方比其他的要软。一些医生根据使用的技术来选择古塔胶的品牌。通常使用分散器、冷凝器或载体进行压实，以补偿核心材料的这种收缩[114]。在任何情况下，必须将补偿这种收缩的一些方法纳入正在使用的技术中。Schilder 等[113]假设所有加热的古塔胶技术都必须施加垂直压力来补偿体积变化。然而，必须强调的是，这一假设从未得到证明。Meyer 等[115]认为应评估根管充填时收缩的补偿方法。

牙胶替代根管充填材料——Resilon

Resilon 是由甲基丙烯酸树脂基团组成的聚合物，代替古塔胶与 Epiphany 搭配使用（Pentron Clinical Technologies，Wallingford，CT，USA）[116]。封闭剂 Epiphany 是一个新型的甲基丙烯酸树脂聚合物封闭剂，试图在核心材料与根管壁之间黏合形成封闭。该技术的支持者认为，与根管壁和核心材料的结合形成了"一体化"[117]，能够提供标准化的 ISO 尺寸和形状，符合各种镍钛器械的型号，并可通过子弹状的注射装置注入根管。制造商表示，它的操作性能类似于古塔胶，因此可以用于任何充填技术。Resilon 含有甲基丙烯酸树脂基团、生物活性玻璃和阻射填料（氯化铋和硫酸钡），填料含量约为 65%[116]。它可以加热软化，也可以用氯仿等溶剂溶解，这种特性使其可用于各种现有的充填技术，作为一种基于树脂的系统，使其与目前的修复技术兼容，其中核心和桩可与树脂黏结剂放置[7, 118]。研究报道，Resilon 可能被病原菌降解[119-121]。这些发现表明，Resilon 充填根管的密封性和完整性可能受到微生物损伤。

6.2.3.3　外部包裹的牙胶尖

这一类核心材料的开发是为了达到与 Resilon 所声称的类似的结果，Resilon 将根管壁、核心材料和封闭剂黏结在一起。有两种涂布古塔胶的核心材料。在第一种材料中，牙胶尖表面涂有树脂（Ultradent，South Jordan，Utah，USA）[119,121-124]。当树脂封闭剂与涂有树脂的牙胶尖接触时，会形成黏结，制造商声称这将抑制核心材料与封闭剂之间的微渗漏；使用这种新的包覆固体核心材料，该技术需要使用

EndoRez 封闭剂（Ultradent，South Jordan，Utah），这是一种由两种成分组成的甲基丙烯酸酯树脂材料，双固化、亲水特性使其可渗透到牙本质小管中[125]。另一家制造商在牙胶尖上涂上了玻璃聚合物（Brasseler USA，Savannah，GA）。这个系统被称为 Active GP Plus，核心材料被设计用于与它们的玻璃离子封闭剂一起使用[126]。

目前为止，用于根管充填的生物陶瓷封闭剂制造商也在生产他们的专利涂层牙胶尖，以与相应的生物陶瓷封闭剂结合，实现核心材料与封闭剂之间的结合[96]。生物陶瓷封闭剂与涂层牙胶尖结合使用，提供了一种新的封闭技术（同步水力冷凝）[97-98]。近年来，一些含有生物活性磷酸盐玻璃离子的实验牙胶尖有了重大的发展，特别是对牙本质的自黏结性和在有水环境中释放碱性物质[127-130]。

注射性材料

GuttaFlow（Coltene/Whaledent，Altstatten，Switzerland）是一种可注射的硅酮水门汀，其基本结构聚二甲基硅氧烷中充满了非常细小的古塔胶颗粒（大小 <30μm）。GuttaFlow 和 GuttaFlow2 分别含有具有抗菌性能的纳米银和微米银。在插入牙胶尖之前，先将 GuttaFlow 注射于根管，但也可以在不使用核心材料时进行注射。制造商强调 GuttaFlow 的不溶性、生物相容性、固化后的轻微膨胀、良好的流动性及在浅层中被处理的能力[131-132]。这种材料的最后一代是 GuttaFlow bioseal，据称是一种生物活性材料，可以提供钙和硅酸盐等天然修复成分。

三氧化钙无机聚合物（MTA）

MTA 由硅酸三钙、硅酸二钙、铝酸三钙、铁铝酸四钙和氧化铋组成[133]。MTA 在临床和实验室研究方面有着良好的记录，其生物相容性[73,134-137]和生物活性特性得到公认[94]。此外，MTA 是一种相对无毒、pH 值较高的材料，不溶于组织液[94,138]，暴露于生理组织液中可沉积羟基磷灰样层[139-140]。连续浸出的钙、磷酸和羟基离子不仅允许 MTA 参与硬组织的再生和补充矿质的过程，也可能提高 MTA 尖端的密封性，使羟基磷灰石晶体沉积到牙本质和根管充填材料之间的空隙和潜在的空间[141]。

许多研究报告了 MTA 应用于根尖诱导成形术的成功的长期临床结果[136,142-143]。由于其卓越的性能，MTA 被认为是现有的最好根管充填材料[144]，缺点是传统的 MTA 需要长时间才能凝固[145-147]，而处理其水泥一样的特性是有难度的[148]，可能使牙齿和软组织变色，且可能存在一些有毒元素[94]。

6.3 三维充填根管

成功的根管充填应通过材料和技术严密充填整个根管系统，并从根尖孔到髓腔提供流体封闭，以防止再次感染。这也意味着要足够的冠部填充物或修复体以防止口腔细菌微渗漏。当完成根管的三维充填和根管到根尖有效的封闭，临床医生无法保持根管原有的解剖学工作长度、形状和根尖孔的位置和成形一个连续的、统一的锥形根管形态，这可能导致一些步骤的错误。这些可能包括充填材料未被压实和缺少适应性，以及这些材料的尖端过度挤压到根尖周组织中[94,149-150]。

6.3.1　根管充填的方法

6.3.1.1　单尖法

单尖充填法是指将一个主尖与预备好的根管相匹配。为此，提出了一种新型的根管预备方法，使核心材料的锥度与预备根管的形状紧密匹配。牙胶尖用根管封闭剂固定到位，以填补空隙。这种技术很简单，但不能完全充填根管，因为根管在整个工作长度中很少是圆的。

6.3.1.2　化学软化牙胶法

特别是在过去，氯仿、桉油精和二甲苯等溶剂被用来软化牙胶。这些溶剂被用于软化牙胶尖的外表面，使牙胶尖贴合根尖的形态。事实上，使用化学溶剂存在许多问题，因此这种技术一直受到批评，因为溶剂蒸发后会导致材料收缩[151]。使用溶剂的技术也不适用于保存不当的牙胶和有挤压出根尖相关风险的病例[151-154]。氯仿被发现具有致癌性[152,154-155]，尽管从未确定氯仿的使用与癌症的发病有关，但在美国，氯仿已于 1979 年从牙科使用的溶剂名单中删除[153]。氯仿在过去被广泛用于从根管中去除牙胶。对于这种用途，在其替代品中，目前普遍首选替代溶剂[156-157]，即氟烷。与氯仿相比，氟烷挥发性更强，且显示出同样有效的溶剂性能[157-158]。桉油精的作用较慢，但对组织的损伤较小[159-160]。

6.3.1.3　冷牙胶侧方加压

冷牙胶侧方加压技术：在与最终预备器械尺寸和根管长度相对应的主尖上涂封闭剂，插入根管中，并用侧压针压实，辅尖放置在主尖旁边，并用侧压针压实。这种技术可以很好地控制工作长度。另一方面，冷压型牙胶可塑性较差，弹性较差，无流动能力。最终的充填体为一团倾斜的锥体结构，其中有大量的空隙被根管封闭剂充填。Allison 等认为，冷侧压法成形性差，需要将材料挤压到非常接近根尖孔处[161]。侧向加压要求侧压针施加较大的力，存在一定的根部断裂风险[162]。

6.3.1.4　热牙胶侧方加压

在与根管的最终预备器械尺寸相匹配的主尖上涂布封闭剂，插入根管中，用温热的侧压器加热，用侧压器压实，并充填额外的辅尖。在这个过程中除了热侧压器外还可能使用振动器[163]。

6.3.1.5　热牙胶垂直加压

放入一个与最终预备器械尺寸和长度相匹配的主尖，涂上密封剂，加热，然后用垂直加压器垂直压实，直到距根管口 4~5 mm 以下的部分被填满。然后用热的核心材料或注射系统对剩余的根管进行回填。Schilder[8]描述的热牙胶垂直加压技术为在根管中插入涂有一层薄薄根管封闭剂的牙胶尖。牙胶尖是通过热侧压器加热的，并由垂直加压器从根管口到根尖压紧。这项技术的目的是提供一个三维充填复杂根管系统。材料的压紧不仅对使其适应根管空隙很重要，而且 Schilder 等[113]认为：压紧还可以补偿牙胶体积的变化，而牙胶的体积总是会有一定程度的收缩。

6.3.1.6　连续波充填技术

连续波充填技术[164]本质上是垂直加压（down-packing）的核心材料和根尖部分的封闭剂，可以使用加热设备作为加压的加热载体，然后使用注射的热塑性核心材料回填剩余的根管。与经典 Schilder 垂直加压技术的主要区别在于，该技术仅在一次连续波中完成从冠方向根方的加压。这两种方法都需要一个良好的根尖止点，以防止充填物挤压出根尖。

6.3.1.7　注射技术

这种技术是使用特定的注射设备将预热、热塑化、可注射的核心材料直接注射到根管中[165-167]。注射前将封闭剂放入管中。由于不使用主尖，很难控制根尖的充填程度，存在根管充填不足或过充填的高风险。GuttaFlow®（Coltene Whaledent，Cuyahoga Falls，OH）是一种冷的、研磨后流动的基质，由添加了树脂封闭剂 RoekoSeal 的牙胶组成。该材料以研磨好的胶囊形式提供。该技术包括将材料注入管中并放置一个主尖[168]。

6.3.1.8　热牙胶注塑技术

将涂有封闭剂的主牙胶尖置于根管中，并与安装在反角手柄上的旋转装置配合，该旋转装置摩擦加热、可塑化并将其压入根管中[169]。加压器类似于 Hedström 锉，但是旋转方向相反，牙胶被加热，同时向根尖和侧方推挤。这种技术很容易造成根管充填超出根尖。另一方面，它也是一种很好的充填技术[170]。

另一种技术（微封闭）是使用热塑性软化的核心材料，由机械活化的冷凝器直接输送到主尖一侧的空间中。它将统一根管充填材料作为主尖使用和作为强制插入根管外侧空间的热塑性核心材料使用的优点[170-172]。

6.3.1.9　固核载体充填技术

将热牙胶涂在塑料或牙胶尖这样的载体上，在加热器中加热，作为根管充填物直接进入根管[173-174]。即使在插入加压器之前，根管壁只涂上封闭剂，充填材料的根尖控制也很困难，容易超填。此外，在再处理或再预备时，塑料载体也不太容易去除。

在以载体为基础的充填技术中，在根尖 4 mm 内插入一个带有封闭剂的大小合适的牙胶尖。根管的其余部分用注射热牙胶。SimpliFill（Discus Dental，Culver City，CA）就是一个例子[116,175]。

6.3.1.10　根尖屏障术

根尖屏障术对根管未发育完全、根管开放、根尖未闭合的根管封闭非常重要，但由于根尖缺乏阻力和固位，对临床医生来说良好的根管封闭是一个挑战。根尖喇叭口状使根管充填困难，可能导致根管过伸和（或）过充填。过去，年轻恒牙的非手术治疗是通过氢氧化钙来诱导根尖封闭形成硬组织屏障。然而，根管生物材料的显著改进，使得可以使用合适的载体，使这些牙齿在一次治疗过程中更加方便和有效[142-143,176]。此时，三氧化钙无机聚合物（MTA）通常被认为是牙根未发育完全、根尖敞开的根管封闭的首选材料，因其具有引导骨形成根尖屏障的功能[138,140]。

6.4　封闭过程造成的并发症

封闭不良通常是由于不充分的清洁和成型或根管预备失误。台阶、堵塞、穿孔、器械分离、根尖碎屑堆积、根尖或根管偏移、错误的工作长度、预备不足或者过度预备，都是根管预备期间常见的错误，往往出现不可预计的根管形状且对根管封闭产生负面影响。这些都在前一章已经详细讨论。

术前仔细检查、高质量的 X 线片、良好的器械、根骨冲洗和封闭技术可以预防根管治疗期间或之后的并发症。事实上，与封闭相关的并发症可能主要是由于充填材料从根尖向根尖周组织挤压造成的化学或物理性的负面影响。

6.4.1　预防充填材料推出根尖孔

在封闭阶段之前，临床医生必须确定根管的正确形状和大小。良好的根管成形应该建立从根尖到冠部的连续锥形，以获得一个根尖止点。在根管内对牙胶加压的结果会因其物理组成、温度、根管的锥度和压力作用点而不同。

现有的商用[103,177-179]牙胶产品的成分差异很大[177-178]，尽管并非所有产品都经过了化学或物理分析[103,178-179]。这些特性影响了牙胶对髓腔间隙的适应性。Schilder[8]宣称，锥形根管可以使牙胶尖和根管壁紧密贴合，从而降低了推出根尖的风险。冷牙胶被用于侧压充填。如果牙胶在体温下被压实，只会发生非常小的弹塑性变形，它流入不规则空间的可能性不大。以上所述的替代技术以不同的方式使用热牙胶，应用[8]或热塑化牙胶[169]，使其更好地适应根管壁，并具有更高的均匀性[109,179-180]。加热状态的无定形热牙胶很难压紧，尤其是在接近根尖的位置[181]，这既是由于缺乏根尖的缩窄[182]，也是由于需要通过机械预备扩大根尖部分[183]。

医生的主要困难是适应压紧软化牙胶的程序。流动状态的牙胶在与根管内表面接触时会变形。因此，当压紧加热的流动牙胶时，主要的力是指向根尖的，如果根管预备破坏根尖孔，流动的牙胶可能会挤出根尖。有报道称挤压出根尖是热牙胶技术的一种并发症[181,184]。

热牙胶垂直加压[8]和"连续波技术"[164]提供了某种技术，该技术利用了冷牙胶充填对根尖的控制，同时提供了热牙胶技术的均匀、三维充填的优势。Marlin和Schilder[151]指出，加热和压实可以在距牙胶尖尖端5~7 mm的距离内进行。在使用热牙胶垂直加压技术时，根尖牙胶的温度通常会升高到40℃~42℃，而不能超过45℃，以避免体积随相变化而变化[185]。在这种情况下，从流变学的角度来看，尽管保持了根尖的通畅，压实的牙胶降低或避免了推出根尖的风险。实际上，在牙胶与根管壁交界处，反作用力是可以区分的：正常反作用力作用于垂直方向，剪切反作用力平行（摩擦）于接触面。当施加的力超过最大静摩擦力时，表面相对运动，产生动摩擦力[186]。动态摩擦取决于把物体挤压在一起的力，以及与之接触的材料的性质，并且与运动或即将发生的运动方向相反。然而，摩擦现象只有在牙胶不易变形的情况下，即处于结晶状态出现[186]。只有当牙胶处于结晶状态时，垂直方向的压力才能使其更适合作用于根尖。因此，可能会发生可逆的弹性应变，增加对根管的正向压力，将牙胶压在管壁上，挤压根管封闭剂，填充侧副管[186]。

摩擦力的增加也会抵消牙胶尖的移动，从而抵消牙胶尖的挤压[186]。在Marlin和Schilder[151]所记录和提倡的温度下，牙胶尖尖端保持着结晶的状态，并且显示较低的可塑性。如果牙胶在这些温度下被压实，只会发生非常小的弹性变形，它流动和推出根尖的可能性也更低。显然，如果热塑化牙胶被压紧到接近顶端，它流动和推出根尖的可能性是非常高的。相比之下，在封闭时热牙胶垂直加压[169]，注射技术接近根尖孔，牙胶加热到较高温度，在所有半晶相的热聚合时会增加非晶相的比例[111]，从而增加将软化牙胶推出根尖的风险。此外，在将封闭剂放入根管时必须注意，用螺旋输送器或注射器输送封闭剂时，或使用声波或超声波仪器激活封闭剂时，可能会促进材料的推出，因为这种技术缺乏尖端控制。使用锉逆时针放置根管封闭剂，似乎不能使根管壁上的封闭剂得到理想的分布。在根管中使用根管充填技术时，将根管封闭剂与主尖一起放置并上下推入根管，似乎是最可靠的方法。一般情况下，在放置密封剂时，如果根尖孔封闭不良，临床医生应特别注意，避免把材料推出根尖。

6.4.2　由于超填引起的并发症

文献中有许多报告和综述描述了由于根管充填材料超填到根尖周组织、下颌神经管和上颌窦而引起的并发症。一项 Meta 分析表明，热牙胶充填比冷侧压法[56]具有更高的超填率。封闭材料的超填通常表明存在技术缺陷（图 6.3）。然而，只要超填不与重要的结构接触，如下牙槽神经或鼻窦，且根尖三维填充良好，除非充填材料中含有多聚甲醛，否则永久性伤害可能很小（图 6.4）。另一方面，如果上颌窦或下牙槽神经与根尖相邻，超填的根管充填物有严重的、可能是永久性的后果。一般认为有 4 种可引起组织损伤的原因[187-188]：①化学因素由于有神经毒性效应的材料用来消毒（根管冲洗，根管封药等）或充填根管；过度预备的机械创伤；③压力现象，存在于下颌牙根管的核心材料或封闭剂；④由于不正确的热牙胶充填技术导致组织过热[189]（图 6.5）。

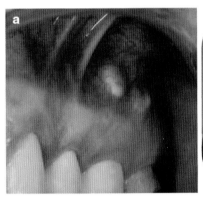
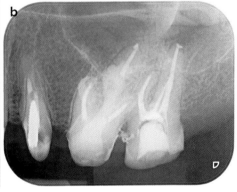

图 6.3　临床图像（a）和 X 线片（b）显示，可能由于颊侧骨皮质缺失，皮下组织出现明显的肿胀。尽管挤压出了大量的填充物，但患者无任何疼痛或不适

相关解剖

上颌窦损伤

根管充填材料挤入根尖周组织和（或）上颌窦的情况在牙髓病学文献中已多次报道（图 6.6）。这些根管治疗包括上颌磨牙、前磨牙，偶尔也包括尖牙，有时会无意中将一些牙科材料和器械压入上颌窦。据报道，超出根尖进入上颌窦的材料有银尖[190]、热牙胶[190-191]和牙胶尖[190-193]。各种根管封闭剂，包括氢氧化钙和 N2，

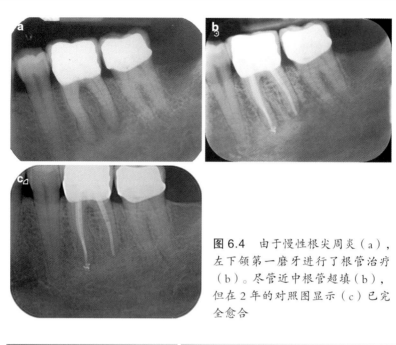

图 6.4　由于慢性根尖周炎（a），左下颌第一磨牙进行了根管治疗（b）。尽管近中根管超填（b），但在 2 年的对照图显示（c）已完全愈合

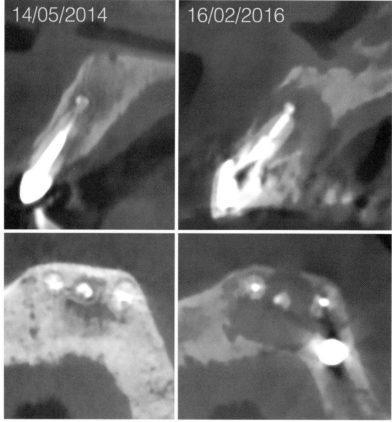

图 6.5　左图上侧切牙根管治疗的 CBCT 检查，可以看到根充材料超出根尖周牙槽骨。患者没有出现与这颗牙齿相关的症状。右图，20 个月后患者出现急性根尖脓肿的疼痛和肿胀症状。可以推测感染物质推出根尖与病理发展之间可能存在联系

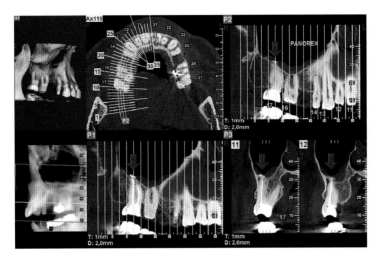

图 6.6　CBCT 显示右上颌第二磨牙因充填材料向上挤压至上颌窦引起近颊根尖纤维性反应

都有被挤进了上颌窦[190-198]。上颌窦内的异物可产生一系列临床表现，如上颌窦疼痛和压力、急慢性上颌窦炎、咀嚼痛和触痛。然而，有些患者虽然由于根管充填材料超填损伤上颌窦，但多年来仍无症状[199]。CBCT 的引入对这类并发症提供了更好诊断方法，可以帮助发现[200]牙髓病学的问题，尽管很少有病例使用 CBCT 显示进入上颌窦的热牙胶[191]。甚至有报道称，超填的牙胶进入上颌窦，随后进入筛窦，引起窦性压痛和鼻塞[191,201-202]。使用带核心载体的加压器的一个难点是如何控制材料超出根尖[203-204]（图 6.7）。Bjørndal 等[202]的临床病例报道显示，右上颌第一磨牙根管治疗的充填材料超出腭根，且根管治疗后超填材料进入上颌窦内 5 年以上，通过手术取出腭根超填材料。随着超填材料的取出，患者出现明显的单侧刺激和右鼻孔阻塞。多年来，该患者由于鼻子多次住院治疗，但没有取得满意的效果。

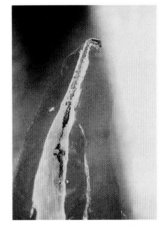

图 6.7　拔出的上颌尖牙显示了可能由充填技术引起的并发症：超填的根充材料进入根尖周组织

　　Brooks 和 Kleinman[205]提供了左上颌第一磨牙根管再治疗后牙胶超填进入上颌窦的病例报告。超填源于近颊根管内仅充满注射的热牙胶，采用 CBCT 对牙胶进行定位，采用 Caldwell-Luc 法取出超填物，成功完整取出牙胶，术后无明显不良反应。然而，患者的鼻窦区域仍然有轻微的压痛。一些含锌的根管封闭剂也与上颌窦曲霉感染和真菌感染形成有关[205-208]。

神经损伤

　　根管治疗相关的感觉异常和麻木可能是由于根尖周围损伤造成的。直接的机械损伤、有毒代谢产物的扩散和细菌活动会抑制神经的正常功能[209]。过充可能导致牙髓材料进入下牙槽神经或其分支附近，引起机械压迫和毒性作用（图6.8）。当充填材料接近或与神经结构密切接触时，可能发生麻醉、感觉迟钝、感觉异常或触物感痛[210]。感觉异常是一种表现为下唇刺痛或麻痛的永久性或偶发性感觉[211]。许多病例报告描述了根管治疗期间和之后发生的感觉异常[212]。

对于颏孔后的下颌牙，超填的充填材料会对下牙槽神经造成损伤，而下唇感觉异常是最常见的并发症[187-188]。大多数病例报道显示这种情况见于下颌第二磨牙，也有病例报道显示这种情况也可见于第一磨牙和前磨牙[213]。事实上，由于与颏孔邻近，下颌前磨牙的根管相关并发症常常影响到颏神经[214]。理论上，根管材料可以通过4种不同的方式扩散到根周组织，包括向下颌神经束的迁移、淋巴管引流、根尖周静脉向全身扩散以及由骨与黏膜向软组织进展[215]。下颌骨的解剖形态有利于充填材料进入下颌神经管区，从而发生感觉异常。尤其在下颌骨后部，松质骨有利于不同材料向周围组织扩散[188]。如果发生超填，仅这一点就足以引起感觉异常。根尖周感染进一步减少了骨质疏松的骨小梁，增加了根管材料扩散的可能性，导致感觉异常，并导致根尖孔扩大[216]。

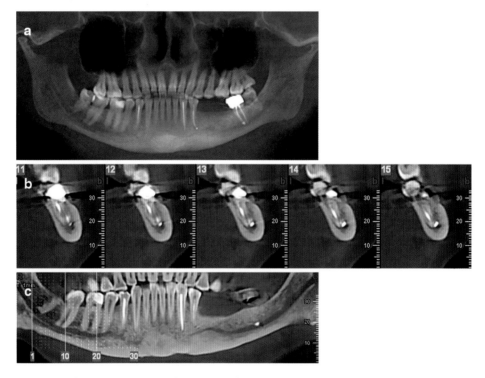

图6.8　a. 左下第一前磨牙和左下第二磨牙根管治疗后的全景X线片。b. 37例超填材料进入下颌神经管的CBCT检查（冠状切面）。c. CBCT矢状切面显示超填材料进入下颌神经管（经 G. Gambarini，G. Plotino，N. M. Grande，L. Testarelli，M. Prencipe 许可转载。D. Messineo，L. Fratini，F. D'Ambrosio. Differential diagnosis of endodontic-related inferior alveolar nerve paraesthesia with come beam computed tomogrghy: a case report. Int Endod J,2011,44：176-181）

　　还应注意根尖与下颌神经管的距离。研究显示，下颌第一磨牙到下颌神经管的距离为 1~4 mm，其邻下颌第二磨牙和第三磨牙则 <1mm[188]。对于下颌前磨牙，应始终考虑到其邻近颏孔[214]。毒性根管充填物包括封闭剂和含有多聚甲醛的糊剂[217]，但几乎所有根管材料都具有一定程度的神经毒性[218]。神经毒性物质能够引发宿主依赖的炎症过程，当与重要组织接触时，会导致细胞损伤、溃疡和溶血[216]，这一过程可能最终导致组织坏死[217]。游离丁香酚是氧化锌丁香酚的溶解产物，它能水解细胞膜，抑制细胞反应[215,217,219]。由于神经轴突可能发生化学变性，因此不建议使用含有丁香酚的糊剂来封闭根管[215,217,219]。这尤其适用于当牙根直接接触到下牙槽神经束时[220]。当多聚甲醛糊剂过量进入神经根周围组织时，永久性炎性损害的风险很高。这些病例在文献中被广泛报道。此外，牙髓相关的感觉异常可能是由于机械压力和缺血或细菌毒素参与的根尖周病变[220-222]。

　　神经的恢复潜力取决于损伤的程度（包括机械和化学损伤）及清除病因的速度[164,218,223]。在某些情况下，通过 X 线片可观察到下颌神经管内明显的充填物，但患者无症状[218]。牙胶通常被认为是一种惰性的根管充填材料，而涉及牙胶的感觉异常通常是由于热牙胶超填所致[215]，由此产生的感觉异常是机械或热的原因导致。临床上，这种反应常表现为受影响区域突然出现剧痛、肿胀和麻木。牙齿可能有触诊或叩诊时疼痛，可能引起张口受限[216-217]。神经血管组织超填后感觉异常的病因常难以确定。临床医生还必须考虑材料的神经毒性，器械引起机械损伤的可能性[216-217、224-225]，诸如压紧牙胶等核心材料[225-226]的压力，以及神经外膜纤维化导致神经瘤的可能性[227]。

　　但是，对于能观察到根尖超填的感觉异常或麻木患者，因为感觉异常可能是机械和化学所导致，如果神经纤维已经发生化学变性，仅去除多余的材料可能是不够的。由神经的短暂刺激引起的感觉异常，如过度预备，通常在几天内就会消失。如果在 6 个月内没有痊愈的迹象，则痊愈的机会要低得多，尽管在此之后，正常的感觉功能可能仍会恢复[188,212,227]。大多数组织损伤病例的治疗采用非手术方法，如止痛剂、冷敷、皮质类固醇和抗生素，以抑制继发性感染[228-229]。地塞米松是一种广泛应用于牙科的皮质类固醇，它似乎可以减少由异物引起的根尖周炎症[220]。尽管在使用皮质类固醇时应谨慎使用，并有明确的适应证和足够的剂量，但副作用似乎很少[230]。手术后感染有时可导致感觉异常，在这种情况下，应选择抗生素治疗。如果面神经受损，则需要额外的物理治疗[217]。

　　由局部感染引起的感觉异常通常通过根管治疗、拔牙、抗生素和（或）根尖周手术消除感染而减轻[231]，但必须告知患者感觉异常的性质和可能的病程及常规对照检查的重要性[232]。在某些情况下，需要通过手术探查尽快将异物从根尖周区取出，最好在 48 h 内取出[218]。当神经毒性物质沿下颌神经束扩散时，必须暴露神经进行清创手术[218,232-233]。

其他可能的有创治疗方法是拔牙或切开引流[228]。如果临床检查显示感觉缺失或疼痛感觉异常对非手术治疗无改善，则可以采取这种方法[234-235]。当高度怀疑由于化学毒性和机械压迫而导致神经传导丧失时建议手术治疗。如果想通过长期自我恢复获得良好结果需要对采取"观望"方法进行深思熟虑。当周围神经受到损伤时，支持自发神经感觉恢复并促进患者耐受感觉丧失的非手术治疗是可行的选择[234-236]。最令人信服的理由是，大多数受伤的人在某种程度上都可以自行恢复。年轻健康的患者也可以获得更高的康复水平。Ørstavik[237]报道，24名患者下颌神经感觉异常，14名显示在神经受损后的3个月到18年未能痊愈。所有报告病例均为下颌磨牙或第二前磨牙。X线片通常用于监测与硬组织相关的组织损伤区域（损伤的大小和位置，或超填材料与下颌神经管相关的位置）[188-189,212]。传统的X线片显示充填物与牙槽神经的位置，并不总能对充填物对神经的挤压做出准确的诊断。

X线片的主要问题之一是其只能显示有限的信息。数字根尖周X线片所获得的信息量是不完整的，因为所拍摄区域的三维解剖结构被压缩成二维图像或透视图[238]。Patel等[239]证明了与口腔X线片相比，CBCT具有更高的诊断准确性[238]。CBCT被认为是一种有效的影像学诊断设备，当怀疑与牙髓相关的下牙槽神经或颏孔感觉异常时，其在制订外科手术计划时尤其有用[240-243]。

6.4.3 超填材料的处理和其引起的并发症

如果采用冷侧压充填技术或热牙胶充填技术导致超填，充填材料通常可以通过根尖孔收回，前提是封闭剂没有硬化。如果封闭剂变硬了，仍有可能回收牙胶。在超填的情况下，当充填材料很难通过根尖孔取出时，常规和立即手术干预既不明确也不合理。在大多数情况下，牙根周围组织会愈合，患者将无症状。然而，如果患者表现出根尖周炎症的迹象或症状，则可能需要手术治疗。根管治疗相关感觉异常的治疗仍然存在争议，从随访观察[237]到早期治疗[244]（如果不是立即的[245]），以及通过多种方法对下牙槽神经进行外科清创。这些方法包括拔牙和通过牙槽骨接近神经[244]，通过口内[246]和口外[227]入路对下颌骨去骨皮质[245]，以及下颌骨矢状位劈开术暴露神经[233]。如果使用了生物相容性材料则不建议立即手术，而是建议随访观察，即使可能涉及上颌窦。众所周知，随着时间的推移，充填材料的毒性会减少，超填材料也会被吸收。在任何情况下，根管治疗过程中超填材料的危险都应该被重视，特别是在靠近重要解剖区域时，即使只是有限的超填。

总之，虽然已经采用了适当的技术，但有时牙胶、树脂粘接充填材料或根管封闭剂仍可能会被强行推到根管系统外。然而，根尖周组织一般能耐受这些物质。尽管封闭剂可能在短时间内引起或多或少初始炎症反应，巨噬细胞清除系统消除了根尖周组织中的过量物质。在任何情况下，如果根管是三维充填的，仅仅在根管外超填的材料并不是引起问题的主要原因。如果超填材料过多，应告知患者，并定期复查。

6.4.4　化学损伤引起的并发症

6.4.4.1　充填材料的毒性效应

由于它们被归类为医疗器械，根管封闭剂和核心材料需要满足生物相容性的要求，包括评估细胞毒性，以及具有适当的化学、物理和机械性能。

在过去的 30 年里，牙科材料的生物相容性变得越来越重要。目前，在国家和国际层面有强制性的监管要求和自评标准[247-249]。欧洲根管治疗指南指出："任何（根管治疗）技术的目标都应该是应用一种良好的生物相容性和密闭性的根管充填物，将预备好的根管从髓腔封闭到根尖止点"[250]。理想的根管充填材料，除了具有合适的化学和物理特性外，还应具有生物相容性和根尖周组织良好的耐受性，避免任何可能的改变和延迟愈合过程[251]。

由于根管充填材料与根尖周组织接触[252]，根管充填材料的生物相容性一直是医学界关注的问题[253]。根尖周组织对封闭剂和牙胶尖有多种反应。它可以引起炎症反应，也可以被认为是一种异物并被包裹，也可以在不引起炎症反应的情况下存在，不被包裹。随着时间的推移，无论有没有炎症反应，封闭剂可以被吸收。

有报道称，根管充填物超填会引起异物反应，导致根尖周病变的发生，而根尖周病变对根管治疗可能是难治性的[229,254]。尽管牙胶与其他用于根管封闭的成分相比毒性较低，但根尖周组织中大量超填材料会导致骨坏死，随后引起骨吸收和充填材料的吸收[229]。事实上，牙胶是根管充填材料中最常用的成分，因为它对宿主组织具有良好的耐受性[255]，但其他化合物如氧化锌丁香酚能够诱导细胞毒性作用[178,256]。另一方面，封闭剂和封闭剂的成分被科学文献认为是有毒的或高度刺激性的，特别是在它们刚混合的状态下，并在结缔组织中产生最初的急性炎症反应[178,257]。

然而，在凝固或固化后，一些封闭剂变得相对惰性，必须强调的是，封闭剂比核心材料吸收更快[258]。如果在相对较短的时间内（最多 30 d）出现轻度炎症，并且随着时间的推移炎症逐渐减轻，则可以认为该材料的良好性能是可接受的[259]。

成分的分离已被确认[260]，其导致的炎症过程是身体对刺激的反应。纤维包裹是身体隔绝生物相容性物质的反应。此外，一种材料，通常是小颗粒，可以存在于根尖周组织，不引起炎症，不存在纤维包裹。

氢氧化钙类封闭材料。一些对大鼠和狗的研究报道了氢氧化物的神经毒性作用[261]，并在不同时期后部分恢复[262-263]。一项对人成纤维细胞的研究显示，氢氧化钙在前 48 h 具有早期严重的细胞毒性作用，在第三天和第五天毒性显著降低[264]。

多聚甲醛类糊剂。多聚甲醛糊剂材料引起牙髓组织的干髓化和固定[265]。1959 年，Sargenti 和 Richter 推出了 N2 等多聚甲醛糊剂配方，因为它们在用于根管充填材料时具有一致的抗菌活性[266]。因此推荐 N2、RC2B、endomethosone 等

多聚甲醛糊剂作为根尖封闭材料。但是，多聚甲醛糊剂的吸附性和毒性是需要考虑的重要因素。大量研究报道了这些多聚甲醛化合物的神经毒性引起的下牙槽神经感觉异常和其他并发症[55,224,237,246,266-270]。

其他研究表明，多聚甲醛和其分解产物在根尖周和牙周组织及血液、区域淋巴结、肾脏和肝脏中具有系统性分布[271]。此外，已经发表了一些极端并发症的临床报告[55,227,237,272]。目前，禁止使用 N2 或类似类型的糊剂，因为这些含有多聚甲醛的根管材料具有较高的风险。

树脂聚合物封闭剂。这类封闭剂中最常见的是 AH26 和 AH26 Plus（Caulk/Dentsply，Milford，DE，USA）。据报道，这类封闭剂在初次混合时毒性非常大[229,273]，因为在化学凝固过程中形成了非常少量的甲醛[229,273]。然而，在固化过程中，毒性在 24 h 内迅速消退[229]。Diaket（ESPE，Seefeld，Germany）是一种聚酮复合封闭剂。已经证明，它在固化过程中是相对有毒的，这些影响是持久的[273]。酚醛树脂是一种糊剂充填物，在俄罗斯、中国和印度常用来治疗牙髓炎。虽然所使用的树脂封闭剂有多种异构体，但主要的有害物是间苯二酚和甲醛[274]。当固化时，这种材料产生了一个几乎无法穿透的屏障，使患牙失去了再治疗的可能[275]。如果充填材料被挤出到根尖孔外，可能会产生严重的毒性作用。如果超填至上颌窦或下颌神经管，也可能发生不可逆损伤[274]。

6.4.4.2 变色

现代牙髓病学中使用的几乎所有材料都可能使牙齿变色。然而，对于目前市场上广泛使用的材料，关于其染色能力的证据很少或没有。

根管封闭剂。Parsons 等[276]评估了 4 种封闭剂（Sealapex、Roth's 801、AH26 和 Kerr 封闭剂）导致的牙冠变色，并报告所有的实验牙齿都表现为牙冠变色；这种结果是由于银离子是材料的组成成分。同一组发表的一项后续研究评估了 4 种封闭剂对牙本质的渗透深度[277]。4 种封闭剂都显示只有极少量的封闭剂渗透，没有暴露的牙本质表面变色的现象。这些结果被认为是由于玷污层没有被去除，从而阻止材料扩散到牙本质中。然而，与新鲜的牙髓腔相比，2 年后固化的封闭剂使牙髓腔有明显的变色。

最近的一项研究通过计算机分析方法评估了常用的牙髓封闭剂引起的牙冠着色程度[278]。采用 AH26、Endofill、Tubuli Seal、氧化锌丁香酚（ZnOE）、Apatite root canal Sealer Ⅲ、牙胶和 Cavizol（一种含 ZnOE 的充填材料）对拔除的人前磨牙进行变色检测。3 个月、6 个月和 9 个月后，牙齿变色的严重程度为（从最高到最低）：银汞合金 = Endofill > ZOE > Tubli Seal > AH26 > 牙胶 > Apatite Root Sealer Ⅲ > Cavizol > 蒸馏水。在所有组中，变色最明显的部位在冠部的颈 1/3 处和颈部牙根表面。Elkhazin 研究了 AH Plus、EndoRez、Sealapex 和 Kerr Pulp

Canal 的变色效果。牙齿的根部充填了牙胶和 4 种封闭剂中的 1 种。6 周和 8 周后，4 种封闭剂均表现出明显的牙冠部变色，且随时间增加而加重[279]。

硅酸盐水门汀材料。三氧化钙无机聚合物（MTA）是以硅酸盐水泥为基质，1993 年被引入牙髓病学领域。由于 MTA 高水平的生物相容性和良好的密封性能，它被推荐用于保髓治疗（盖髓、活髓切断术）或密闭根管系统和外部之间的通路（穿孔、根尖诱导成形术或倒充填）[95,280]的材料选择。MTA 的主要缺点之一是其变色能力[94]。首先引入市场的是 MTA 的灰色配方，使牙冠表面的颜色发生了明显的变化。当它用于磨牙的牙髓切除术时，60% 的病例发生了变色[281]。

为了降低变色的可能性，改变了 MTA 的化学成分，并引入了一种改进的配方——白色 MTA。两种 MTA 最显著的区别是白色 MTA 中缺少铁离子[282-283]。然而，有报道称，白色 MTA 也可能导致变色[282-283]。一些学者认为 MTA 引起的变色可能是氧化铋引起的，添加氧化铋可以改善灰色和白色配方中的阻射性[282-283]。MTA 已成功应用于根管穿孔。Bortoluzzi 等[284]报道了一例用灰色 MTA 封闭牙根穿孔导致边缘牙龈变色的临床病例。治疗方法是用牙科手术显微镜将灰色 MTA 替换为白色 MTA，并取得满意的美学效果。

酚醛树脂。酚醛树脂在凝固时使牙齿结构发生深棕色到红色的变色，这已有明确的报道[275]（图 6.9）。

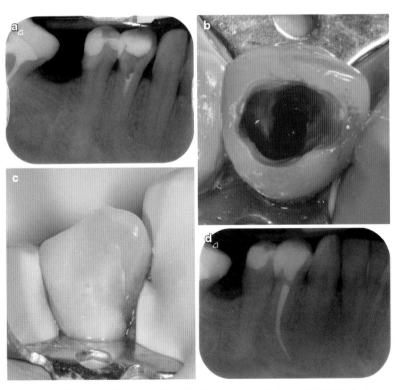

图 6.9　再治疗的下颌前磨牙，充填酚醛树脂材料（a），造成牙齿的严重变色（b、c）。d. 2 年复查 X 线片

6.4.5　加热引起的并发症

热牙胶技术的缺点之一是牙根外部温度过高。在可能导致组织损伤的因素中，还应考虑由于不正确的热牙胶技术而导致的组织温度过高[188,218]。在一系列对狗的体外[285]和体内研究[286]中，评估了热牙胶的潜在损伤作用。Eriksson 和 Albrektsson[287]的结论是，暴露在47℃的温度下会导致兔胫骨脂肪细胞坏死和不可逆骨损伤。因此，将牙根外表面温度提高到可接受的临界温度（10℃）以上的牙科手术可能会导致牙周组织的破坏。据报道，当充填根管使用热牙胶技术时，牙根表面温度会超过这一阈值[288]。热牙胶的使用和过热对牙本质和骨的潜在损伤已经被用于研究几种不同的牙髓治疗设备和相关的修复程序[287,289-292]。McCullagh 等[293]认为牙根表面的温度升高模式与所使用的热牙胶加压技术的冷凝器有关。记录到的最高温度会对周围的环境和血液供应产生消耗热量的需求。

Floren 等[294]报道，System B 携热器在250℃或以上的温度设置都有可能导致根部表面温度升高10℃。这种情况是在体内发生的，还是持续时间长到足以造成任何组织损伤，仍有待确定。另一方面，Romero 等[295]使用 System B 测量了充填过程中牙根外表面改变的温度。根尖的平均温度升高约为1℃，5 mm 标志处温度升高约2℃。由此产生的温度升高似乎不考虑 PDL 的散热效果。使用 Thermafil Plus 系统，Behnia 和 McDonald[296]发现温度远低于10℃的临界水平时会损坏机器附件装置。文献中报道的热牙胶超填的临床病例不断增加[246,297]。Lipsky[165]将注射的牙胶加热至160℃（Obtura Ⅱ）充填上颌和下颌中切牙：根中外表面温度的变化导致根表面温度升高8.5℃（无损伤）和22.1℃（危险）。

只有少数研究人员和作者提出警告，超声波能量可能通过热量产生危害[163,290]。在临床情况下，Bailey 等[163]利用超声冷凝牙胶发现，高功率设置和15 s 的应用相结合，可使根表面温度升高，超过公认的有害阈值10℃。Ulusoy 等[298]报道使用 System B 和 Obtura Ⅱ充填具有牙内吸收的根管，导致表面温度上升超过临界阈值；然而，软核根管充填并没有使温度升高超过10℃。

6.4.6　器械损伤引起的并发症

另一个与充填相关的并发症可能是在对牙胶侧方加压和垂直加压过程中由于金属侧压针和充填器的使用所引起的。如果超过牙本质系数，这些刚性器械可能会造成根管偏移，有时还会造成牙本质缺损，牙齿裂纹或断裂，特别是在有2个弯曲根管时更易发生[299]（图6.10）。

侧方加压技术通常用于充填根管系统，它的使用可能增加 VRF（牙根纵裂）的风险[300-301]，这是由于在侧方加压过程中使用的侧压针设计和施加的力所致[302-307]。当采用侧方压实充填技术时，应选择能到达工作长度或0.5mm 以内的侧压针压入根管以从垂直向和侧向压实主牙胶尖，然后从冠部压实副牙胶尖。这项技术最主要的风险就是对根尖施加过大力量，或用金属侧压针进行侧向压实动作不小心造成牙根折断或牙本质折裂[303,308]（图 6.11）。最近的研究表明，当使用镍钛加压器时，会大大减小对牙根结构的压力，从而降低牙根纵裂的可能性[300,309]。同样的原因，在用热牙胶进行垂直连续加压技术中，充填器的选择是非常重要的，预先选择好充填器，以保证充填器能到达根尖 1/3 而不会紧贴根管壁（图 6.12）。事实上，如果紧贴根管壁，对根管壁施加过大力量可能会导致牙齿折断（图 6.13）。

为了降低这种损害，使用某种充填技术不需要加压力量，却能形成与侧方加压相似的根尖封闭[300,310-311]。在侧向加压过程中，镍钛侧压针

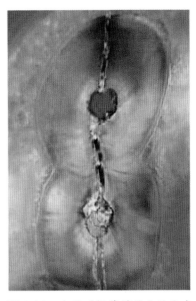

图 6.10　由于对根管壁过大的垂直加压力量引起的牙根颊舌向牙根纵裂可导致上颌第一前磨牙的拔除

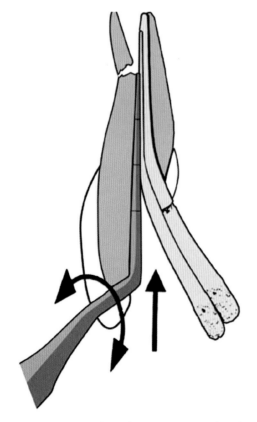

图 6.11　此图可解释在牙胶侧方加压过程中由于侧压针的不正确使用引起牙根折断的机制

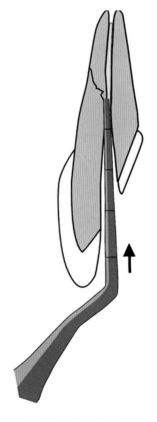

图 6.12　此图可解释在牙胶垂直加压过程中由于充填器的不正确使用引起的牙根折断机制

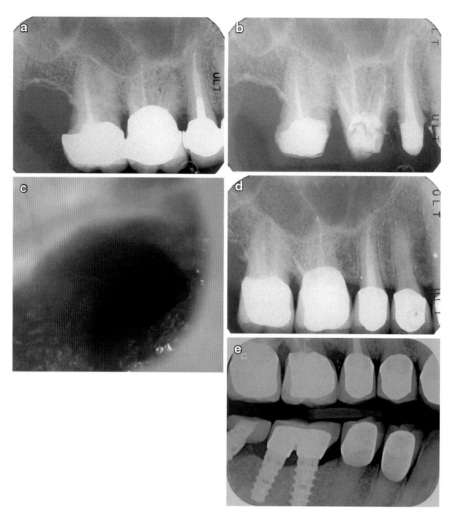

图 6.13 由于上颌第一磨牙近颊根持续的根尖周炎造成的牙根变短（a），充填术后发现牙根垂直断裂（b），这会导致持续性压力性疼痛，这可能是由于之前存在的牙本质裂纹所造成的。d、e. 近颊根截断后和全冠修复后 1 年的 X 线片

的使用可使临床医生减小加压过程中的轴向力，从而降低牙根形成机械性损伤的风险[309,312-314]。牙根纵裂是一个特别重要的临床问题，因为这会导致该牙预后不良，甚至会导致该牙拔除[301,316]。牙根折断可能是由于之前存在的牙本质缺陷（如隐裂或不完全的裂纹）。即使 CBCT 提高了牙根纵裂的诊断[194,250,318-319]，裂纹的诊断和定位也是非常困难的。对疑似牙根纵裂患者的诊断和随访应该采取十分谨慎和严格的临床方法[250,318]。

参考文献

[1] Kakehashi S, Stanley HR, Fitzgerald RJ. The effects of surgical exposures of dental pulps in germ-free and conventional laboratory rats. Oral Surg Oral Med Oral Pathol, 1965,20:340-349.

[2] Quality guidelines for endodontic treatment: consensus report of the European Society of Endodontology. Int Endod J, 2006,39(12):921-

930.

[3] Siqueira JF Jr, Araujo MC, Garcia PF, et al. Histological evaluation of the effectiveness of ive instrumentation techniques for cleaning the apical third of root canals. J Endod, 1997,23(8):499-502.

[4] Barrieshi-Nusair KM, Hammad HM. Intracoronal sealing comparison of mineral trioxide aggregate and glass ionomer. Quintessence Int (Berlin, Germany: 1985), 2005,36(7-8):539-545.

[5] Jack RM, Goodell GG. In vitro comparison of coronal microleakage between Resilon alone and gutta-percha with a glass-ionomer intraoriice barrier using a luid iltration model. J Endod, 2008,34(6):718-720.

[6] Mavec JC, McClanahan SB, Minah GE, et al. Effects of an intra-canal glass ionomer barrier on coronal microleakage in teeth with post space. J Endod, 2006,32(2):120-122.

[7] Shipper G, Orstavik D, Teixeira FB, et al. An evaluation of microbial leakage in roots filled with a thermoplastic synthetic polymer-based root canal filling material (Resilon). J Endod, 2004,30(5):342-347.

[8] Schilder H. Filling root canals in three dimensions. Dent Clin N Am, 1967,723-744.

[9] Schilder H. Cleaning and shaping the root canal. Dent Clin N Am, 1974,18(2):269-296.

[10] Saunders WP, Saunders EM. Coronal leakage as a cause of failure in root-canal therapy: a review. Endod Dent Traumatol, 1994,10(3):105-108.

[11] Sundqvist G, Figdor D, Persson S, et al. Microbiologic analysis of teeth with failed endodontic treatment and the outcome of conservative re-treatment. Oral Surg Oral Med Oral Pathol Oral Radiol Endod, 1998,85(1):86-93.

[12] Bergenholtz G, Spangberg L. Controversies in endodontics. Crit Rev Oral Biol Med, 2004,15(2):99-114.

[13] Ng YL, Mann V, Gulabivala K. Outcome of secondary root canal treatment: a systematic review of the literature. Int Endod J, 2008,41(12):1026-1046.

[14] Ng YL, Mann V, Rahbaran S, et al. Outcome of primary root canal treat-ment: systematic review of the literature-part 1. Effects of study characteristics on probabil-ity of success. Int Endod J, 2007,40(12):921-939.

[15] Setzer FC, Kim S. Comparison of long-term survival of implants and endodontically treated teeth. J Dent Res, 2014,93(1):19-26.

[16] Azim AA, Griggs JA, Huang GT. The Tennessee study: factors affecting treatment outcome and healing time following nonsurgical root canal treatment. Int Endod J, 2016,49(1):6-16.

[17] Bernstein SD, Horowitz AJ, Man M, et al. Outcomes of endodontic therapy in general practice: a study by the practitioners engaged in applied research and learning network. J Am Dent Assoc, 2012,143(5):478-487.

[18] Imura N, Pinheiro ET, Gomes BP, et al. The outcome of endodontic treatment: a retrospective study of 2000 cases performed by a specialist. J Endod, 2007,33(11):1278-1282.

[19] Kim S, Jung H, Kim S, et al. The inluence of an isthmus on the outcomes of surgically treated molars: a retrospective study. J Endod, 2016,42(7):1029-1034.

[20] Somma F, Leoni D, Plotino G, et al. Root canal morphology of the mesiobuccal root of maxillary irst molars: a micro-computed tomographic analysis. Int Endod J, 2009,42(2):165-174.

[21] Vertucci FJ. Root canal anatomy of the human permanent teeth. Oral Surg Oral Med Oral Pathol, 1984,58(5):589-599.

[22] Bystrom A, Sundqvist G. Bacteriologic evaluation of the eficacy of mechanical root canal instrumentation in endodontic therapy. Scand J Dent Res, 1981,89(4):321-328.

[23] Pataky L, Ivanyi I, Grigar A, et al. Antimicrobial eficacy of various root canal preparation techniques: an in vitro comparative study. J Endod, 2002,28(8):603-605.

[24] Zandi H, Rodrigues RC, Kristoffersen AK, et al. Antibacterial effectiveness of 2 root canal Irrigants in root-filled teeth with infection: a randomized clinical trial. J Endod, 2016,42(9):1307-1313.

[25] Fedorowicz Z, Nasser M, Sequeira-Byron P, et al. Irrigants for non-surgical root canal treatment in mature permanent teeth. Cochrane Database Syst Rev, 2012,12(9):Cd008948.

[26] Goncalves LS, Rodrigues RC, Andrade Junior CV, et al. The effect of sodium hypochlorite and Chlorhexidine as Irrigant solutions for root canal disinfection: a systematic review of clinical trials. J Endod, 2016,42(4):527-532.

[27] Orstavik D, Kerekes K, Molven O. Effects of extensive apical reaming and calcium hydrox-ide dressing on bacterial infection during treatment of apical periodontitis: a pilot study. Int Endod J, 1991,24(1):1-7.

[28] Siqueira JF Jr, Lima KC, Magalhaes FA, et al. Mechanical reduction of the bacterial population in the root canal by three instrumentation techniques. J Endod, 1999,25(5):332-335.

[29] Clark-Holke D, Drake D, Walton R, et al. Bacterial penetration through canals of endodontically treated teeth in the presence or absence of the smear layer. J Dent, 2003,31(4):275-281.

[30] Siqueira JF Jr, Rocas IN. Clinical implications and microbiology of bacterial persistence after treatment procedures. J Endod, 2008,34(11):1291-1301.e1293.

[31] Taylor JK, Jeansonne BG, Lemon RR. Coronal leakage: effects of smear layer, obturation technique, and sealer. J Endod, 1997,23(8):508-512.

[32] Violich DR, Chandler NP. The smear layer in endodontics—a review. Int Endod J, 2010,43(1):2-15.

[33] White RR, Goldman M, Lin PS. The inluence of the smeared layer upon dentinal tubule penetration by plastic filling materials. J Endod, 1984,10(12):558-562.

[34] Oksan T, Aktener BO, Sen BH, et al. The penetration of root canal sealers into dentinal tubules. A scanning electron microscopic study. Int Endod J, 1993,26(5):301-305.

[35] White RR, Goldman M, Lin PS. The inluence of the smeared layer upon dentinal tubule penetration by endodontic filling materials. Part II.J Endod, 1987,13(8):369-374.

[36] American Association of Endodontists. Colleagues for excellence. Obturation of Root Canal Systems, 2009.

[37] Grossman LI. Root canal therapy. Philadelphia: Lea & Febiger, 1940.

[38] Koch CRET B L T. A history of dentistry. Fort Wayne IN: National Art, 1909.

[39] Grossman LI. Endodontics 1776-1976: a bicentennial history against the background of general dentistry. J Am Dent Assoc, 1976,93(1):78-87.

[40] Perry SG. Preparing and filling the roots of teeth. Dental Cosmos, 1883, 25:1.

[41] Keane HC. A century of service to dentistry. Philadelphia: SS White Dental, 1944.

[42] Weinberger BW. An introduction to the history of dentistry. St Louis MO: Mosby, 1948.

[43] Callahan JR. Rosin solution for the sealing of the dental tubuli as an adjuvant in the filling of root canals. J Allied Dent Soc, 1914,9:110.

[44] Cohen SB, History RC//Company CM, editor. Pathways of the pulp. St. Louis. MO: Elsevier, 1980:687-701.

[45] Brady JM, del Rio CE. Corrosion of endodontic silver cones in humans: a scanning electron microscope and X-ray microprobe study. J Endod, 1975,1(6):205-210.

[46] Goldberg F. Relation between corroded silver points and endodontic failures. J Endod, 1981,7(5):224-227.

[47] Seltzer S, Green DB, Weiner N, DeRenzis F.A scanning electron microscope examination of silver cones removed from endodontically treated teeth. Oral Surg Oral Med Oral Pathol, 1972,33(4):589-605.

[48] Sargenti A. Endodontic course for the general practitioner. 3rd ed. Bruxelles, Belgium: EES, 1965.

[49] Sargenti A. The endodontic debate ends? CDS Rev, 1977,70(1):28-29.

[50] Sargenti A. The Sargenti N-2 method. Dent Surv, 1978,54(10):55-58.

[51] Oswald RJ, Cohn SA. Systemic distribution of lead from root canal fillings. J Endod, 1975,1(2):59-63.

[52] Block RM, Lewis RD, et al. Systemic distribution of N2 paste containing 14C paraformaldehyde following root canal therapy in dogs. Oral Surg Oral Med Oral Pathol, 1980,50(4):350-360.

[53] Cohler CM, Newton CW, Patterson SS, et al. Studies of Sargenti's technique of end-odontic treatment: short-term response in monkeys. J Endod, 1980,6(3):473-478.

[54] Gutmann JL. Adaptation of injected thermoplasticized gutta-percha in the absence of the dentinal smear layer. Int Endod J, 1993,26(2):87-92.

[55] Kleier DJ, Averbach RE. Painful dysesthesia of the inferior alveolar nerve following use of a paraformaldehyde-containing root canal sealer. Endod Dent Traumatol, 1988,4(1):46-48.

[56] Peng L, Ye L, Tan H, et al. Outcome of root canal obturation by warm gutta-percha versus cold lateral condensation: a meta-analysis. J Endod, 2007,33(2):106-109.

[57] Schaeffer MA, White RR, Walton RE. Determining the optimal obturation length: a meta-analysis of literature. J Endod, 2005,31(4):271-274.

[58] Chugal NM, Clive JM, Spangberg LS. A prognostic model for assessment of the outcome of endodontic treatment: effect of biologic and diagnostic variables. Oral Surg Oral Med Oral Pathol Oral Radiol Endod, 2001,91(3):342-352.

[59] Ray HA, Trope M. Periapical status of endodontically treated teeth in relation to the technical quality of the root filling and the coronal restoration. Int Endod J, 1995,28(1):12-18.

[60] Hata G, Kawazoe S, Toda T, et al. Sealing ability of Thermail with and without sealer. J Endod, 1992,18(7):322-326.

[61] Najar AL, Saquy PC, Vansan LP, et al. Adhesion of a glass-ionomer root canal sealer to human dentine. Aust Endod J, 2003,29(1):20-22.

[62] Gutmann JL, Rakusin H. Perspectives on root canal obturation with thermoplasticized injectable gutta-percha. Int Endod J, 1987,20(6):261-270.

[63] Yesilsoy C, Koren LZ, Morse DR, et al. A comparative tissue toxicity evaluation of established and newer root canal sealers. Oral Surg Oral Med Oral Pathol, 1988,65(4):459-467.

[64] Carvalho-Junior JR, Guimaraes LF, Correr-Sobrinho L, et al. Evaluation of solubility, disintegration, and dimensional alterations of a glass ionomer root canal sealer. Braz Dent J, 2003,14(2):114-118.

[65] Versiani MA, Carvalho-Junior JR, Padilha MI, et al. A comparative study of physicochemical properties of AH plus and epiphany root canal seal-ants. Int Endod J, 2006,39(6):464-471.

[66] Ersahan S, Aydin C. Dislocation resistance of iRoot SP, a calcium silicate-based sealer, from radicular dentine. J Endod, 2010,36(12):2000-2002.

[67] Tagger M, Tagger E, Tjan AH, et al. Measurement of adhesion of endodontic sealers to dentin. J Endod. 2002;28(5):351-354.

[68] Zhou HM, Shen Y, Zheng W, et al. Physical properties of 5 root canal sealers. J Endod. 2013;39(10):1281-1286.

[69] Borges RP, Sousa-Neto MD, Versiani MA, et al. Changes in the surface of four calcium silicate-containing endodontic materials and an epoxy resin-based sealer after a solubility test. Int Endod J, 2012,45(5):419-428.

[70] Kim TG, Lee YH, Lee NH, et al. The antioxidant property of pachymic acid improves bone disturbance against AH plus-induced inlammation in MC-3T3 E1 cells. J Endod, 2013,39(4):461-466.

[71] Schweikl H, Schmalz G, Federlin M. Mutagenicity of the root canal sealer AHPlus in the Ames test. Clin Oral Investig, 1998,2(3):125-129.

[72] Camps J, About I. Cytotoxicity testing of endodontic sealers: a new method. J Endod, 2003,29(9):583-586.

[73] Eldeniz AU, Mustafa K, Orstavik D, et al. Cytotoxicity of new resin-, calcium hydroxide-and silicone-based root canal sealers on fibroblasts derived from human gingiva and L929 cell lines. Int Endod J, 2007,40(5):329-337.

[74] Leyhausen G, Heil J, Reifferscheid G, et al. Genotoxicity and cytotoxic-ity of the epoxy resin-based root canal sealer AH plus. J Endod, 1999,25(2):109-113.

[75] Bouillaguet S, Wataha JC, Lockwood PE, et al. Cytotoxicity and sealing properties of four classes of endodontic sealers evaluated by succinic dehydrogenase activity and confocal laser scanning microscopy. Eur J Oral Sci, 2004,112(2):182-187.

[76] Fujisawa S, Atsumi T. Cytotoxicities of a 4-META/MMA-TBBO resin against human pulp fibroblasts. Dent Mater J, 2004,23(2):106-108.

[77] Huumonen S, Lenander-Lumikari M, Sigurdsson A, et al. Healing of apical periodontitis after endodontic treatment: a comparison between a silicone-based and a zinc oxide-eugenol- based sealer. Int Endod J, 2003,36(4):296-301.

[78] Wu MK, Tigos E, Wesselink PR. An 18-month longitudinal study on a new silicon-based sealer, RSA RoekoSeal: a leakage study in vitro. Oral Surg Oral Med Oral Pathol Oral Radiol Endod, 2002,94(4):499-502.

[79] Miletic I, Anic I, Karlovic Z, et al. Cytotoxic effect of four root filling materials. Endod Dent Traumatol, 2000,16(6):287-290.

[80] Schwarze T, Leyhausen G, Geurtsen W. Long-term cytocompatibility of various endodontic sealers using a new root canal model. J Endod, 2002,28(11):749-753.

[81] Hovland EJ, Dumsha TC. Leakage evaluation in vitro of the root canal sealer cement Sealapex. Int Endod J, 1985,18(3):179-182.

[82] Huang FM, Tai KW, Chou MY, et al. Cytotoxicity of resin-, zinc oxide-eugenol-, and calcium hydroxide-based root canal sealers on human periodontal ligament cells and permanent V79 cells. Int Endod J, 2002,35(2):153-158.

[83] Aboush YE, Jenkins CB. An evaluation of the bonding of glass-ionomer restoratives to den-tine and enamel. Br Dent J, 1986,161(5):179-184.

[84] Powis DR, Folleras T, Merson SA, et al. Improved adhesion of a glass ionomer cement to dentin and enamel. J Dent Res,

1982,61(12):1416-1422.

[85] Timpawat S, Harnirattisai C, Senawongs P. Adhesion of a glass-ionomer root canal sealer to the root canal wall. J Endod, 2001,27(3):168-171.

[86] Vollenweider M, Brunner TJ, Knecht S, et al. Remineralization of human dentin using ultraine bioactive glass particles. Acta Biomater, 2007,3(6):936-943.

[87] Gubler M, Brunner TJ, Zehnder M, et al. Do bioactive glasses convey a disinfecting mechanism beyond a mere increase in pH? Int Endod J, 2008,41(8):670-678.

[88] Wang Z, Shen Y, Haapasalo M. Dentin extends the antibacterial effect of endodontic sealers against enterococcus faecalis bioilms. J Endod, 2014,40(4):505-508.

[89] Zhang H, Shen Y, Ruse ND, et al. Antibacterial activity of endodontic sealers by modiied direct contact test against enterococcus faecalis. J Endod, 2009,35(7):1051-1055.

[90] Zhang W, Li Z, Peng B. Ex vivo cytotoxicity of a new calcium silicate-based canal filling material. Int Endod J, 2010,43(9):769-774.

[91] Zhang W, Li Z, Peng B. Assessment of a new root canal sealer's apical sealing ability. Oral Surg Oral Med Oral Pathol Oral Radiol Endod, 2009,107(6):e79-e82.

[92] Ersahan S, Aydin C. Solubility and apical sealing characteristics of a new calcium silicate-based root canal sealer in comparison to calcium hydroxide-, methacrylate resin- and epoxy resin-based sealers. Acta Odontol Scand, 2013,71(3-4):857-862.

[93] Nagas E, Uyanik MO, Eymirli A, et al. Dentin moisture conditions affect the adhesion of root canal sealers. J Endod, 2012,38(2):240-244.

[94] Parirokh M, Torabinejad M. Mineral trioxide aggregate: a comprehensive literature review-part Ⅲ : clinical applications, drawbacks, and mechanism of action. J Endod, 2010,36(3):400-413.

[95] Torabinejad M, Parirokh M.Mineral trioxide aggregate: a comprehensive literature review—part Ⅱ: leakage and biocompatibility investigations. J Endod, 2010,36(2):190-202.

[96] Wang Z. Bioceramic materials in endodontics. Endod Top, 2015,32(1):3-30.

[97] Haapasalo M, Parhar M, Huang X, et al. Clinical use of bioceramic materials. Endod Top, 2015,32(1):97-117.

[98] Koch K, Brave D, Nasseh AA. A review of bioceramic technology in endodontics. Roots, 2012,4:6-12.

[99] Camilleri J, Pitt Ford TR. Mineral trioxide aggregate: a review of the constituents and biological properties of the material. Int Endod J, 2006,39(10):747-754.

[100] Reyes-Carmona JF, Felippe MS, Felippe WT. Biomineralization ability and interaction of mineral trioxide aggregate and white portland cement with dentin in a phosphate-containing luid. J Endod, 2009,35(5):731-736.

[101] Schilder H, Goodman A, Aldrich W. The thermomechanical properties of gutta-percha. I. The compressibility of gutta-percha. Oral Surg Oral Med Oral Pathol, 1974,37(6):946-953.

[102] Marciano J, Michailesco P, Abadie MJ. Stereochemical structure characterization of dental gutta-percha. J Endod, 1993,19(1):31-34.

[103] Friedman CE, Sandrik JL, Heuer MA, et al. Composition and physical properties of gutta-percha endodontic filling materials. J Endod, 1977,3(8):304-308.

[104] Wong M, Peters DD, Lorton L, et al. Comparison of gutta-percha filling techniques: three chloroform—gutta-percha filling techniques, part 2. J Endod, 1982,8(1):4-9.

[105] Moorer WR, Genet JM. Antibacterial activity of gutta-percha cones attributed to the zinc oxide component. Oral Surg Oral Med Oral Pathol, 1982,53(5):508-517.

[106] Tagger M, Gold A. Flow of various brands of Gutta-percha cones under in vitro thermome-chanical compaction. J Endod, 1988,14(3):115-120.

[107] Bunn CW. Molecular structure and rubber-like elasticity: I. The crystal structures of b guttapercha, rubber and polychloroprene. Proc Math Phys Eng Sci, 1941,180:40-66.

[108] Fisher D.Crystal structures of gutta-percha. Proc R Soc Lond A Biol Sci, 1952,66:7-16.

[109] Schilder H, Goodman A, Aldrich W. The thermomechanical properties of gutta-percha. 3. Determination of phase transition temperatures for gutta-percha. Oral Surg Oral Med Oral Pathol, 1974,38(1):109-114.

[110] Goppel JMA, J.J. The degree of crystallization in frozen row rubber and stretched vulcanized rubber. Appl Sci Res, 1948,1:310-319.

[111] Smith TL. Strength and related properties of elastomeric block copolymers. IBM J Res Dev, 1977,21:154-167.

[112] Budavari S, O'Neil MJ, Smith A, et al. The Merck index. 12th ed. Whitehouse Station, NJ: Merck, 1996.

[113] Schilder H, Goodman A, Aldrich W. The thermomechanical properties of gutta-percha. Part V. Volume changes in bulk gutta-percha as a function of temperature and its relationship to molecular phase transformation. Oral Surg Oral Med Oral Pathol, 1985,59(3):285-296.

[114] Mc ED. Physical properties of root canal filling materials. J Am Dent Assoc, 1955,50(4):433-440.

[115] Meyer KM, Kollmar F, Schirrmeister JF, et al. Analysis of shrinkage of different gutta-percha types using optical measurement methods. Schweiz Monatsschr Zahnmed, 2006,116(4):356-361.

[116] Shipper G, Trope M.In vitro microbial leakage of endodontically treated teeth using new and standard obturation techniques. J Endod, 2004,30(3):154-158.

[117] Tay FR, Pashley DH. Monoblocks in root canals: a hypothetical or a tangible goal. J Endod, 2007,33(4):391-398.

[118] Oliet S, Sorin SM. Effect of aging on the mechanical properties of hand-rolled gutta-percha endodontic cones. Oral Surg Oral Med Oral Pathol, 1977,43(6):954-962.

[119] Hiraishi N, Yau JY, Loushine RJ, et al. Susceptibility of a polycaprolactone-based root canal-filling material to degradation. Ⅲ. Turbidimetric evalua-tion of enzymatic hydrolysis. J Endod, 2007,33(8):952-956.

[120] Tay FR, Pashley DH, Yiu CK, et al. Susceptibility of a polycaprolactone-based root canal filling material to degradation. Ⅱ Gravimetric evaluation of enzymatic hydrolysis. J Endod, 2005,31(10):737-741.

[121] Whatley JD, Spolnik KJ, Vail MM, et al. Susceptibility of methacrylate-based root canal filling to degradation by bacteria found in endodontic infec-tions. Quintessence Int (Berlin, Germany: 1985), 2014,45(8):647-652.

[122] Doyle MD, Loushine RJ, Agee KA, et al. Improving the performance of EndoRez root canal sealer with a dual-cured two-step self-etch adhesive. I. Adhesive strength to dentin. J Endod, 2006,32(8):766-770.

[123] Kardon BP, Kuttler S, Hardigan P, et al. An in vitro evaluation of the sealing ability of a new root-canal-obturation system. J Endod, 2003,29(10):658-661.

[124] Tay FR, Loushine RJ, Monticelli F, et al. Effectiveness of resin-coated gutta-percha cones and a dual-cured, hydrophilic methacrylate

resin-based sealer in obturting root canals. J Endod, 2005,31(9):659-664.

[125] Zmener O, Pameijer CH, Serrano SA, et al. Signiicance of moist root canal dentin with the use of methacrylate-based endodontic sealers: an in vitro coronal dye leakage study. J Endod, 2008,34(1):76-79.

[126] Nikhil V, Singh V, Singh S. Relationship between sealing ability of Activ GP and Gutta low and methods of calcium hydroxide removal. J Conserv Dent, 2012,15(1):41-45.

[127] Alani A, Knowles JC, Chrzanowski W, et al. Ion release characteristics, pre-cipitate formation and sealing ability of a phosphate glass-polycaprolactone-based composite for use as a root canal obturation material. Dent Mater, 2009,25(3):400-410.

[128] Carvalho CN, Martinelli JR, Bauer J, et al. Micropush-out dentine bond strength of a new gutta-percha and niobium phosphate glass composite. Int Endod J, 2015,48(5):451-459.

[129] Marending M, Bubenhofer SB, Sener B, et al. Primary assessment of a self-adhesive gutta-percha material. Int Endod J, 2013,46(4):317-322.

[130] Mohn D, Zehnder M, Imfeld T, et al. Radio-opaque nanosized bioactive glass for potential root canal application: evaluation of radiopacity, bioactivity and alkaline capacity. Int Endod J, 2010,43(3):210-217.

[131] De-Deus G, Brandao MC, Fidel RA, et al. The sealing ability of GuttaFlow in oval-shaped canals: an ex vivo study using a polymicrobial leakage model. Int Endod J, 2007,40(10):794-799.

[132] Elayouti A, Achleithner C, Lost C, et al. Homogeneity and adaptation of a new gutta-percha paste to root canal walls. J Endod, 2005,31(9):687-690.

[133] Camilleri J. Composition and setting reaction//Camilleri J, editor. Mineral trioxide aggregate in dentistry: from preparation to application. New York: Springer, 2014.

[134] Koh ET, McDonald F, Pitt Ford TR, et al. Cellular response to mineral trioxide aggregate. J Endod, 1998,24(8):543-547.

[135] Koh ET, Torabinejad M, Pitt Ford TR, et al. Mineral trioxide aggregate stimulates a biological response in human osteoblasts. J Biomed Mater Res, 1997,37(3):432-439.

[136] Mente J, Geletneky B, Ohle M, et al. Mineral trioxide aggregate or calcium hydroxide direct pulp capping: an analysis of the clinical treatment outcome. J Endod, 2010,36(5):806-813.

[137] Nair PN, Duncan HF, Pitt Ford TR, et al. Histological, ultrastructural and quantitative investigations on the response of healthy human pulps to experimental capping with mineral trioxide aggregate: a randomized controlled trial. Int Endod J, 2008,41(2):128-150.

[138] Torabinejad M, Pitt Ford TR. Root end filling materials: a review. Endod Dent Traumatol, 1996,12(4):161-178.

[139] Baek SH, Plenk H Jr, Kim S. Periapical tissue responses and cementum regeneration with amalgam, SuperEBA, and MTA as root-end filling materials. J Endod, 2005,31(6):444-449.

[140] Sarkar NK, Caicedo R, Ritwik P, et al. Physicochemical basis of the biologic properties of mineral trioxide aggregate. J Endod, 2005,31(2):97-100.

[141] Martin RL, Monticelli F, Brackett WW, et al. Sealing properties of mineral trioxide aggregate orthograde apical plugs and root fillings in an in vitro apexiication model. J Endod, 2007,33(3):272-275.

[142] Holden DT, Schwartz SA, Kirkpatrick TC, et al. Clinical outcomes of artiicial root-end barriers with mineral trioxide aggregate in teeth with immature apices. J Endod, 2008,34(7):812-817.

[143] Witherspoon DE, Small JC, Regan JD, et al. Retrospective analysis of open apex teeth obturated with mineral trioxide aggregate. J Endod, 2008,34(10):1171-1176.

[144] Giovarruscio M, Uccioli U, Malentacca A, et al. A technique for placement of apical MTA plugs using modiied Thermail carriers for the filling of canals with wide apices. Int Endod J, 2013,46(1):88-97.

[145] Ber BS, Hatton JF, Stewart GP. Chemical modiication of proroot mta to improve handling characteristics and decrease setting time. J Endod, 2007,33(10):1231-1234.

[146] Bortoluzzi EA, Broon NJ, Bramante CM, et al. The inluence of calcium chloride on the setting time, solubility, disintegration, and pH of mineral trioxide aggregate and white Portland cement with a radiopaciier. J Endod, 2009,35(4):550-554.

[147] Torabinejad M, Hong CU, McDonald F, et al. Physical and chemical properties of a new root-end filling material. J Endod, 1995,21(7):349-353.

[148] Johnson BR. Considerations in the selection of a root-end filling material. Oral Surg Oral Med Oral Pathol Oral Radiol Endod, 1999,87(4):398-404.

[149] Allison DA, Weber CR, Walton RE. The inluence of the method of canal preparation on the quality of apical and coronal obturation. J Endod, 1979,5(10):298-304.

[150] Peters OA. Current challenges and concepts in the preparation of root canal systems: a review. J Endod, 2004,30(8):559-567.

[151] Marlin J, Schilder H. Physical properties of gutta-percha when subjected to heat and vertical condensation. Oral Surg Oral Med Oral Pathol, 1973,36(6):872-879.

[152] Administration FDA. Memorandum to state drug oficials. Washington D C : Government Printing Oice, 1974.

[153] Council on Dental Therapeutics. Accepted dental therapeutics. 37th ed. Bethesda, MA: American Dental Associatio, 1979.

[154] IARC. Monographs on the evaluation of carcinogenic risk to humans. Int Agency Res Cancer Suppl, 1987,7:152-154.

[155] Allard U, Andersson L. Exposure of dental personnel to chloroform in root-filling procedures. Endod Dent Traumatol, 1992,8(4):155-159.

[156] Wennberg A, Orstavik D. Evaluation of alternatives to chloroform in endodontic practice. Endod Dent Traumatol, 1989,5(5):234-237.

[157] Wourms DJ, Campbell AD, Hicks ML, et al. Alternative solvents to chloroform for gutta-percha removal. J Endod, 1990,16(5):224-226.

[158] Hunter KR, Doblecki W, Pelleu GB Jr. Halothane and eucalyptol as alternatives to chloro-form for softening gutta-percha. J Endod, 1991,17(7):310-311.

[159] Grossman LI, Lally ET. Assessment of irritation potential of essential oils for root canal cement. J Endod, 1982,8(5):208-212.

[160] Morse DR, Martell B, Pike CG, et al. A comparative tissue toxicity evaluation of Gutta-percha root canal sealers. Part I Six-hour indings. J Endod, 1984,10(6):246-249.

[161] Allison DA, Michelich RJ, Walton RE. The inluence of master cone adaptation on the quality of the apical seal. J Endod, 1981,7(2):61-65.

[162] Blum JY, Esber S, Micallef JP. Analysis of forces developed during obturations. Comparison of three gutta-percha techniques. J Endod, 1997,23(5):340-345.

[163] Bailey GC, Cunnington SA, Ng YL, et al. Ultrasonic condensation of gutta-percha: the effect of power setting and activation time on temperature rise at the root surface—an in vitro study. Int Endod J, 2004,37(7):447-454.

[164] Buchanan LS. The continuous wave of obturation technique: 'centered' condensation of warm gutta percha in 12 seconds. Dent Today,

1996,15(1):60-2] 64-67.

[165] Lipski M. Root surface temperature rises in vitro during root canal obturation with thermoplasticized gutta-percha on a carrier or by injection. J Endod, 2004,30(6):441-443.

[166] Yee FS, Marlin J, Krakow AA, et al.Three-dimensional obturation of the root canal using injection-molded, thermoplasticized dental gutta-percha. J Endod, 1977,3(5):168-174.

[167] Tanomaru-Filho M, Pinto RV, Bosso R, et al. Evaluation of the thermoplasticity of gutta-percha and Resilon(R) using the Obtura Ⅱ system at different temperature settings. Int Endod J, 2011,44(8):764-768.

[168] Kontakiotis EG, Tzanetakis GN, Loizides AL. A 12-month longitudinal in vitro leakage study on a new silicon-based root canal filling material (Gutta-low). Oral Surg Oral Med Oral Pathol Oral Radiol Endod, 2007,103(6):854-859.

[169] Mc SJ. Self-study course for the Thermatic condensation of Gutta-Percha. Toledo, OH: Ransomand Randolph, 1980.

[170] Venturi M. Evaluation of canal filling after using two warm vertical gutta-percha compaction techniques in vivo: a preliminary study. Int Endod J, 2006,39(7):538-546.

[171] Gencoglu N, Yildirim T, Garip Y, et al. Effectiveness of different gutta-percha techniques when filling experimental internal resorptive cavities. Int Endod J, 2008,41(10):836-842.

[172] Ordinola-Zapata R, Bramante CM, de Moraes IG, et al. Analysis of the gutta-percha illed area in C-shaped mandibular molars obturated with a modiied MicroSeal technique. Int Endod J, 2009,42(3):186-197.

[173] Chu CH, Lo EC, Cheung GS. Outcome of root canal treatment using Thermail and cold lateral condensation filling techniques. Int Endod J, 2005,38(3):179-185.

[174] Gandoli MG, Parrilli AP, Fini M, et al. 3D micro-CT analysis of the interface voids associated with Thermail root fillings used with AH plus or a lowable MTA sealer. Int Endod J, 2013,46(3):253-263.

[175] Gopikrishna V, Parameswaren A. Coronal sealing ability of three sectional obturation tech-niques—SimpliFill, Thermail and warm vertical compaction—compared with cold lateral condensation and post space preparation. Aust Endod J, 2006,32(3):95-100.

[176] Mente J, Leo M, Panagidis D, et al. Treatment outcome of mineral trioxide aggregate in open apex teeth. J Endod, 2013,39(1):20-26.

[177] Combe EC, Cohen BD, Cummings K. Alpha- and beta-forms of gutta-percha in products for root canal filling. Int Endod J, 2001,34(6):447-451.

[178] Gurgel-Filho ED, Andrade Feitosa JP, Teixeira FB, et al. Chemical and X-ray analyses of ive brands of dental gutta-percha cone. Int Endod J, 2003,36(4):302-307.

[179] Marciano J, Michailesco PM. Dental gutta-percha: chemical composition, X-ray identiication, enthalpic studies, and clinical implications. J Endod, 1989,15(4):149-153.

[180] Camps JJ, Pertot WJ, Escavy JY, et al. Young's modulus of warm and cold gutta-percha. Endod Dent Traumatol. 1996;12(2):50-53.

[181] Clinton K, Van Himel T. Comparison of a warm gutta-percha obturation technique and lateral condensation. J Endod, 2001,27(11):692-695.

[182] Dummer PM, McGinn JH, Rees DG. The position and topography of the apical canal constriction and apical foramen. Int Endod J, 1984,17(4):192-198.

[183] Aminoshariae A, Kulild JC. Master apical ile size—smaller or larger: a systematic review of healing outcomes. Int Endod J, 2015,48(7):639-647.

[184] Gilhooly RM, Hayes SJ, Bryant ST, et al. Comparison of lateral condensation and thermomechanically compacted warm alpha-phase gutta-percha with a single cone for obturating curved root canals. Oral Surg Oral Med Oral Pathol Oral Radiol Endod, 2001,91(1):89-94.

[185] Goodman A, Schilder H, Aldrich W. The thermomechanical properties of gutta-percha. Part IV. A thermal proile of the warm gutta-percha packing procedure. Oral Surg Oral Med Oral Pathol, 1981,51(5):544-551.

[186] Venturi M, Di Lenarda R, Breschi L. An ex vivo comparison of three different gutta-percha cones when compacted at different temperatures: rheological considerations in relation to the filling of lateral canals. Int Endod J, 2006,39(8):648-656.

[187] Pogrel MA. Permanent nerve damage from inferior alveolar nerve blocks—an update to include articaine. J Calif Dent Assoc, 2007,35(4):271-273.

[188] Tilotta-Yasukawa F, Millot S, El Haddioui A, et al. Labiomandibular pares-thesia caused by endodontic treatment: an anatomic and clinical study. Oral Surg Oral Med Oral Pathol Oral Radiol Endod, 2006,102(4):e47-e59.

[189] Gambarini G, Plotino G, Grande NM, et al. Differential diagnosis of endodontic-related inferior alveolar nerve paraesthesia with cone beam com-puted tomography: a case report. Int Endod J, 2011,44(2):176-181.

[190] Dodd RB, Dodds RN, Hocomb JB. An endodontically induced maxillary sinusitis. J Endod, 1984,10(10):504-506.

[191] Yamaguchi K, Matsunaga T, Hayashi Y. Gross extrusion of endodontic obturation materials into the maxillary sinus: a case report. Oral Surg Oral Med Oral Pathol Oral Radiol Endod, 2007,104(1):131-134.

[192] Kaplowitz GJ. Penetration of the maxillary sinus by overextended gutta percha cones. Report of two cases. Clin Prev Dent, 1985,7(2):28-30.

[193] Liston PN, Walters RF. Foreign bodies in the maxillary antrum: a case report. Aust Dent J, 2002,47(4):344-346.

[194] Costa F, Robiony M, Toro C, et al. Endoscopically assisted procedure for removal of a foreign body from the maxillary sinus and contemporary endodontic surgical treatment of the tooth. Head Face Med, 2006,2:37.

[195] Fava LR. Calcium hydroxide paste in the maxillary sinus: a case report. Int Endod J, 1993,26(5):306-310.

[196] Horre R, Schumacher G, Marklein G, et al. Case report. Maxillary sinus infection due to Emericella nidulans. Mycoses, 2002,45(9-10):402-405.

[197] Orlay HG. overfilling in root canal treatment. Two accidents with N2. Brit Dental J, 1966,120(8):376.

[198] Yaltirik M, Kocak Berberoglu H, Koray M, et al. Orbital pain and headache secondary to overfilling of a root canal. J Endod, 2003,29(11):771-772.

[199] Haidar Z. Facial pain of uncommon origin. Oral Surg Oral Med Oral Pathol, 1987,63(6):748-749.

[200] Patel S, Dawood A, Ford TP, et al. The potential applications of cone beam computed tomography in the management of endodontic problems. Int Endod J, 2007,40(10):818-830.

[201] Batur YB, Ersev H. Five-year follow-up of a root canal filling material in the maxillary sinus: a case report. Oral Surg Oral Med Oral Pathol Oral Radiol Endod, 2008,106(4):e54-e56.

[202] Ishikawa M, Mizuno T, Yamazaki Y, et al. Migration of gutta-percha point from a root canal into the ethmoid sinus. Br J Oral

105

Maxillofac Surg, 2004,42(1):58-60.

[203] Bjorndal L, Amaloo C, Markvart M, et al. Maxillary sinus impaction of a Core carrier causing sustained apical periodontitis, sinusitis, and nasal steno-sis: a 3-year follow-up. J Endod, 2016,42(12):1851-1858.

[204] Gutmann JL, Saunders WP, Saunders EM, et al. A assessment of the plastic Thermail obturation technique. Part 1] Radiographic evaluation of adaptation and placement. Int Endod J, 1993,26(3):173-178.

[205] Brooks JK, Kleinman JW. Retrieval of extensive gutta-percha extruded into the maxillary sinus: use of 3-dimensional cone-beam computed tomography. J Endod, 2013,39(9):1189-1193.

[206] Khongkhunthian P, Reichart PA. Aspergillosis of the maxillary sinus as a complication of overfilling root canal material into the sinus: report of two cases. J Endod, 2001,27(7):476-478.

[207] Legent F, Billet J, Beauvillain C, et al. The role of dental canal fillings in the development of Aspergillus sinusitis. A report of 85 cases. Arch Otorhinolaryngol, 1989,246(5):318-320.

[208] Mensi M, Piccioni M, Marsili F, et al. Risk of maxillary fungus ball in patients with endodontic treatment on maxillary teeth: a case-control study. Oral Surg Oral Med Oral Pathol Oral Radiol Endod, 2007,103(3):433-436.

[209] Ahonen M, Tjaderhane L. Endodontic-related paresthesia: a case report and literature review. J Endod, 2011,37(10):1460-1464.

[210] Escoda-Francoli J, Canalda-Sahli C, Soler A, et al. Inferior alveolar nerve damage because of overextended endodontic material: a problem of sealer cement bio-compatibility? J Endod, 2007,33(12):1484-1489.

[211] Di Lenarda R, Cadenaro M, Stacchi C. Paresthesia of the mental nerve induced by periapical infection: a case report. Oral Surg Oral Med Oral Pathol Oral Radiol Endod, 2000,90(6):746-749.

[212] Giuliani M, Lajolo C, Deli G, et al. Inferior alveolar nerve paresthesia caused by endodontic pathosis: a case report and review of the literature. Oral Surg Oral Med Oral Pathol Oral Radiol Endod, 2001,92(6):670-674.

[213] Knowles KI, Jergenson MA, Howard JH. Paresthesia associated with endodontic treatment of mandibular premolars. J Endod, 2003,29(11):768-770.

[214] Ngeow WC. Is there a "safety zone" in the mandibular premolar region where damage to the mental nerve can be avoided if periapical extrusion occurs? Canad Dental Assoc J, 2010,76:a61.

[215] Poveda R, Bagan JV, Fernandez JM, et al. Mental nerve paresthesia associated with endodontic paste within the mandibular canal: report of a case. Oral Surg Oral Med Oral Pathol Oral Radiol Endod, 2006,102(5):e46-e49.

[216] Pelka M, Petschelt A. Permanent mimic musculature and nerve damage caused by sodium hypochlorite: a case report. Oral Surg Oral Med Oral Pathol Oral Radiol Endod, 2008,106(3):e80-e83.

[217] Kruse A, Hellmich N, Luebbers HT, et al. Neurological deicit of the facial nerve after root canal treatment. Oral Surg Oral Med Oral Pathol Oral Radiol Endod, 2009,108(2):e46-e48.

[218] Pogrel MA.Damage to the inferior alveolar nerve as the result of root canal therapy. J Am Dent Assoc, 2007,138(1):65-69.

[219] Hume WR. Effect of eugenol on respiration and division in human pulp, mouse fibroblasts, and liver cells in vitro. J Dent Res, 1984,63(11):1262-1265.

[220] Morse DR. Endodontic-related inferior alveolar nerve and mental foramen paresthesia. Compend Contin Educ Dent (Jamesburg, NJ: 1995). 1997;18(10):963-8] 970-963, 976-968 passim; quiz 998

[221] Cohenca N, Rotstein I. Mental nerve paresthesia associated with a non-vital tooth. Endod Dent Traumatol, 1996,12(6):298-300.

[222] Jerjes W, Swinson B, Banu B, et al. Paraesthesia of the lip and chin area resolved by endodontic treatment: a case report and review of literature. Br Dent J, 2005,198(12):743-745.

[223] Ozkan BT, Celik S, Durmus E. Paresthesia of the mental nerve stem from periapical infec-tion of mandibular canine tooth: a case report. Oral Surg Oral Med Oral Pathol Oral Radiol Endod, 2008,105(5):e28-e31.

[224] Forman GH, Rood JP. Successful retrieval of endodontic material from the inferior alveolar nerve. J Dent, 1977,5(1):47-50.

[225] Nitzan DW, Stabholz A, Azaz B. Concepts of accidental overfilling and overinstrumentation in the mandibular canal during root canal treatment. J Endod, 1983,9(2):81-85.

[226] Fanibunda K, Whitworth J, Steele J. The management of thermomechanically compacted gutta percha extrusion in the inferior dental canal. Br Dent J, 1998,184(7):330-332.

[227] LaBanc JP, Epker BN. Serious inferior alveolar nerve dysesthesia after endodontic procedure: report of three cases. J Am Dent Assoc, 1984,108(4):605-607.

[228] Farren ST, Sadoff RS, Penna KJ. Sodium hypochlorite chemical burn. Case report. N Y State Dent J, 2008,74(1):61-62.

[229] Spangberg LS, Barbosa SV, Lavigne GD. AH 26 releases formaldehyde. J Endod, 1993,19(12):596-598.

[230] Dan AE, Thygesen TH, Pinholt EM. Corticosteroid administration in oral and orthognathic surgery: a systematic review of the literature and meta-analysis. J Oral Maxillofac Surg, 2010,68(9):2207-2220.

[231] Yeler H, Ozec I, Kilic E. Infection-related inferior alveolar and mental nerve paresthesia: case reports. Quintessence Int (Berlin, Germany: 1985), 2004,35(4):313-316.

[232] Blanas N, Kienle F, Sandor GK. Inferior alveolar nerve injury caused by thermoplastic gutta-percha overextension. J Can Dent Assoc, 2004,70(6):384-387.

[233] Scolozzi P, Lombardi T, Jaques B. Successful inferior alveolar nerve decompression for dysesthesia following endodontic treatment: report of 4 cases treated by mandibular sagittal osteotomy. Oral Surg Oral Med Oral Pathol Oral Radiol Endod, 2004,97(5):625-631.

[234] Donoff RB. Surgical management of inferior alveolar nerve injuries (part I): the case for early repair. J Oral Maxillofac Surg, 1995,53(11):1327-1329.

[235] Fleisher KE, Stevens MR. Diagnosis and management of inferior alveolar nerve injury. Compend Contin Educ Dent (Jamesburg, NJ: 1995). 1995;16(10):1028. 1031-1022, 1034-1040

[236] Gregg JM. Surgical management of inferior alveolar nerve injuries (part II): the case for delayed management. J Oral Maxillofac Surg, 1995,53(11):1330-1333.

[237] Ortavik D, Brodin P, Aas E. Paraesthesia following endodontic treatment: survey of the literature and report of a case. Int Endod J, 1983,16(4):167-172.

[238] Patel S, Dawood A, Wilson R, et al. The detection and management of root resorption lesions using intraoral radiography and cone beam computed tomography-an in vivo investigation. Int Endod J, 2009,42(9):831-838.

[239] Patel S, Horner K. The use of cone beam computed tomography in endodontics. Int Endod J, 2009,42(9):755-756.

[240] Bornstein MM, Wiest R, Balsiger R, et al. Anterior Stafne's bone cavity mimicking a periapical lesion of endodontic origin: report of

two cases. J Endod, 2009,35(11):1598-1602.

[241] de Paula-Silva FW, Wu MK, Leonardo MR, et al. Accuracy of periapical radiography and cone-beam computed tomography scans in diagnosing apical periodontitis using histopathological indings as a gold standard. J Endod, 2009,35(7):1009-1012.

[242] Rodrigues CD, Villar-Neto MJ, Sobral AP, et al. Lymphangioma mimicking apical periodontitis. J Endod, 2011,37(1):91-66.

[243] Simon JH, Enciso R, Malfaz JM, et al. Differential diagnosis of large periapical lesions using cone-beam computed tomography measurements and biopsy. J Endod, 2006,32(9):833-837.

[244] Yaltirik M, Ozbas H, Erisen R. Surgical management of overfilling of the root canal: a case report. Quintessence Int (Berlin, Germany: 1985), 2002,33(9):670-672.

[245] Grotz KA, Al-Nawas B, de Aguiar EG, et al. Treatment of injuries to the inferior alveolar nerve after endodontic procedures. Clin Oral Investig, 1998,2(2):73-76.

[246] Fanibunda KB. Adverse response to endodontic material containing paraformaldehyde. Br Dent J, 1984,157(7):231-235.

[247] (ISO) IOfS. Dentistry- Preclinical evaluation of biocompatibility of medical devices used in dentistry-Test methods for dental materials. ISO 7405 1997.

[248] (ISO) IOfS. International Standard. Biological Evaluation of Medical Devices-Part 12: Sample Preparation and Reference Materials. Second Edition. ISO 10993-12 2002.

[249] (ANSI/ADA) ANSIADA. Speciication No. 41: Recommended standard practices for bio-logical evaluation of dental materials. ADA41-2005D.

[250] Consensus report of the European Society of Endodontology on quality guidelines for end-odontic treatment. Int Endod J, 1994,27(3):115-124.

[251] Gambarini G, Romeo U, Tucci E, et al. Cytotoxicity of epiphany SE endodontic sealer: a comparative in vitro study. Med Sci Monit, 2009,15(4):Pi15-8.

[252] Geurtsen W, Leyhausen G. Biological aspects of root canal filling materials--histocompatibil-ity, cytotoxicity, and mutagenicity. Clin Oral Investig, 1997,1(1):5-11.

[253] Tepel J, Darwisch el Sawaf M, Hoppe W. Reaction of inlamed periapical tissue to intracanal medicaments and root canal sealers. Endod Dent Traumatol, 1994,10(5):233-238.

[254] Nair PN, Sjogren U, Krey G, et al. Therapy-resistant foreign body giant cell granuloma at the periapex of a root-filled human tooth. J Endod, 1990,16(12):589-595.

[255] Pascon EA, Spangberg LS. In vitro cytotoxicity of root canal filling materials: 1] Gutta-percha. J Endod, 1990,16(9):429-433.

[256] Scotti R, Tiozzo R, Parisi C, et al. Biocompatibility of various root canal filling materials ex vivo. Int Endod J, 2008,41(8):651-657.

[257] Langeland K. Root canal sealants and pastes. Dent Clin N Am, 1974,18(2):309-327.

[258] Branstetter J, von Fraunhofer JA. The physical properties and sealing action of endodontic sealer cements: a review of the literature. J Endod, 1982,8(7):312-316.

[259] Zmener O. Tissue response to a new methacrylate-based root canal sealer: preliminary obser-vations in the subcutaneous connective tissue of rats. J Endod, 2004,30(5):348-351.

[260] Ferracane JL, Condon JR. Rate of elution of leachable components from composite. Dent Mater, 1990,6(4):282-287.

[261] Boiesen J, Brodin P. Neurotoxic effect of two root canal sealers with calcium hydroxide on rat phrenic nerve in vitro. Endod Dent Traumatol, 1991,7(6):242-245.

[262] Serper A, Ucer O, Onur R, et al. Comparative neurotoxic effects of root canal filling materials on rat sciatic nerve. J Endod, 1998,24(9):592-594.

[263] Kawakami T, Nakamura C, Eda S. Effects of the penetration of a root canal filling material into the mandibular canal. 1. Tissue reaction to the material. Endod Dent Traumatol, 1991,7(1):36-341.

[264] Briseno BM, Willershausen B. Root canal sealer cytotoxicity with human gingival blasts.Ⅲ. Calcium hydroxide-based sealers. J Endod, 1992,18(3):110-113.

[265] Seidler B. Irrationalized endodontics: N2 and us too. J Am Dent Assoc, 1974,89(6):1318-1331.

[266] Sargenti A. Rationalised root canal treatment and the use of cortico-steroids. J Br Endod Soc, 1967,1(1):11-12.

[267] Montgomery S. Paresthesia following endodontic treatment. J Endod, 1976,2(11):345-347.

[268] Kaufman AY, Rosenberg L. Paresthesia caused by Endomethasone. J Endod, 1980,6(4):529-531.

[269] Brodin P. Neurotoxic and analgesic effects of root canal cements and pulp-protecting dental materials. Endod Dent Traumatol, 1988,4(1):1-11.

[270] Allard KU. Paraesthesia--a consequence of a controversial root-filling material? A case report. Int Endod J, 1986,19(4):205-208.

[271] Block RM, Lewis RD, Hirsch J, et al. Systemic distribution of 14C-labeled paraformaldehyde incorporated within Formocresol following pulpotomies in dogs. J Endod, 1983,9(5):176-189.

[272] Rowe AH. Damage to the inferior dental nerve during or following endodontic treatment. Br Dent J, 1983,155(9):306-307.

[273] Briseno BM, Willershausen B. Root canal sealer cytotoxicity on human gingival fibroblasts: 2. Silicone- and resin-based sealers. J Endod, 1991,17(11):537-540.

[274] Schwandt NW, Gound TG. Resorcinol-formaldehyde resin "Russian red" endodontic therapy. J Endod, 2003,29(7):435-437.

[275] Vranas RN, Hartwell GR, Moon PC. The effect of endodontic solutions on resorcinol-formalin paste. J Endod, 2003,29(1):69-72.

[276] Parsons JR, Walton RE, Ricks-Williamson L. In vitro longitudinal assessment of coronal discoloration from endodontic sealers. J Endod, 2001,27(11):699-702.

[277] Davis MC, Walton RE, Rivera EM. Sealer distribution in coronal dentin. J Endod, 2002,28(6):464-466.

[278] Partovi M, Al-Havvaz AH, Soleimani B. In vitro computer analysis of crown discolouration from commonly used endodontic sealers. Aust Endod J, 2006,32(3):116-119.

[279] Elkhazin M. Analysis of coronal discoloration from common obturation materials. An in vitro spectrophotometry study. Saarbruecken: Lambert Academic Publishing, 2011.

[280] Bakland LK. Management of traumatically injured pulps in immature teeth using MTA. J Calif Dent Assoc, 2000,28(11):855-858.

[281] Naik S, Hegde AH. Mineral trioxide aggregate as a pulpotomy agent in primary molars: an in vivo study. J Indian Soc Pedod Prev Dent, 2005,23(1):13-16.

[282] Maroto M, Barberia E, Planells P, et al. Dentin bridge formation after mineral trioxide aggregate (MTA) pulpotomies in primary teeth. Am J Dent, 2005,18(3):151-154.

[283] Song JS, Mante FK, Romanow WJ, et al. Chemical analysis of powder and set forms of Portland cement, gray ProRoot MTA, white ProRoot MTA, and gray MTA-angelus. Oral Surg Oral Med Oral Pathol Oral Radiol Endod, 2006,102(6):809-815.

[284] Bortoluzzi EA, Araujo GS, Guerreiro Tanomaru JM, et al. Marginal gingiva discoloration by gray MTA: a case report. J Endod, 2007,33(3):325-327.

[285] Gutmann JL, Creel DC, Bowles WH. Evaluation of heat transfer during root canal obturation with thermoplasticized gutta-percha. Part I. In vitro heat levels during extrusion. J Endod, 1987,13(8):378-383.

[286] Gutmann JL, Rakusin H, Powe R, et al. Evaluation of heat transfer during root canal obturation with thermoplasticized gutta-percha. Part II. In vivo response to heat levels gener-ated. J Endod, 1987,13(9):441-448.

[287] Eriksson AR, Albrektsson T. Temperature threshold levels for heat-induced bone tissue injury: a vital-microscopic study in the rabbit. J Prosthet Dent, 1983,50(1):101-107.

[288] Lipski M. In vitro infrared thermographic assessment of root surface temperatures gener-ated by high-temperature thermoplasticized injectable gutta-percha obturation technique. J Endod, 2006,32(5):438-441.

[289] Sweatman TL, Baumgartner JC, Sakaguchi RL. Radicular temperatures associated with ther-moplasticized gutta-percha. J Endod, 2001,27(8):512-515.

[290] Satterthwaite JD, Stokes AN, Frankel NT. Potential for temperature change during appli-cation of ultrasonic vibration to intra-radicular posts. Eur J Prosthodont Restor Dent, 2003,11(2):51-56.

[291] Kreisler M, Al-Haj H, D'Hoedt B. Intrapulpal temperature changes during root surface irra-diation with an 809-nm GaAlAs laser. Oral Surg Oral Med Oral Pathol Oral Radiol Endod, 2002,93(6):730-735.

[292] Atrizadeh F, Kennedy J, Zander H. Ankylosis of teeth following thermal injury. J Periodontal Res, 1971,6(3):159-167.

[293] McCullagh JJ, Biagioni PA, Lamey PJ, et al. Thermographic assessment of root canal obturation using thermomechanical compaction. Int Endod J, 1997,30(3):191-195.

[294] Floren JW, Weller RN, Pashley DH, et al. Changes in root surface temperatures with in vitro use of the system B HeatSource. J Endod, 1999,25(9):593-595.

[295] Romero AD, Green DB, Wucherpfennig AL. Heat transfer to the periodontal ligament during root obturation procedures using an in vitro model. J Endod, 2000,26(2):85-87.

[296] Behnia A, McDonald NJ. In vitro infrared thermographic assessment of root surface tempera-tures generated by the thermail plus system. J Endod, 2001,27(3):203-205.

[297] Blanas N, Kienle F, Sandor GK. Injury to the inferior alveolar nerve due to thermoplastic gutta percha. J Oral Maxillofac Surg, 2002,60(5):574-576.

[298] Ulusoy OI, Yilmazoglu MZ, Gorgul G. Effect of several thermoplastic canal filling techniques on surface temperature rise on roots with simulated internal resorption cavities: an infrared thermographic analysis. Int Endod J, 2015,48(2):171-176.

[299] Rivera EM, Walton RE. Longitudinal tooth fractures: indings that contribute to complex endodontic diagnoses. Endod Top, 2007,16(1):82-111.

[300] Wilcox LR, Roskelley C, Sutton T. The relationship of root canal enlargement to finger-spreader induced vertical root fracture. J Endod, 1997,23(8):533-534.

[301] Meister F Jr, Lommel TJ, Gerstein H. Diagnosis and possible causes of vertical root fractures. Oral Surg Oral Med Oral Pathol, 1980,49(3):243-253.

[302] Saw LH, Messer HH. Root strains associated with different obturation techniques. J Endod, 1995,21(6):314-320.

[303] Pitts DL, Matheny HE, Nicholls JI. An in vitro study of spreader loads required to cause vertical root fracture during lateral condensation. J Endod, 1983,9(12):544-550.

[304] Hammad M, Qualtrough A, Silikas N. Effect of new obturating materials on vertical root fracture resistance of endodontically treated teeth. J Endod, 2007,33(6):732-736.

[305] Gharai SR, Thorpe JR, Strother JM, et al. Comparison of generated forces and apical microleakage using nickel-titanium and stainless steel finger spreaders in curved canals. J Endod, 2005,31(3):198-200.

[306] Dang DA, Walton RE. Vertical root fracture and root distortion: effect of spreader design. J Endod, 1989,15(7):294-301.

[307] Blum JY, Cathala C, Machtou P, et al. Analysis of the endogrammes developed during obturations on extracted teeth using system B. J Endod, 2001,27(11):661-665.

[308] Doyon GE, Dumsha T, von Fraunhofer JA. Fracture resistance of human root dentin exposed to intracanal calcium hydroxide. J Endod, 2005,31(12):895-897.

[309] Berry KA, Loushine RJ, Primack PD, et al. Nickel-titanium versus stainless-steel finger spreaders in curved canals. J Endod, 1998,24(11):752-754.

[310] Tidswell HE, Saunders EM, Saunders WP. Assessment of coronal leakage in teeth root illed with gutta-percha and a glass of ionomer root canal sealer. Int Endod J, 1994,27(4):208-212.

[311] Dalat DM, Spangberg LS. Comparison of apical leakage in root canals obturated with various gutta percha techniques using a dye vacuum tracing method. J Endod, 1994,20(7):315-319.

[312] Lopes HP, Neves MA, Elias CN, et al. Comparison of some physical properties of finger spreaders made of stainless steel or nickel-titanium alloys. Clin Oral Investig, 2011,15(5):661-665.

[313] Shahi S, Shakouie S, Rahimi S, et al. Comparison of apical microleakage using Ni-Ti with stainless steel finger spreaders. Iranian Endod J, 2009,4(4):149-151.

[314] Wilson BL, Baumgartner JC. Comparison of spreader penetration during lateral compaction of .04 and .02 tapered gutta-percha. J Endod, 2003,29(12):828-831.

[315] Onnink PA, Davis RD, Wayman BE. An in vitro comparison of incomplete root fractures associated with three obturation techniques. J Endod, 1994,20(1):32-37.

[316] Toure B, Faye B, Kane AW, et al. Analysis of reasons for extraction of endodontically treated teeth: a prospective study. J Endod, 2011,37(11):1512-1515.

[317] Seo DG, Yi YA, Shin SJ, et al. Analysis of factors associated with cracked teeth. J Endod, 2012,38(3):288-292.

[318] Ozer SY. Detection of vertical root fractures by using cone beam computed tomography with variable voxel sizes in an in vitro model. J Endod, 2011,37(1):75-79.

[319] Edlund M, Nair MK, Nair UP. Detection of vertical root fractures by using cone-beam computed tomography: a clinical study. J Endod, 2011,37(6):768-772.

第 **3** 篇

其　他

第7章 药物使用并发症

Zuhair Alkhatib, Rashid El Abed

7.1 引　言

在根管系统内使用的药物繁多，这些药物不仅对根管内的牙髓组织和微生物菌群起作用，同时也对牙周组织有影响。这就是为什么临床医生在选择药物的时候，必须做出正确的选择。要选择的药物既要对微生物起作用，但同时又要对根尖周组织的影响最小，选择药物不当是根管治疗失败最重要的原因。药物在使用过程中应局限在根管内，注意不要将其排出根尖孔外进入根尖周组织。如果发生了这种情况，损伤的根尖周组织就会发生炎症、肿胀，甚至可能导致牙齿丧失。

在本章节中，笔者将根据参考文献和有科学依据的病例报告，来讨论最常见的根管内冲洗药物和暂封药物的使用。

7.2 次氯酸钠

成功的根管治疗需要通过机械预备结合化学冲洗和根管内封药来实现，单凭其中一种技术是无法完成复杂根管的清洁和成形的[1-2]。

在根管治疗中，根管冲洗是治疗成功不可或缺的步骤，而根管冲洗的重点是根管的清洁和成形[3]。理想的冲洗液应具有溶解有机组织和无机组织的能力，并具有抗菌、无毒、低表面张力和润滑作用。然而，到目前为止，还没有一种冲洗液能满足上述所有要求[4]。次氯酸钠是现代根管治疗最常用的冲洗液。1843年，当患者用次氯酸盐溶液洗手时，患者之间的感染率变得非常低，因此它首次被认为是一种抗菌剂。直到1920年，它才首次被用作根管冲洗液，而现如今在世界范围内普遍使用[5]。

次氯酸钠的优点如下：①具有抗菌活性。②具有溶解有机物的能力。③具有漂白作用。④具有润滑作用。⑤具有低表面张力。

冲洗液的浓度仍然是一个有争议的问题。许多学者建议使用5.25%的次氯酸钠，

Z. Alkhatib, B.D.S., M.S. (✉)　R. El Abed
MBR University of Medicine and Health Sciences, Dubai, UAE
e-mail: zzk321@gmail.com

有些人则更建议用 3% 低浓度，甚至 0.5%。目前为止，还没有其他冲洗液能与次氯酸钠的效果相媲美。虽然次氯酸钠具有许多优点，但在使用时必须小心，因为它对活性组织有腐蚀性，其相关损伤性是公认的[6-7]。

7.2.1　并发症

相关文献表明，在临床实践中，次氯酸钠可能会发生潜在的并发症，如下所述[3-5]。

7.2.1.1　意外泄漏

1.衣物损害：根管冲洗过程中最常见的并发症。即使是少量次氯酸钠溅到衣服上，也会迅速导致衣服不可逆性的漂白。

2.眼睛损伤：当患者和（或）操作者的眼睛与冲洗液接触时，会立即出现疼痛、大量积水、剧烈灼伤和红斑，可能导致角膜外层上皮细胞丢失。

3.皮肤损伤：当与裸露的皮肤接触时，次氯酸钠可能引起过敏或皮炎。

4.口腔黏膜损伤：当与口腔黏膜接触时，由于其腐蚀作用，患者会产生不适（味觉不适）、烧灼感和（或）创伤（当反应时间延长时）。如果被误吞，次氯酸钠除了严重影响组织而引起坏死、肿胀、出血充血、糜烂和（或）溃疡外，还可能引起窒息感和呕吐。

7.2.1.2　次氯酸盐溢出根尖而引起的情况

在根管治疗的机械预备阶段，次氯酸钠溢出根尖孔被称为"次氯酸盐事故"，是一种众所周知却较少见的并发症。细胞毒性是次氯酸钠的一个众所周知的缺点，如果它到达根尖周围组织时，可能会引起组织急性损伤。一旦与组织接触，次氯酸钠就会迅速氧化周围组织，快速导致溶血和溃疡，并且抑制中性粒细胞迁移和破坏内皮细胞和成纤维细胞[7]。

这种现象可能导致以下症状：

1.化学性灼伤和组织坏死：鉴于次氯酸盐的广泛使用，这种并发症非常罕见。由于组织的严重急性炎症反应，可能发生局部或广泛组织坏死的化学性灼伤。这将导致口腔内（周围黏膜）和口腔外（皮肤和皮下组织）的组织迅速肿胀。肿胀可能是水肿、出血或两者兼有，并可能超出病灶牙感染区域。上颌窦受累可导致急性鼻窦炎，出血进入间质组织可能导致周围黏膜和面部皮肤的瘀伤和瘀斑，可能形成血肿（图 7.1）。

2.神经系统并发症：已有相关文献报道，当次氯酸钠溢出到根管孔外，则会引起三叉神经的分支下颌神经和眶下神经的感觉异常和麻木感。然而，在这方面还需要更进一步的研究。

3. 上呼吸道阻塞：当使用次氯酸钠进行根管冲洗，而没有对患牙和口腔进行充分隔离时，会导致溶液渗漏到口腔中，导致患者误吸。这可能导致咽喉部受刺激，严重者上呼吸道可能受损。Guivarch 等的系统综述中报道（2017）[8]，有两名患者因次氯酸钠经由下颌后牙根尖孔溢出后，导致颏下和舌下间隙肿胀伴口底抬高，出现气道阻塞，危及生命[9-10]。这种溢出的严重后果包括吞咽困难和呼吸窘迫。在这些紧急情况下，需要在重症监护室住院治疗。

7.2.2　可能的病因

1. 宽大的根尖孔。

2. 缩窄的根尖孔在根管预备或吸收过程中被破坏。

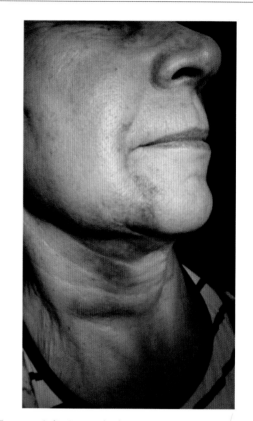

图 7.1　次氯酸钠溢出（由 Dr. Daniel OTT 提供）

3. 冲洗时过度加压。

4. 冲洗针头卡在根管内而使冲洗液不能从冠方离开根管，可能导致大量冲洗液到达根尖组织。

5. 穿孔。

7.2.3　由次氯酸钠引起的并发症及体征

1. 强烈的氯的味道。

2. 烧灼感：当冲洗液涉及上颌窦时，首先观察到的是冲洗液从鼻孔流出，同时鼻腔中闻到次氯酸钠的气味。通常上颌窦有烧灼感而没有剧烈的疼痛，很少或没有出血，也没有立即出现肿胀[8]。

3. 剧烈疼痛。

4. 组织坏死：由于次氯酸钠引起化学性灼伤可导致黏膜和骨坏死，有时可伴有脓性分泌物。

5. 感觉异常：与次氯酸钠接触对包括神经在内的活组织具有高度毒性。因此，冲洗液超出根尖孔后，出现神经症状，如感觉和（或）运动障碍都是可以预料的[5]。

6. 血肿。

7. 溃疡和出血（图 7.2 ）。

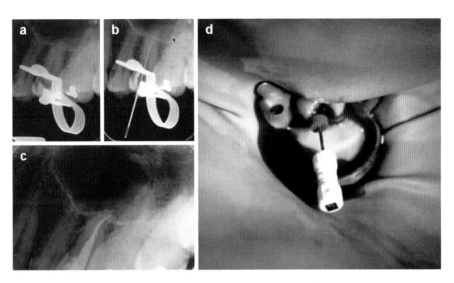

图 7.2　"次氯酸钠事故"导致出血（由 Dr. Frank Diemer 提供）

8. 肿胀：非常常见，发生在次氯酸钠溢出根尖孔几分钟内，一直持续几个小时。这种肿胀通常是巨大的和弥漫性的（类似于蜂窝组织炎），口腔内外的受累部位远超过病灶牙的位置，有时会导致同侧睁眼困难[11-13,108]。

9. 眼睛症状：可能表现为眼睛疼痛、视力模糊、复视或眼角膜斑片状着色。文献中报道这些症状来源于上颌中切牙[12]和尖牙[13]。

7.2.4　次氯酸钠溢出根尖孔后的处理

尽管在根管治疗过程中进行了仔细考虑，但如果遇到疑似次氯酸钠溢出根尖孔，建议进行全面的临床和放射学检查，以确定损伤的程度和范围。这些信息应有助于临床医生制订适当的治疗计划，以尽量减少有害影响，并改善最终结果[14,109]。

次氯酸钠溢出根尖孔的治疗指南[14]：

所提出的指南是根据在二级护理中处理此类损伤的临床经验及通过查阅相关文献而制定的。研究人员建议根据患者的症状和体征将这种损伤分为轻度、中度和重度。每个类别又被细分为立即、早期和晚期处理，目的是为了优化护理。虽然这些患者最初根据受损伤程度分为轻度、中度或重度，但如果他们的症状和体征确实发生了变化，则可以对他们的治疗进行重新调整。

根据指南，患者清晰明确的病史用来辨别是否为次氯酸钠溢出而导致的损伤。近期根管治疗史和相关症状的迅速出现被认为是溢出损伤的主要特征[15]。建议采用系统方法评估口腔内外组织（表 7.1 ）。

表7.1 检查中需评估的因素

口外检查	口内检查
面部对称性	瘀斑和（或）血肿
瘀斑和（或）血肿	水肿和（或）肿胀
水肿和（或）肿胀	溃疡
神经血管缺损	坏疽
感觉	神经血管缺损
运动	感觉
吞咽困难	牙齿
呼吸困难	

在寻求治疗和二级护理时，为了评估受损伤的严重程度，全面的病史和检查非常重要。在分类评估这些因素时，将损伤的严重程度分为轻、中和重度。虽然一个患者可能会同时出现许多症状，但疼痛程度、肿胀和瘀斑是决定此类损伤分级的主要因素（表7.2）[14]。

表7.2 病史和检查结果的总结及其相关评分

症状	损伤分级		
疼痛（视觉疼痛评分）	轻度 0~3	中等 4~6	重度 7+
肿胀	<30%	30%~50%	>50%
瘀斑	局部	扩散	弥漫
其他	无溃疡 无坏疽	口内溃疡	口内溃疡 口内坏疽 气道受损 神经血管缺损
处理途径	普通牙科医生和（或）牙体牙髓医生	口腔颌面外科手术	口腔颌面外科手术

7.2.5 治 疗

有两种治疗方法推荐。注意损伤的严重程度。[1]

7.3 受伤时间，包括立即、早期和晚期治疗（附录7.1）

预 防

"次氯酸钠事故"最好的治疗方法是防止它发生。应考虑到根管内的流体动力

---

[1] 译者注：原书未提及具体方法

学，包括冲洗液的冲洗率，搅拌和交换，以及注射器的设计；压力梯度，管壁剪切应力及清洗效果。患者的安全是首要的，最后才是治疗效果。文献中推荐了不同的预防措施，以尽量减少次氯酸钠相关的潜在并发症[5,15]。

（1）使用另外一种冲洗液来替代次氯酸钠。

（2）使用低浓度的次氯酸钠。

（3）顺放针头，避免将针头楔入根管。

（4）冲洗针放置于距工作长度 1~3mm 的位置。

（5）使用减压冲洗针进行根管冲洗（图 7.3）。

（6）避免在冲洗过程中使用较大压力。

（7）使用塑料围兜以保护患者的衣服。

（8）为患者、医务人员提供护目镜。

（9）使用橡皮障隔离患牙与口腔。

次氯酸钠是一种广泛用于牙髓治疗的冲洗液，若不谨慎使用，将产生许多并发症。然而，"次氯酸钠"事故在临床中却是罕见的，但是，还是应将可能发生的情况和治疗进展告知患者，并进行适当的随访，而且医院护理是有必要的。

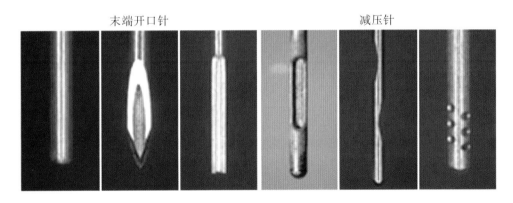

末端开口针 　　　　　　　　　　　 减压针

图 7.3 末端开口针和减压针

在根管治疗过程中，次氯酸钠向根尖周围组织渗露是少见的，但后果严重的，并可导致严重的并发症。在根管治疗之前，任何可能导致这种渗出损伤的因素和对于患牙的评估都很重要，这样才能采取足够的预防措施。因为目前几乎没有方法或指南来处理这种伤害，在附录 7.1 中提出了治疗次氯酸盐溢出损伤的明确指南，旨在协助从医人员评估次氯酸盐溢出损伤后的患者的严重程度，并分为轻微、中度和严重。提出的指南还旨在制定今后处理次氯酸钠溢出损伤的标准[14]。

7.4 气 肿

气肿来源于希腊语，意思是吹入。这种情况是指被困住的空气，可能发生在用压缩空气干燥根管时，压缩空气可以通过缩窄的根尖孔进入根尖周围组织。气肿不常见，但有可能导致皮下气肿，也称为头部、颈部和胸部组织的气肿，是由于空气进入筋膜层面的结缔组织所致。在牙体牙髓病学[16]、牙周病学[17]、口腔外科[18]和手术中使用压缩空气[19]可导致气肿。无论是非手术还是手术根管治疗中，这都是一个可能的并发症[20]。当这种情况是由手术引起时，则称为外科气肿[21]。手术性气肿可能发生在根管治疗过程中，文献[22]报道指出，这种并发症最常见的原因是过氧化氢过度冲洗或使用压缩空气吹干根管。

有时，更多的空气进入更深的筋膜层可能导致更严重的并发症，包括在咽后间隙聚集气体、纵隔气肿和心包气肿[23]。早在100多年前，Turnbull就首次在牙科手术中报道了此类案例，当时，一位音乐家的前磨牙被Turnbull拔除，他在拔牙后立即发生了气肿。空气通过根管进入解剖间隙[5]，但有时可通过牙槽黏膜进入[24]。空气进入软组织后，仍停留在皮下结缔组织中，在多数情况下并不扩散到深部解剖间隙中[25]。

然而，气肿也可能累及更深的结构，因为组织平面通常是相连接的[26]。压缩空气的潜在传播途径包括浅表区、腮腺区、下颌下区、舌下区、扁桃体区、咀嚼区和咽旁区[20]。

第一、第二和第三磨牙的根尖与舌下和下颌下间隙直接相连，这些间隙又与咽旁间隙和咽后间隙相通。在咽后间隙发生气肿可能导致气道受损[27]。咽后间隙（危险间隙）是口腔与纵隔交通的主要通道。

其次，它也可以沿着进入的路径逃逸，如敞开的根管口，并被释放到空气，从而不会造成伤害[28]。对Rickle[29]的尸检显示，在根管治疗过程中，气肿的一个确定风险因素是将空气引入心血管系统。当气体大量存在时，可能导致心脏衰竭[30]。

在牙髓治疗的过程中，气肿也有可能因有相似位置和大小的肿胀被误诊为感染。事实上，这种事故可能因为细菌微生物被气枪吹到间隙里而发展成感染[30]。

7.4.1　过氧化氢作为根管冲洗剂引起气肿

过氧化氢被广泛应用于根管系统的冲洗，尽管它在杀死微生物方面效果较差。过氧化氢是一种无色液体,在牙科中使用的浓度从1%~30%。过氧化氢分解可形成水和氧。

过氧化氢和压缩空气被认为与皮下气肿的病因有关[31-32]。在常规根管治疗中，过氧化氢已作为根管冲洗剂和消毒剂使用[33]。当过氧化氢与血液或组织蛋白接触时，它会迅速氧化并释放出氧气[34]。如果管壁无意侧穿，气体可能推动碎片或气体本身通过根尖孔或进入邻近的骨组织[20]。Kaufman等[31]报道了一例过氧化氢冲洗后引起的迟发性气肿。

它可以通过产生羟基自由基攻击蛋白质和DNA[36]，同时对病毒、细菌、细菌孢子和酵母菌[35]具有活性。

相关研究表明，虽然次氯酸钠联合双氧水（过氧化氢）对粪肠球菌的防治效果并不优于单纯次氯酸钠的效果[31]，但氯己定联合过氧化氢是较好的抗菌药物，比任何一种药物单独使用效果更佳[37]。目前尚无证据表明过氧化氢优于其他冲洗液，也没有证据表明它能显著降低根管内的细菌数量，但却有一个罕见但潜在的危险，即过氧化氢产生气泡，渗透到组织可能导致气肿[39]。

可能的病因：

1.使用压缩空气干燥根管，而不是纸尖。

2.在根尖手术中，高速手机产生的气体没有向手机后部排出，而直接向组织排出[40]。

3.在使用高速手机打开根管直线通路时，产生的气体及压缩气体可引起皮下气肿[41]。

4.使用过氧化氢冲洗根管并超出根尖孔[31-32]。

5.冲洗针楔入根管内[20]。

6.冲洗时注射器压力过大。

7.操作失误，如根尖孔扩大，增加气体进入牙周组织的机会。

8.根尖狭窄的医源性加宽。

9.在拔牙（尤其是下颌第三磨牙）[42]、修复性牙科、牙种植手术和根管或牙周治疗时[23]，压缩空气通过破坏口腔内屏障（牙槽膜或根管）侵入软组织（尤其是第三磨牙）。

10.许多空气进入组织的案例由于炎症和感染而使情况变得更加复杂，可能是由于根管内的碎片或微生物，也可能是由于体内其他来源致病菌有机会进入组织内[30]。

7.4.2　症状和体征

典型的症状是在治疗的牙齿区域内突发严重的疼痛并伴快速的肿胀和红斑[20]。该区域将迅速肿胀，肿胀部位出现轻压痛点[43]（图 7.4），有明显捻发音[28]并伴水肿、红斑和淋巴结肿大[23]。患者可能出现轻微发烧和局部不适。在 CT 和 MRI 图像上可以看到空气的暗区和气泡的积聚[44]。如果空气进入患者颈部，颈部就会突然肿胀，患者声音听起来很沙哑，并且出现呼吸和吞咽困难[25]。如果进入纵隔，听诊时会听到破碎音。

7.4.3　处　理

文献中没有对并发症的治疗方法进行描述。

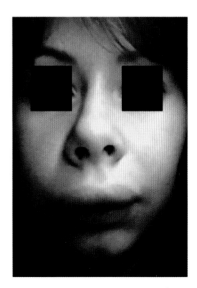

图 7.4　由 Dr. Tara McMahon 提供

117

提出的建议如下所述：

1. 干预诊疗取决于事件的性质和严重性。在许多情况下，不需要干预或只需要轻微干预。

2. 在轻到中度的病例中，治疗方法包括观察和安抚患者[45]。告知患者治愈需要几天甚至几周，而且在大多数情况下，症状会完全消失。

3. 局部麻醉和止痛药物可减少急性疼痛。

4. 起初，肿胀部位应该冷敷。24 h 后热敷并用温水冲洗口腔，以促进局部微循环[46]。

5. 只有在感染扩散风险较高的情况下才建议使用抗生素，在症状较轻的时候是不必要的。

6. 当急性症状缓解或减轻时，可以完成根管治疗。在这种情况下，建议使用温和无刺激冲洗液（无菌盐水、葡萄糖酸氯己定）。

7. 在大多数情况下，没有必要拔除或手术治疗所涉及的牙齿。

8. 根据病情的严重程度，拔牙也是有可能的。

9. 也有报道称，通过非呼吸面罩给 100% 的氧气可以加速气肿的消退，因为氧气代替空气，更容易被吸收[27]。

10. 当气肿向颈部或纵隔延伸时，患者必须住院治疗，能够更全面地控制和观察病情[25]。

7.4.4　预　防

在治疗过程中应该使用合适的橡皮障[25]。橡皮障穿孔可能导致冲洗液渗入组织。因此，必须小心，以避免这种情况。避免将减压冲洗针插入根管[46]（图 7.5）。在冲洗时，应使用低而恒定的压力，并且临床医生必须确保冲洗液能够经根管口通道溢出根管。已有研究表明，根尖周组织与冲洗液的接触不能完全避免。

不建议使用压缩空气来干燥根管。应该使用将空气从后部排出而不是进入操作区域的手机。这可以通过使用远程排气手机或电动手机来实现[41]。

使用纸尖干燥根管[20]或真空系统，并避免使用过氧化氢冲洗根管[23]。根尖端的预备应采用超声仪器。及时发现对于预防可能的继发性感染和心肺并发症是非常重要的[47]。

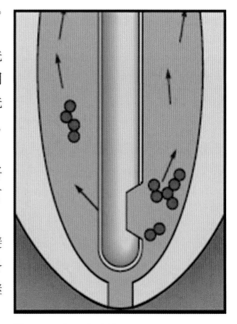

图 7.5　减压冲洗针

气肿通常是一种不常见的并发症，发生在常规牙髓治疗，但最常见的是临床医生的医源性失误引起。因此，任何时候都应该集中注意力，以避免像这样的紧急情况发生。冲洗针和局部麻醉针应按颜色编码，以避免混淆和事故发生。

7.5　次氯酸钠与氯己定混合

根管系统中的细菌会引起根尖周炎症性病变[48]。根管治疗的主要目的是清除感染根管内的细菌，防止再感染。根管的机械预备和清理大大减少了细菌的数量[49]。然而，由于根管系统解剖结构的复杂性，有机和（或）无机残基和细菌不能被完全清除，往往会残留在根管中[50]。在根管预备过程中使用了各种冲洗液，以尽量减少残留的碎片、坏死组织和细菌，并去除牙本质机械预备时形成的混合层[49,51-52]。

7.5.1　与次氯酸钠的关系

如前所述，次氯酸钠由于其广谱抗菌作用和组织溶解特性，不同浓度的次氯酸钠是最常用的根管冲洗剂[53-55]。

尽管次氯酸钠具有杀菌能力，但高浓度次氯酸钠具有细胞毒性，可导致根尖周组织坏死[54,56-57]。次氯酸钠不是一种微生物制剂[58]。这些问题促使临床医生和研究人员探索替代以往的冲洗液。

7.5.2　与葡萄糖酸氯己定（CHX）的关系

葡萄糖酸氯己定是一种广谱抗菌药物，已被提倡作为根管治疗的有效药物[59-60,110]。葡萄糖酸氯己定作为根管冲洗液使用时，其抗菌效果与次氯酸钠相当，但细胞毒性作用较低[59,61]。葡萄糖酸氯己定在牙根中也被证明具有抗菌活性[61-63,110]。葡萄糖酸氯己定的一个缺点是它缺乏溶解有机物的能力。因此，葡萄糖酸氯己定常与次氯酸钠结合使用[54]。

7.5.3　次氯酸钠与葡萄糖酸氯己定相互作用

次氯酸钠与葡萄糖酸氯己定的结合使用可以增强它们的抗菌性能。Kuruvilla[54]研究表明 2.5% 次氯酸钠和 0.2% 葡萄糖酸氯己定联合使用的抑菌效果优于任何一种成分单独使用。Zehnder[2]提出了一种冲洗方案，在整个操作过程中使用次氯酸钠，随后使用 EDTA，而葡萄糖酸氯己定将作为最后的冲洗液。如果次氯酸盐仍然存在于根管内，当药物相互作用时会观察到沉淀[2,64]（图 7.6）。这种沉淀物含有细胞毒素对氯苯胺（PCA），可覆盖在根管表面，阻塞牙冠和管中 2/3 的牙本质小管[65-66]。根尖 1/3 处牙本质小管闭塞不明显，这可能是因为根尖 1/3 较难冲洗到[65]。

7.5.4 PCA 毒性

众所周知，PCA 及其降解产物具有毒性和致癌性，因此 PCA 向周围组织的浸润是一个值得关注的问题[65]。人类短时间内接触 PCA 可导致发绀，是一种甲基血红蛋白形成的表现[67]。在 1991 年，有报道指出，由于 PCA 增加了大鼠患脾脏肉瘤的概率，因此 PCA 对大鼠具有致癌性。此外，在雄性小鼠中，患肝细胞癌和脾脏血管肉瘤的小鼠也增加[67]。

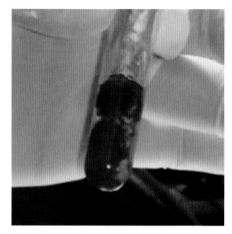

图 7.6　NaOCl 和 CHX 沉淀

7.6　预　防

可以通过使用生理盐水或蒸馏水作为中间冲洗液来减少或防止次氯酸钠和葡萄糖酸氯己定的相互作用。单独使用 EDTA 也很方便，但 EDTA 在有葡萄糖酸氯己定存在时也会产生沉淀物[65]。

避免所有化学物质相互作用的冲洗顺序见表 7.3。

表 7.3　根管冲洗顺序

NaOCl	17%EDTA	NaOCl 冲洗	冲洗干净	2%CHX
在根管治疗器械使用期间	2 min		生理盐水或纯水	

7.7　氢氧化钙

氢氧化钙 $[Ca(OH)_2]$ 已应用于牙科领域多年，它在根管治疗中作为一种根管内暂行药物，与根尖周组织愈合有关[69]，因此，常规使用氢氧化钙作为一种根管内暂封药物。氢氧化钙是一种有效的根管内抗菌药物，主要是由于其强碱性和对细菌细胞壁和蛋白结构的破坏作用[70]。已有相关研究表明，当出现范围较大的慢性根尖周病变时，将氢氧化钙作为暂封药物，可以形成更有利于根尖周组织愈合的环境，并有利于根尖周围骨修复[71]。氢氧化钙是一种不定型、细小颗粒状粉末，具有较强的基本性能，密度为 2.1。它只能在水中轻微溶解，不溶于酒精。由于缺乏放射不透明性，它不容易在放射影像中看到。这是因为向膏体中添加了不透放射线的材料 [硫酸钡（$BaSO_4$）和铋及其他含有碘和溴的化合物]，从而可以识别侧副根管、再吸收裂隙和其他结构[72-73]。然而，在根尖诱导成形术病例中，建议使用不含放射不透明的混合物，因为氢氧化钙冲洗量是通过其在后续复诊中的相对射线密度来评估的[74]。

7.7.1　病因学因素

在根管治疗过程中，暂封药物可能会无意中从牙根尖溢出，导致下牙槽神经感觉减退或感觉异常在内的一系列并发症[75-76]。这种并发症的发生主要是由于根尖超填造成直接压力或充填材料对神经血管束的毒性作用[75]。这种物质引起周围骨骼的变化，并影响下牙槽神经，对未发育完全的恒牙的宽大根尖也存在明显的挤压[77]。由于氢氧化钙注射器在根管内的深度足以产生高于动脉血压的压力，从而允许氢氧化钙糊剂向上移动，可能会发生并发症。氢氧化钙糊剂颗粒小到足以渗透到毛细血管[78]，从而机械地阻碍毛细血管或诱导血液产生结晶体，阻碍血液循环。这种挤压药物也可能通过产生血栓而阻碍血液循环。

7.7.2　症状和体征

虽然氢氧化钙被认为是一种相对安全的试剂[78]，并且氢氧化钙在体温下的溶解度非常低，且会在组织中停留一段时间。在一些实验模型中显示，当神经组织接触氢氧化钙不足 1 h，就会对神经组织造成不可逆损伤[79-81]，从而导致神经活动减少。这种效应可能是由于过量的钙离子和氢氧根离子导致神经膜电位的不稳定[79]。以前的一些研究表明，只要氢氧化钙通过根尖孔排出，没有与软组织接触，就不会或只有轻微的问题发生[82-84]。

少数报道涉及氢氧化钙的副作用，包括骨坏死和修复机械穿孔时引起的持续炎症反应、根管封闭剂的神经毒性作用、对培养细胞的细胞毒性以及将氢氧化钙糊剂应用于仓鼠颊囊或撕脱牙早期后所造成的细胞损伤[84]。在根管治疗过程中，如果在高压下挤压材料，很少有学者报道其有害影响[78,85-86]。在动物模型中，氢氧化钙糊剂可通过强烈的炎症反应导致组织坏死和退行性改变[87-88]。它的 pH 在 12 左右，在体温下溶解度很低，在组织中会停留相当长的时间[86]，因此被认为不具有生物相容性[85]（图 7.7）。

De Bruyne 等[84]报道了氢氧化钙糊剂通过上颌中切牙根部穿孔溢出后导致牙龈坏死的案例。他们用 3% 过氧化氢 % 和 2% 氯己定冲洗牙龈坏死区，并每日使用（2/d）10mg/g 的氯己定双葡萄糖酸盐凝胶，并得出结论，只要氢氧化钙不直接接触周围软组织，症状就不会发生，或只是轻微的瞬态反应。Sharma 等[89]报道了两例严重的医源性上下颌磨牙氢氧化钙挤出根尖孔病例。他们发现在第一个病例中，患者的头皮、皮肤和黏膜大面积坏死，第二个病例的眶下神经感觉异常和腭黏膜坏死。两例患者在根管内注射氢氧化钙后均立即出现严重疼痛。计算机断层扫描（CT）三维重建（3-D）证实了在血管内有氢氧化钙分布。氢氧化钙暴露于血液中会导致结晶性沉淀和随后缺血的组织坏死。患者分别接受溶栓、类固醇和抗生素治疗以维持组织再灌注、限制炎症反应和预防感染[89]。有学者报道了一例下颌磨牙氢氧化

钙挤出根尖孔的病例[78]。患者面部出现严重的局部疼痛且皮肤变得苍白，90 min
后右侧脸部和上腭疼痛加重。右侧面神经和三叉神经各分支分别出现麻痹和感觉异
常。右眼视力变得模糊，上腭发绀部分组织坏死[78,90]，底层骨骼呈游离状。血管
造影显示右侧颈外动脉多处血管闭塞，激光多普勒显示严重缺血。采用组织纤溶酶
原激活剂和前列环素类似物治疗 4 周。

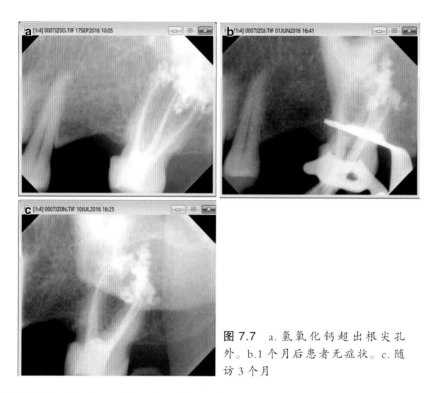

图 7.7　a.氢氧化钙超出根尖孔
外。b.1 个月后患者无症状。c.随
访 3 个月

　　如果将氢氧化钙挤压到根尖以外，可能导致炎症吸收和颊黏膜坏死，同时氢氧
化钙将从该坏死部位排出[91]，患者没有疼痛感，可以通过刮除病变来治疗[91]。
当氢氧化钙从下颌前磨牙根尖孔被挤出时，患者可表现为下颌下缘弥漫性肿胀，受
侵犯的牙齿对叩诊和晃动敏感[86,90]。也可能表现为下唇感觉异常[86]。这可以通
过非甾体抗炎药[90]、克林霉素抗生素等[86]及手术来治疗[89,91-92]。

7.7.3　预　防

　　在根管中慎用氢氧化钙糊剂可以避免并发症。重要的是，当症状出现时尽早清
除溢出的氢氧化钙[86]。

　　对于应用压力插入系统（螺旋形或涂药头）的预混合氢氧化钙可能出现的并发
症应慎重考虑，尤其是在儿童牙科中[92]。在根管治疗中使用预混合的压力注射氢氧化
钙系统，特别是在根尖没有止点的情况下。笔者推荐应用氢氧化钙的替代技术，以
预防有害的副作用[90]。

器械可以形成创伤性路通，促进液体进入动脉。非创伤性地预备根管将减少根管充填材料进入根周区的可能性。根管糊剂螺旋输送器是将氢氧化钙糊状物输送到工作长度的最有效装置。注射器不能精确地运送填充材料[93]。此外，使用压力注射器系统运送氢氧化钙时，氢氧化钙被挤出的风险较大。

7.7.4 治 疗

治疗方法因病例而异。文献中没有标准化的治疗方法。最重要的是缓解患者的焦虑，安抚患者，并根据患者的症状和体征进行治疗。重要的是，在症状出现之前清除挤出的氢氧化钙[86]。如病情严重，建议到医院或口腔颌面外科诊治。建议每3 个月进行 1 次根尖周 X 线片随访。在多数情况下，大约 6 个月以后，临床检查没有迹象和症状，影像学显示根尖周 X 线片无病变[86,90,92]。

7.8 牙胶尖溶剂

牙科材料经常与牙体软组织直接接触，根管材料也不例外[94]。根管治疗失败后，根管再治疗往往是首选的治疗方案[95-99]。一百多年来，牙胶尖（GP）一直是最常见的根管封闭材料[96-97,99]，在根管治疗失败时，这种材料很容易去除。去除GP 的方法有几种：加热法、机械法和化学溶剂法[97,99]。氯仿是广泛用于 GP 软化和溶解的无机溶剂之一[97]。二甲苯溶解能力较差，是另一种 GP 溶剂，其次是桉油精、橙油等精油[100,101]。

氯仿在根管治疗中作为溶解 GP 的溶剂，其有效性、安全性和益处已经得到证实[98]。为了评估氯仿对粪肠球菌的抗菌作用，Edgar 等认为氯仿能将细菌减少到不可培养的水平[98]。然而，对于氯仿的副作用也有报道[94]。此外，有研究表明氯仿可能对人类致癌[99,102]。国际癌症研究机构（International Agency for Research on Cancer）将氯仿列为 2B 类致癌物，虽然缺乏足够证据证明氯仿对人类具有致癌性，但有足够证据证明氯仿对动物具有致癌性[97]。

7.8.1 毒 性

氯仿能够与细胞膜结合，容易穿透细胞，导致细胞致命损伤[102]。Vajrabhaya等发现与氯仿接触后细胞存活率为 5%~6%[97]。他们的研究结果让口腔医生加强警惕，以避免任何 GP 溶剂通过根尖孔排出[97]。

7.8.2 预 防

预防的最好方法是不使用。在发达国家几乎不使用氯仿，在其他一些国家氯仿也被禁止使用。一些研究人员建议分两步去除 GP，首先用溶剂去除上部，然后用根管挫去除其余部分[103]。使用这种方法可以防止氯仿溢出根管。氯仿通过溶解而不是软化牙胶尖，因此在根管和髓腔壁上残留氯仿，但由于快速蒸发作用，需要及时加入新氯仿。另一方面，二甲苯是一种更有效且生物安全的溶剂，它去除的是软化的而不是液化的 GP[104-105]。细胞毒性数据表明，氯仿能够导致细胞死亡，其浓度越高，效果越明显[102]。

利用现有的根管再治疗镍钛旋转系统，使再治疗过程更容易、更快，旋转过程中产生足够的热量，使牙胶尖融化，然后可以被冲洗掉。随着各种镍钛旋转器械的发展，更加有利于根管清洁和成形及清除根管壁残留牙胶尖。它们还能保持根管的形状，不引起根管的变形，且工作时间更短[106-107]。

7.9 含甲醛药物对口腔黏膜的医源性损伤

含甲醛的药物用于根管治疗已有许多年[111]。过去在无法获得有效麻醉的情况下，使用了各种含砷和多聚甲醛的化合物[112]。

1904 年，Buckley 将其引入美国，用于治疗死髓恒牙[113]。1930 年，Sweet 引进了甲醛甲酚活髓切断术。甲醛甲酚后来成为一种常用于乳牙牙髓切断的药物。甲醛甲酚通过甲醛的醛基起作用，与细菌蛋白和剩余牙髓组织的氨基酸的侧链形成化合键。因此，它既是一种杀菌剂，又是一种灭活剂。它能杀死细菌和牙髓组织，并将其转化为惰性化合物[114]。使用甲醛甲酚不当可引起口腔软硬组织坏死和肿胀。

7.9.1 甲醛甲酚的毒性

对甲醛甲酚安全性的关注已经在文献中出现了 20 多年。甲醛是甲醛甲酚的主要成分，是一种有害物质[113]。美国国家职业安全与健康研究所指出，如果暴露在浓度为 20ppb(十亿分之几)或更高的甲醛环境中，立即会对人体健康和生命构成威胁[115-116]。

许多研究人员对甲醛的致突变性(基因毒性)、致癌性和毒性是持认同意见的[117-119]。美国牙髓医师协会和美国儿科牙科学会不推荐临床医生使用甲酚甲醛。如果没有适当的隔离措施（橡皮障）或在棉球中使用过量的甲酚甲醛，处理不当会损害口腔组织，并被认为这是一种医源性失误。

Wesley 等[120]建议将甲醛甲酚涂于无菌棉球上，用无菌纱布挤干，然后再放入髓腔。对口腔医生和口腔医生助理来说，不恰当地使用药物也可能是一件有害的事情。将甲醛甲酚作为滴眼液可能对结膜造成不可逆转的损害[121]。

7.9.2 症状和体征

临床表现取决于暴露的性质、持续时间及其化学性质。化学性口腔溃疡可影响口腔内的任何部位，但最常见的影响唇黏膜和颊黏膜[122]。

　　这种化学性损伤的典型临床特征通常表现为表面呈白色，皱纸状外观。随着暴露时间的延长，坏死继续进行，受影响的上皮细胞与下层组织分离，并出现脱落[123]，去除其上方的坏死上皮后显示红色出血结缔组织，随后被黄色纤维蛋白脓性膜覆盖。组织病理学检查显示为凝固性坏死[124]。化学性灼伤的诊断依赖于临床病史、体征、与可疑药物相关的时间事件和溃疡的发病之间的相关性[122]。只有在无法确定病因时才考虑组织病理学检查。

　　Cambruzzi 和 Greenfield[125] 报道了一个案例，在根管治疗中使用过量的甲醛甲酚，导致牙本质中某些晶体物质丢失。他们推测甲醛甲酚蒸发后可能穿透了一层非常薄的牙本质壁。

　　Murdoch-Kinch 等[126] 报道了一例化学损伤口腔黏膜导致下颌下腺梗阻性涎腺炎的病例。

7.9.3　处　理

　　由化学损伤引起的口腔溃疡的治疗主要需要辨别和清除致病因子。文献中没有对进一步处理并发症的标准治疗方法进行描述。口腔溃疡通常在 2 周内愈合而无瘢痕，因此只需缓解症状和进行对症治疗。采用口腔卫生指导和麻醉类漱口水可以避免菌斑的积聚，在这类案例中是有效的[122]。此外，建议饮食清淡，避免辛辣食物。局部应用皮质类固醇，如羧甲基纤维素钠凝胶（曲安奈德基诺洛酮凝胶），由于其抗炎、止痒和抗过敏作用，可以暂时缓解症状。这种凝胶还提供了一种保护层，可以暂时减轻口腔局部刺激性疼痛。

　　只有在溃疡广泛存在的情况下才应该考虑抗生素治疗[121]。

　　广泛的损伤，包括支持骨丢失可能导致受侵犯的牙被拔除。如果损伤累及唾液腺导管，患者可能会出现短暂的梗阻性涎腺炎[126]，唾液腺导管瘢痕可能导致永久性梗阻和慢性涎腺炎，需要手术干预。

7.9.4　预　防

　　在治疗中使用合适的橡皮障。甲醛甲酚溶液应涂于无菌棉球上，用无菌纱布挤干，然后放入髓腔。任何不良或有缺陷的修复体或穿孔都可能导致甲醛甲酚渗漏到组织中。因此，必须避免这种情况发生。口腔医生、口腔医生助理及患者也应戴上护目镜，以免意外接触这种有害材料。

结　论

　　综上所述，本章讨论的所有药物和冲洗液都是有效的抗菌剂，但当与软组织接触时会成为潜在的刺激物，导致组织破坏。因此，为了防止这种情况的发生，应谨慎使用，在治疗过程中应采用密封橡皮障隔离，使用 Luer Lock 冲洗针进行冲洗，应避免将针楔入根管内，最重要的是应避免冲洗过程中压力过大。

致　谢

感谢阿联酋迪拜哈姆丹本穆罕默德牙科医学院的研究生们，感谢他们为撰写本章所付出的努力，并祝愿他们在未来的牙科职业生涯中一切顺利。

Dr. Reem Mahmoud，Dr. Dana Alraeesi，Dr. Nausheen Aga，Dr. Hessa Fezai，Dr. Maamoun Ataya。

附录 7.1

轻度	中度	重度
综合口腔全科医生和（或）牙体牙髓医生处理	口腔颌面外科手术和（或）医院	口腔颌面外科手术和（或）医院
·疼痛 0~3	·疼痛 4~6	·疼痛 7+
·肿胀 <30%	·肿胀 30%~50%	·肿胀 >50%
·局部挫伤	·挫伤扩散	·挫伤扩散至口内
·无溃疡和（或）坏死	·口内溃疡	·溃疡和（或）坏死
		·气道阻塞
		·神经血管缺损
及时处理	**及时处理**	**及时处理**
·用盐水和（或）无菌水冲洗	·轻度损伤的治疗	·中度损伤的治疗
·镇痛（OCT）非甾体抗炎药	·镇痛（阿片类药物）	·静脉注射抗生素
·冷敷	·口腔颌面外科手术	·静脉注射类固醇
·检查以确定穿孔或牙根病理状态	·检查以确定穿孔或牙根病理状态	·检查
·放射检查	·放射检查	－MRI
－术中根尖片	－术中根尖片	－CT
－术前全景片	－术前全景片	
	·CBCT	
早期处理	**早期处理**	**早期处理**
·热敷	·轻度损伤治疗	·中度损伤治疗
·定期复诊	·如果有感染的迹象，使用抗生素	·切开引流
·拔除牙齿（如果需要）	·坏死组织清创术	·如果气道受阻，获取完整气道（气管切开术）

轻度	中度	重度
口腔全科医生和（或）牙体牙髓医生处理	口腔颌面外科手术和（或）医院	口腔颌面外科手术和（或）医院
晚期处理	**晚期处理**	**晚期处理**
·完善的根管治疗配合各种冲洗	·完善的根管治疗配合各种冲洗 ·脂肪代谢障碍 　– 充填物 　– 冲洗液 　–Coleman 自体脂肪移植 ·口腔颌面部肉瘤复查	·脂肪代谢障碍 　– 充填物 　– 冲洗液 ·Coleman 自体脂肪移植 ·神经性疼痛的临床处理 ·运动神经受损，由于唇部不完整和较差的口腔封闭需要言语和语言治疗、物理治疗 ·外科手术

参考文献

[1] Peters OA, Laib A, Gohring TN, et al. Changes in root canal geometry after prepara-tion assessed by high-resolution computed tomography. J Endod, 2001,27:1-6.

[2] Zehnder M. Root canal irrigants. J Endod, 2006,32:389-398.

[3] Harrison JW. Irrigation of the root canal system. Den Clinics North Am, 1984,28:797-808.

[4] FPV F. Accidents with sodium hypochlorite in endodontics: a literature review of clinical cases. Dental Press Endod, 2014,4(3):57-70.

[5] Spencer HR, Ike V, Brennan PA. Review: the use of sodium hypochlorite in endodontics-potential complications and their management. Br Dent J, 2007,202:555-559.

[6] Hülsmann M, Hahn W. Complications during root canal irrigation—literature review and case reports. Int Endod J, 2000,33:186-193.

[7] Pashley EL, Birdsong NL, Bowman K, et al. Cytotoxic effects of NaOCl on vital tissue. J Endod, 1985,11:525-528.

[8] Guivarc'h M, et al. Sodium hypochlorite accident: a systematic review. JOE, 2017,43(1):16-24.

[9] Bowden JR, Ethunandan M, Brennan PA. Life-threatening airway obstruction secondary to hypochlorite extrusion during root canal treatment. Oral Surg Oral Med Oral Pathol Oral Radiol Endod, 2006,101:402-404.

[10] Al-Sebaei MO, Halabi OA, El-Hakim IE. Sodium hypochlorite accident resulting in life-threatening airway obstruction during root canal treatment: a case report. Clin Cosmet Investig Dent, 2015,7:41-44.

[11] Balto H, Al-Nazhan S. Accidental injection of sodium hypochlorite beyond the root apex. Saudi Dent J, 2002,14:36-38.

[12] de Sermeño RF, da Silva LA, Herrera H, et al. Tissue damage after sodium hypochlorite extrusion during root canal treatment. Oral Surg Oral Med Oral Pathol Oral Radiol Endod, 2009,108:46-49.

[13] Tegginmani VS, Chawla V, Kahate MM, et al. Hypochlorite accident—a case report. Endodontology, 2011,23:89-894.

[14] Farook SA, Shah V, Lenouvel D, et al. Guidelines for management of sodium hypochlorite extrusion injuries. Br Dent J, 2014,217:679-684.

[15] Mehdipour O, Kleier DJ, Averbach RE. Anatomy of sodium hypochlorite accidents. Compend Contin Educ Dentist, 2007,28:544-546.

[16] Lloyd RE. Surgical emphysema as a complication in endodontics. Br Dent J, 1975,138:393.

[17] Snyder MD, Rosenberg ES. Subcutaneous emphysema during periodontal surgery: report of a case. J Periodontol, 1977,48:790-791.

[18] Rhymes R. Post extraction subcutaneous emphysema. Oral Surg, 1964,17:271-273.

[19] Hayduk S, Bennett CR, Monheim LM. Subcutaneous emphysema after operative dentistry: report of a case. J Am Dent Assoc, 1970,80:1362.

[20] Battrum DE, Gutmann JL. Implications, prevention and management of subcutaneous emphysema during endodontic treatment. Endod Dent Traumatol, 1995,11:109-114.

[21] Lindsey B. Oxford concise medical dictionary. 6th ed. Oxford, UK: Oxford University Press, 2003.

[22] Noordzji JP, Wambach BA, Josephson GD. Subcutaneous cervicofacial and mediastinal emphysema after dental instrumentation. Otolaryngol Head Neck Surg, 2001,124:170-171.

[23] Fruhauf J, Weinke R, Pilger U, et al. Soft tissue cervicofacial emphysema after dental treatment. Arch Dermatol, 2005,141:1437-1440.

[24] Smatt Y, Browaeys H, Genay A, et al. Iatrogenic pneumomediastinum and facial emphysema after endodontic treatment. Br J Oral Maxillofac Surg, 2004,42:160-162.

[25] Lambrianidis TP. Emphysema//Lambrianidis T, editor. Risk management in root canal treatment. Thessaloniki: University Studio Press, 2001:323-336.

[26] Chen SC, Lin FY, Chang KJ. Subcutaneous emphysema and pneumomediastinum after dental extraction. Am J Emerg Med, 1999,17:678-680.

[27] Josephson GD, Wambach BA, Noordzji JP. Subcutaneous cervicofacial and mediastinal emphysema after dental instrumentation. Otolaryngol Head Neck Surg, 2001,124:170-171.

[28] Shovelton DS. Surgical emphysema as a complication of dental operations. Br Dent J, 1957,102:125-129.

[29] Rickles NH, Joshi BA. Death from air embolism during root canal therapy. J Am Dent Assoc, 1963,67:397-404.

[30] Eleazer PD, Eleazer KR. Air pressures developed beyond the apex from drying root canals with pressurized air. J Endod, 1998,24:833-836.

[31] Kaufman A. Facial emphysema caused by hydrogen peroxide irrigation: report of case. J Endod, 1981,7:470-472.

[32] Bhat K. Tissue emphysema caused by hydrogen peroxide. Oral Surg Oral Med Oral Pathol, 1974,38:304-308.

[33] Grossman LI. Endodontic practice. Philadelphia: Lea & Febiger, 1981, p.243-245.

[34] Seltzer S, Bender I. The dental pulp. Philadelphia: Lippincott, 1984, p.218-219.

[35] Steinberg D, Heling I, Daniel I, Ginsburg I. Antibacterial synergistic effect of chlorhexi-dine and hydrogen peroxide against Streptococcus Sobrinus, Streptococcus Faecalis, Staphylococcus aureus. J Oral Rehab, 1999,26:151-152.

[36] Seal GJ, Ng L-Y, Spratt D, et al. An in vitro comparison of bacterial eficacy of lethal photosensitisation or sodium hypochlorite irrigation on Streptococcus Intermedius bioilms in root canals. Int Endodont J, 2002,35:268-274.

[37] Torabinejad M, Khademi AA, Babagoli J, et al. A new solution for the removal of the smear layer. J Endod, 2003,29:170-175.

[38] Hulsmann M, Heckendorff M, Lennon A. Chelating agents in root canal treatment: mode of action and indications for their use. Int Endodont J, 2003,36:810-830.

[39] Beltz RE, Torabinejad M, Pouresmail MV. Quantitative analysis of the solubilising action of MTAD, sodium hypochlorite and EDTA on bovine pulp and dentine. J Endod, 2003,29:334-337.

[40] Tamir MD, Backleh MD, Hamdan MD, et al. Cervico-facial emphysema and pneu-momediastinum complicating a high-speed drill dental procedure. IMA J, 2005,7:124-125.

[41] Kim Y, Kim MR, Kim SJ. Iatrogenic pneumomediastinum with extensive subcutaneous emphysema after endodontic treatment: report of 2 cases. Oral Surg Oral Med Oral Pathol Oral Radiol Endod, 2010,109:e114-e119.

[42] Horowitz I, Hirshberg A, Freedman A. Pneumomediastinum and subcutaneous emphysema following surgical extraction of mandibular third molars: three case reports. Oral Surg Oral Med Oral Pathol, 1987,63:25-28.

[43] Heyman SN, Babayof I. Emphysematous complications in dentistry, 1960-1993: an illustrative case and review of the literature. Quintessence Int, 1995,26:535-543.

[44] Mishra L, Patnaik S, Patro S, et al. Iatrogenic subcutaneous Emphysema of Endodontic origin—case report with literature review. J Clin Diagn Res, 2014,8(1):279-281.

[45] Karras SC, Sexton JJ. Cervicofacial and mediastinal emphysema as the result of a dental procedure. J Emerg Med, 1996,14:9-13.

[46] Crincoli V, Scivetti M, Di Bisceglie MB, et al. Unusual case of adverse reaction in the use of sodium hypochlorite during endodontic treatment: a case report. Quintessence Int, 2008,39:e70-e73.

[47] Kost M. Thoracic complications associated with utilization of the air turbine dental drill. AANA J, 1996,64:288-292.

[48] Kakehashi S, Stanley HR, Fitzgerald RJ. The effects of surgical exposures of dental pulps in germ-free and conventional laboratory rats. Oral Surg Oral Med Oral Pathol, 1965,20:340-349.

[49] Bystrom A, Sundqvist G. Bacteriologic evaluation of the eficacy of mechanical root canal instrumentation in endodontic therapy. Scand J Dent Res, 1981,89:321-328.

[50] Peters OA. Current challenges and concepts in the preparation of root canal systems: a review. J Endod, 2004,30:559-567.

[51] Orstavik D, Haapasalo M. Disinfection by endodontic irrigants and dressings of experimentally infected dentinal tubules. Endod Dent Traumatol, 1990,6:142-149.

[52] Peters LB, Wesselink PR. Combinations of bacterial species in endodontic infections. Int Endod J, 2002,35:698-702.

[53] Gomes BPFA, Ferraz CCR, Vianna ME, et al. In vitro antimicrobial activity of several concentrations of sodium hypochlorite and chlorhexidine gluconate in the elimination of enterococcus faecalis. Int Endod J, 2001,34:424-428. PubMed: 11556507

[54] Kuruvilla JR, Kamath MP. Antimicrobial activity of 2.5% sodium hypochlorite and 0.2% chlorhexidine gluconate separately and combined, as endodontic irrigants. J Endod, 1998,24:472-476. PubMed: 9693573

[55] Vianna ME, Gomes BP, Berber VB, et al. In vitro evaluation of the antimicrobial activity of chlorhexidine and sodium hypochlorite. Oral Surg Oral Med Oral Pathol Oral Radio Endod, 2004,97:79-84.

[56] Ehrich DG, Brian JD, Walker WA. Sodium hypochlorite accident: inadvertent injection into the maxillary sinus. J Endod, 1993,19:180-2. PubMed: 8326264

[57] Jeansonne MJ, White RR. A comparison of 2.0% chlorhexidine gluconate and 5.25% sodium hypochlorite as antimicrobial endodontic irrigants. J Endod, 1994,20:276-278. PubMed: 7931023

[58] Oncag O, Hosgor M, Hilmioglu S, et al. Comparison of antibacterial and toxic effects of various root canal irrigants. Int Endod J, 2003,36:423-432. PubMed: 12801290

[59] Ohara P, Torabinejad M, Kettering JD. Antibacterial effects of various endodontic irrigants on selected anaerobic bacteria. Endod Dent Traumatol, 1993,9:95-100. PubMed: 8243347

[60] Delaney GM, Patterson SS, Miller CH, et al. The effect of chlorhexidine gluconate irrigation on the root canal lora of freshly extracted necrotic teeth. Oral Surg Oral Med Oral Pathol, 1982,53:518-523. PubMed: 6954427

[61] White RR, Hays GL, Janer LR. Residual antimicrobial activity after canal irrigation with chlorhexidine. J Endod, 1997,23:229-231. PubMed: 9594771

[62] Rosenthal S, Spangberg L, Safavi K. Chlorhexidine substantivity in root canal dentin. Oral Surg Oral Med Oral Pathol Oral Radio Endod, 2004,98:488-492.

[63] Komorowski R, Grad H, Wu XY, et al. Antimicrobial substantivity of chlorhexidine-treated bovine root dentin. J Endod, 2000,26:315-317. PubMed: 11199744

[64] Vivacqua-Gomes N, Ferraz CC, Gomes BP, et al. Inluence of irrigants on the coronal microleakage of laterally condensed guttapercha root fillings. Int Endod J, 2002,35:791-795.

[65] Basrani BR, Manek S, Sodhi RNS, et al. Interaction between sodium hypochlorite and chlorhexidine gluconate. J Endod, 2007,33:966-969. PubMed: 17878084

[66] Burkhardt-Holm P, Oulmi Y, Schroeder A, et al. Toxicity of 4-chloraniline in early life stages of Zebraish (Danio Rerio): Ⅱ. Cytopathology and regeneration of liver and gills after prolonged exposure to waterborne 4 chloraniline. Arch Environ Contam Toxicol, 1999,37:85-102. PubMed: 10341046

[67] Chhabra RS, Huff JE, Haseman JK, et al. Carcinogenicity of p-chloraniline in rats and mice. Food Chem Toxicol, 1991,29:119-124.

[68] Krishnamurthy S, Sudhakaran S. Evaluation and prevention of the precipitate formed on interaction between sodium hypochlorite and chlorhexidine. J Endod, 2010,36(7):1154-1157.

[69] Sjogren U, Figdor D, Spangberg L, et al. The antimicrobial effect of calcium hydrox-ide as a short-term intracanal dressing. Int Endod J, 1991,24:119-125.

[70] Hauman CH, Love RM. Biocompatibility of dental materials used in contemporary endodontic therapy: a review. Part 1. Intracanal drugs and substances. Int Endod J, 2003,36:75-85.

[71] De Moor RJ, De Witte AM. Periapical lesions accidentally filled with calcium hydroxide. Int Endod J, 2002,35:946-958.

[72] Alacam T, Gorgul G, Omurlu H. Evaluation of diagnostic radiopaque contrast materials used with calcium hydroxide. J Endod, 1990,16:365-368.

[73] Smith GN, Woods S. Organic iodine: a substitute for $BaSO_4$ in apexiication procedures. J Endod, 1983,9:153-155.

[74] Trope M, Chivian N, Sigurdsson A, et al. Traumatic injuries//Cohen S, Burns RC, editors. Pathways of the pulp. 8th ed. St Louis, MO: Mosby Inc, 2002: 603-649.

[75] AHR R. Damage to the inferior dental nerve during or following endodontic treatment. Br Dent J, 1983,153:306-607.

[76] Ørstavik D, Brodin P, Aas E. Paraesthesia following endodontic treatment: survey of the literature and report of a case. Int Endod J, 1983,16:167-172.

[77] Vernieks AA, Messer LB. Calcium hydroxide induced healing of periapical lesions: a study of 78 non-vital teeth. J Br Endod Soc, 1978,11:61-69.

[78] Lindgren P, Eriksson KF, Ringberg A. Severe facial ischemia after endodontic treatment. J Oral Maxillofac Surg, 2002,60(5):576-579.

[79] Brodin P, rstavik D. Effects of therapeutic and pulp protecting materials on nerve transmission in vitro. Scand J Dent Res, 1982,91:46-50.

[80] Boiesen J, Brodin P. Neurotoxic effect of two root canal sealers with calcium hydroxide on rat phrenic nerve in vitro. Endod Dent Traumatol, 1991,7:242-245.

[81] Serper A, Üçer O, Onur R, Etikan I. Comparative neurotoxic effects of root canal filling materials on rat sciatic nerve. J Endod, 1998,24(9):592-594.

[82] Foreman PC, Barnes IE. A review of calcium hydroxide. Int Endod J, 1990,23:283-297.

[83] Maalouf EM, Gutmann JL. Biological perspectives on the nonsurgical endodontic manage-ment of periradicular pathosis. Int Endod J, 1994,27:154-162.

[84] De Bruyne MAA, De Moor RJG, Raes FM. Necrosis of the gingiva caused by calcium hydroxide: a case report. Int Endod J, 2000,33:67-71.

[85] Wilson A. Severe tissue necrosis following intra-arterial injection of endodontic calcium hydroxide: a case series. Oral Surg Oral Med Oral Pathol Oral Radiol Endod, 2008,105(5):666 669.

[86] Ahlgren FK, Johannessen AC, Hellem S. Displaced calcium hydroxide paste causing inferior alveolar nerve paraesthesia: report of a case. Oral Surg Oral Med Oral Pathol Oral Radiol Endod.,2003,96(6):734-737.

[87] Nelson Filho P, Silva LA, Leonardo MR, et al. Connective tissue responses to calcium hydroxide-based root canal medicaments. Int Endod J, 1999,32(4):303-311.

[88] Shimizu T, Kawakami T, Ochiai T, et al. Histopathological evaluation of subcutaneous tissue reaction in mice to a calcium hydroxide paste developed for root canal fillings. J Int Med Res, 2004,32(4):416-421.

[89] Sharma S, Hackett R, Webb R, et al. Severe tissue necrosis following intra-arterial injection of endodontic calcium hydroxide: a case series. Oral Surg Oral Med Oral Pathol Oral Radiol Endod, 2008,105(5):666-669.

[90] Shahravan A, Jalali S, Mozaffari B, et al. Iran. Endod J, 2012,7(2):102-108.

[91] Bramante CM, Luna-Cruz SM, Sipert CR, et al. Alveolar mucosa necrosis induced by utilisation of calcium hydroxide as root canal dressing. Int Dent J, 2008,58(2):81-85.

[92] Sharma DS, Chauhan SP, Kulkarni VK, et al. Accidental periapical extrusion of non-setting calcium hydroxide: unusual bone response and management. J Indian Soc Pedod Prev Dent, 2014,32(1):63-67.

[93] Sigurdsson A, Stancill R, Madison S. Intracanal placement of Ca $(OH)_2$: a comparison of techniques. J Endod, 1992,18(8):367-370.

[94] Ribeiro DA. Do endodontic compounds induce genetic damage? A comprehensive review. Oral Surg Oral Med Oral Pathol Oral Radiol Endod, 2008,105(2):251-256.

[95] Abbasipour F, Akheshteh V, Rastqar A, et al. Comparing the effects of mineral trioxide aggregate and calcium enriched mixture on neuronal cells using an electrophysiological approach. Iran Endod J, 2012,7(2):79-87.

[96] Barbosa SV, Burkard DH, Spangberg LS. Cytotoxic effects of gutta-percha solvents. J Endod, 1994,20(1):6-8.

[97] Vajrabhaya LO, Suwannawong SK, Kamolroongwarakul R, et al. Cytotoxicity evaluation of gutta-percha solvents: Chloroform and GP-Solvent (limonene). Oral Surg Oral Med Oral Pathol Oral Radiol Endod, 2004,98(6):756-759.

[98] Edgar SW, Marshall JG, Baumgartner JC. The antimicrobial effect of chloroform on entero-coccus faecalis after gutta-percha removal. J Endod, 2006,32(12):1185-1187.

[99] Ribeiro DA, Matsumoto MA, Marques ME, et al. Biocompatibility of gutta-percha solvents using invitro mammalian test-system. Oral Surg Oral Med Oral Pathol Oral Radiol Endod, 2007,103(5):e106-e109.

[100] Asgary S, Ahmadyar M. One-visit RCT of maxillary incisors with extensive inlammatory root resorption and periradicular lesions: a case report. Iran Endod J, 2011,6(2):95-98.

[101] Ribeiro DA, Marques ME, Salvador DM. In vitro cytotoxic and non-genotoxic effects of gutta-percha solvents on mouse lymphoma cells by single cell gel (comet) assay. Braz Dent J, 2006,17(3):228-232.

[102] Huang X, Ling J, Wei X, et al. Quantitative evaluation of debris extruded apically by using ProTaper universal Tulsa rotary system in endodontic retreatment. J Endod, 2007,33(9):1102-1105.

[103] Metzger Z, Ben-Amar A. Removal of overextended gutta-percha root canal fillings in endodontic failure cases. J Endod,

1995,21(5):287-288.

[104] Martos J, Bassotto AP, Gonzalez-Rodriguez MP, et al. Dissolving eficacy of eucalyptus and orange oil, xylol and chloroform solvents on different root canal sealers. Int Endod J, 2011,44(11):1024-1028.

[105] Mushtaq M, Masoodi A, Farooq R, et al. The dissolving ability of different organic solvents on three different root canal sealers: in vitro study. Iran Endod J, 2012,7(4):198-202.

[106] Bishop K, Dummer PMH. A comparison of stainless steel Flexoiles and nickel-titanium NiTiFlex iles during the shaping of simulated canals. Int Endod J, 1997,30(1):25-34.

[107] Esposito PT, Cunningham CJ. A comparison of canal preparation with nickel-titanium and stainless steel instruments. J Endod, 1995,21(4):173-176.

[108] Gatot A, Arbelle J, Leiberman A, et al. Effects of sodium hypochlorite on soft tissues after its inadvertent injection beyond the root apex. J Endod, 1991,17:573-574.

[109] Kandian S, Chander S, Bishop K. Management of sodium hypochlorite extrusion beyond the root apex during root canal treatment: a case report. Prim Dent J, 2013,3:72-75.

[110] Ercan E, Ozekinci T, Atakul F, et al. Antibacterial activity of 2% chlorhexidine gluconate and 5.25% sodium hypochlorite in infected root canal: in vivo study. J Endod, 2004,30:84-87. PubMed: 14977302

[111] John V. Cambruzzi, Raymond S. Greenfeld, Necrosis of crestal bone related to the use of excessive formocresol medication during endodontic treatment. Journal of Endodontics, 1983,9 (12):565-567.

[112] Ozmeric N. Localized Alveolar Bone Necrosis Following Use Of An Arsenical Paste- a case report: Int Endod J, 2002,35:295-299.

[113] Ranly DM. Pulpotomy therapy in primary teeth: New modalities for old rationales. Pediatr Dent, 1994,16:403-409.

[114] Restorative techniques in paediatric dentistry//Duggal MS, editor. 2 nd ed, 2002:50-63.

[115] Kim S, Liu M, Simchon S, et al. Effects of selected inlammatory mediators in blood low and vascular permeability in the dental pulp. Proc Finn Dent Soc, 1992,88 Suppl 1:387-392.

[116] The National Institute for Occupational Safety and Health (NIOSH) Formaldehyde. Available from: http://www.tricornet.com/nioshdbs/idlh/50000.htm [Last accessed 2006 on Mar 13].

[117] Daniel Araki Ribeiro. Do endodontic compounds induce genetic damage? A comprehensive review. Oral Surgery, Oral Medicine, Oral Pathology, Oral Radiology, and Endodontology,2008,105 (2):251-256.

[118] Speit G, Merk O. Evaluation of mutagenic effects of formaldehyde in vitro: detection of crosslinks and mutations in mouse lymphoma cells. Mutagenesis,2002, 17: 183-187.

[119] Luoping Zhang, Craig Steinmaus, David A. Eastmond, Xianjun K. Xin, Martyn T. Smith. Formaldehyde exposure and leukemia: A new meta-analysis and potential mecha-nisms. Mutation Research/Reviews in Mutation Research,2009,681(2-3):150-168.

[120] David Joseph Wesley, F.James Marshall, Samuel Rosen. The quantitation of formocresol as a root canal medicament. Oral Surgery, Oral Medicine, Oral Pathology, 1970,29 (4):603-612.

[121] Basak S K, Choudhuri Ayon, Basak S, et al. Occular injury with Formocresol mistaken for eye drops. Bengal ophthalmic journal, 2010,10:37-39.

[122] Gilvetti C, Porter S R, Fedele S. Traumatic chemical oral ulceration: a case report and review of the literature. BDJ 208 (7):297-300.

[123] Physical and chemical injuries// Neville B W, Damm D, Allen C M, et al. Oral and maxillofacial pathology. 3rd ed. Philadelphia: W B Saunders, 2009,285-329.

[124] Hulsmann M, Hahn W. Complications during root canal irrigation-literature review and case reports. International Endodontic Journal, 2000, 33 (3):186-193

[125] Cambreuzzi JV, Greenield RS. Necrosis of crestal bone related to the use of excessive for-mooresol medication during endodontic treatment. J Endodon, 1983,9:565-567.

[126] Carol Anne Murdoch-Kinch, Mark E Mallatt, Dale A Miles. Oral mucosal injury caused by denture cleanser tablets. Oral Surgery, Oral Medicine, Oral Pathology, Oral Radiology, and Endodontology,1995,80(6):756-758.

降低牙髓再感染风险的策略 第8章

Federico Foschi

8.1 牙髓微生物学

尽管有报道称病毒也有少量作用[2-3]，但细菌在牙体牙髓疾病病因中是占主导地位的[1]。在世纪之交发展起来的分子学方法使得口腔和牙髓微生物学数据呈指数增长[4]。

牙体牙髓疾病的病因学并不遵循科赫法则。以生物膜形式存在的多菌群引起根管疾病，表现为根尖区骨吸收，是由破骨细胞分裂素介导的吸收过程引起的[5]。

非培养方法揭示了更多的细菌亚种参与疾病的具体表现，特别是难治性牙体牙髓疾病已经成为牙髓病学家和研究人员的一个主要难题。许多学者报告了与继发性根管感染有关的细菌物种数量的减少，而另一些学者则报告了其多样性的增加：这种低估可能是由于培养方法的限制。某些菌种已被列举为难治性根管感染的罪魁祸首，可能回归到科赫假说（即粪肠球菌是继发性根管感染的主要参与者）。

事实上，牙髓微生态环境中存在着特殊细菌。蛋白水解酶的分泌、运动性、休眠和（或）饥饿状态能力、严格的厌氧环境、耐碱性和机会性等因素都可能是真正的根管病原菌的主要特征[6]。

然而，从根管感染的多种角度出发，许多其他因素也可能对原发性和继发性根管治疗的预后有负面影响[7]（表8.1）。

感染的持续时间是非常重要的，长期感染更难以消除。几项相关研究表明，成熟的生物膜可以增强对所有抗菌方法的抵抗力[8]。细菌感染的性质和来源也可能起重要作用。

根管系统的感染有几种的途径和机会：

1. 根管间隙的新生感染

（1）深部龋坏（对牙本质小管粗大的年轻患者有提示作用）。

F. Foschi, BDS, MSc, PhD, FHEA, FDS RCS.
Department of Endodontics, King's College London, Guy's Hospital, Tower Wing, Fl 22,
Great Maze Pond, London, SE1 9RT UK
e-mail: federico.foschi@kcl.ac.uk

表 8.1　与根管感染根除及复发相关的影响根管治疗效果的已有因素

预后较差	预后较好
继发感染	初次感染
长期感染	
存在瘘管	没有病史或当前根管治疗效果较好
缺少牙冠的密合性和（或）残余牙体结构不足	充足的剩余牙体结构，可以无间隙修复
细小裂缝	
根管和（或）牙周病变	

（2）冠方渗漏（冠修复体的缺损或缺失，混合层的降解）。

（3）牙冠和牙根表面的微裂纹（牙体表面的裂纹、细小的裂缝、微裂纹）。

（4）慢性牙周病（酸性暴露和根表面固定可导致牙本质小管暴露和逆行牙本质感染）。

（5）瘘管的存在可以维持根外和逆行的根内感染，导致根外菌斑生物膜的形成，这被证明是更具侵略性和致病性的。

2. 复发性牙髓感染

（1）在根管腔内，微生物群落的不完全清除表现为菌斑生物膜，即使是令人满意的根管充填，也可能导致感染的重新扩散，延迟细菌再定植。

（2）由于消毒不彻底或时间短而无法进入的区域消毒不彻底。

（3）操作不熟练，化学清创和根管成形方法不完善（遗漏根管）。

（4）医源性感染是牙髓学的一个新概念，它可能有助于了解牙髓感染的阶段及其起源：有菌的根管耗材在使用过程中的交叉污染是引起难治性感染的重要原因。

8.1.1　内科危重患者及根管感染复发

关于根管感染对系统疾病的影响，目前在根管研究中还缺乏相关的证据[9-11]，而牙周病学领域已经有了明确的证据[12]。现在需要更加严肃地对待宿主在根管病理学的建立和发展中所起的作用，包括轻度慢性炎症和（或）感染的潜在全身影响。感染者对根管感染的扩散具有重要的促进作用：B 细胞和 T 细胞的功能缺陷可导致根管感染的扩散增加[13]。

反之，受感染的根管系统持续的炎症应激触发免疫反应，可能对宿主产生系统性影响[14]。根管感染与全身疾病潜在关联的主要疾病包括心血管疾病（cardiovascular disease，CVD）、糖尿病（DM）、慢性肝病、血液疾病和骨密度。CVD 与牙髓病理之间的联系是可以设想，尤其是假设牙髓炎症介质可能在 CVD 的发生和发展过程中发挥作用，但还需要进一步的研究。在糖尿病方面，2 型糖尿病患者和根尖周病变的患病率和发病率增加的相关性已被证实[15]。然而，糖尿病患者根管治疗后根尖周病变的愈合延迟尚未得到证实[16-17]。这些研究目前存在较高的偏倚风险，需要进行进一步的研究。目前在慢性肝病、血液疾病和骨密度与根牙髓病的相关性很少有证据出现[14]。

有趣的是，患者的健康水平对根管疾病的影响很小[18]。尽管其他研究似乎表明某些基因多态性与根管表现形式（根尖周围吸收的存在和程度）的易感性增加有关，但证据仍然非常有限[19]。

8.1.2　难治性根管感染的微生物群

难治性感染的菌群与原发性根管感染的菌群有很大差异。当牙本质 – 牙髓复合体存在有限的细菌时，可发生根尖周病变的初期变化[5]。并不是罕见的管状牙本质感染就足以触发细胞因子级联反应，导致根尖周围病变的形成[20]。然而，随着时间的推移，原发性根管感染可能会发展，导致更复杂的根管细菌生物膜形成[8]。由于氧含量有限，根管微生态环境提供了选择性压力。在根管菌斑生物膜中，由于获得性血清蛋白或代谢物有限的饥饿细菌的出现，导致最快速复原和最具侵袭性的病原体存活下来并且增多。采用培养方法，分离原代根管感染中最常见的菌种为消化链球菌、坏死梭杆菌、具核梭杆菌、中间普氏菌和牙龈卟啉单胞菌[21]。在原发性根管感染伴根尖周病变中，微生物群由革兰氏阴性菌和革兰氏阳性菌混合组成，大多数为厌氧微生物，每个根管中含有 3 种以上的微生物。在继发性根管感染中，兼性厌氧菌和革兰氏阳性菌占优势，但一般只能分离出 1~2 种。在继发性根管感染中，能培养出的最常见的菌种为：粪肠球菌、链球菌、消化性链球菌和坏死梭杆菌[22]。最近的微生物学研究采用了分子生物学方法，避开了培养方法的限制，展示了完全不同的结果。在几篇文章中已经提到了粪肠球菌与根管治疗失败之间的关系[23-27]。

最近的一项研究表明，以前认为与病变症状相关的革兰氏阴性厌氧菌也存在于无症状的病例中。一个新的假设表明，不同的根管微生物群组成可能导致相似的疾病结局特征[28]。另一个已建立的假设表明，根管治疗本身可能对微生物群直接产生影响，通过改变根管空间的生态环境，造成微生物群失衡和选择某些特定物种[29]。目前的研究正在重新评估粪肠球菌在难治性根管感染发生过程中的单独的病因病理学作用，结果显示存在更复杂的多菌感染[30-31]。

更进一步的观念应当考虑的是临床医生在初次诊疗过程中建立继发性感染方面可能有一定影响。医院感染也被称为医院获得性感染（hospital-acquired infection，HAI），在医院不同的科室中都有报道，影响手术和其他手术的过程[32-33]。有菌耗材的使用和处于受感染环境中均可能导致病原菌进入根管内，从而形成继发性感染[34]。虽然表皮葡萄球菌和痤疮丙酸杆菌在口腔内并不常见，但在难治性根管感染中已分离到这些菌种[35]。在根管治疗过程中加强无菌操作可以预防医院感染。

8.2 难治性根管感染的诊断

难治性根管感染的诊断对临床医生来说是很重要的，可以将根管治疗失败的概率降到最低[25]。即使使用最先进的非手术技术，真正难治性的根管感染也可能无法根除[36]。

检测与顽固性和（或）难治性根管感染相关的菌株在日常临床环境中仍不实际。常规培养方法通常不能培养出存在于根管感染中的不可培养和难养的菌株。分子生物学方法仍然是昂贵的，在单次治疗期间难以实行，需要一定的转变。临床医生只能依赖病理学的临床症状，而这些症状通常与确诊的感染有关。

临床检查和影像学显示存在难愈合或扩大根尖周病变，根据假设，指示可能存在难治性根管感染。临床医生很少在临床上发现细菌的存在。临床微生物取样并不常用。可以利用基于荧光的新设备，在椅旁直接检测失败根管治疗中细菌的存在。在牙周病学（如 BANA 测试）中，已经考虑使用椅旁测试[37]。目前关于厌氧试验在牙髓病学中的应用报道非常有限[38]。

难治性感染可能是由于医源性感染或细菌在初次治疗时持续存在，或由于二次细菌再次定植而发生的。冠方未能密封是根管系统再感染的主要原因。即使在没有孔洞的良好根管存在的情况下，细菌也可以通过渗透现象缓慢地重新再定植到根管内[39-40]。

较大范围的根尖周病变与细菌负荷无关，但它确实降低了独立于微生物状态的治愈机会。另一方面，窦道的存在与更复杂的细菌生物膜的形成有关，这些生物膜即使被清除后，也具有更强的可恢复性[41]（图 8.1a、b）。在瘘管存在的情况，可分离出痤疮丙酸杆菌。该菌株被描述为一种侵袭性病原体，可导致矫形外科植入物、心脏瓣膜和其他表面易形成生物膜的假体失败。窦道的形成也促进牙根外表面的感染，导致牙根外生物膜的形成，这是非手术根管治疗无法达到的区域[43-44]。

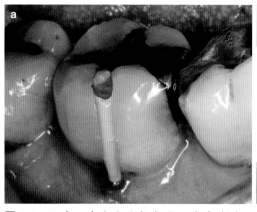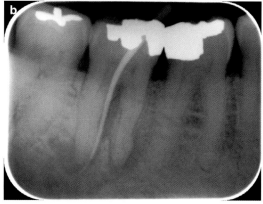

图 8.1 临床照片（a）和根尖周 X 线片（b）显示根内瘘管。由于口腔细菌形成根外生物膜降低了根尖周愈合的机会，这是无法通过正规根管治疗治愈的。在不影响髓腔的浅层修复体存在的情况下，应通过手术评估来探究细纹裂纹的存在。应该怀疑根管间隙细菌污染存在其他途径

根外生物膜的形成也与特殊菌种放线菌感染有关，放线菌也可能与根内多菌生物膜形成有关[45]。根管感染的另一个重要方面是时间：长期的根管感染即使清除后能快速恢复感染，更难根除[46]。生物膜的成熟导致复杂防御机制的形成，包括细胞外基质[47]。

如果临床医生在诊断阶段就意识到这些因素对治疗结果的影响，就可以制订更成功的治疗计划，包括患者应该在一开始就知道的可能失败的计划（根尖切除）。

当几个不利的因素同时存在于残留的牙冠小且伴长时间的瘘管、根尖周病损较大的牙时，可以预测预后不良，并且失败的概率很高[48]。应将风险和替代治疗方案告知患者。在某些临床病例中，真正难治性根管感染只能通过拔牙来解决。

8.3 可修复性和牙冠密封性

剩余牙体组织的量与冠修复成功与否有关，以防止冠方渗漏。修复体冠方边缘间隙的存在可导致再次感染。平均尺寸 $2\,\mu m$ 的细菌可能通过失败的或有缺陷的修复体，快速进入根管内。即有一个令人满意的根管充填，缺乏严密的冠修复同样增加了根管系统再感染的概率[49]。

有限的研究预设了一个客观的修复能力指数[50-51]。最近的研究显示，当牙冠剩余牙体的量小于 30%，由于再次感染的概率增高，根管治疗效果明显下降[52]。

在修复根管治疗后的牙齿时，要考虑的主要原则是完全保护后牙尖，以保持牙齿的完整性，并达到良好的外周冠封闭。修复材料类型的选择（银汞合金与复合材料）和牙尖覆盖类型的选择（嵌体与全冠）并不影响纵向生存率。

冠部的封闭性似乎与所使用的修复材料的类型无关，而与下方存在的牙本质的量关系更大[53]。临床医生提倡使用树脂修复或纤维桩来改善根管系统的密封性，但在文献中并没有相关的证据证明[54]。然而，文献中有限的证据表明，与更传统的桩冠修复相比，这种方法并没有优势[55]。以前的方法包括使用 Nayyar 核心技术，需要去除 2~3 mm 的牙胶，以创建一个潜在空间，使银汞合金核在这些区域充分扩展[56]。实现最佳的牙冠密闭性修复相关的证据似乎非常罕见[49]。剩余牙体组织的量比支撑单冠的桩或修复材料的类型更重要[57]。

另一个需要考虑的重要因素是最终修复的时间。以前的观点认为根管治疗后需要等待根尖周病变完全愈合后修复[58]，目前的观点认为应尽快实现冠修复。维持良好的冠方封闭是维持根尖周健康的一个关键方面（图 8.2）。最后的修复应尽快实现：根管治疗的牙齿在 4 个月内和 4 个月后接受冠修复后的存活率分别为 85% 和 68%。在根管治疗 4 个月后接受牙冠修复的牙拔除率是在根管治疗后 4 个月内接受牙冠修复的牙拔除率的 3 倍[59]。出现症状是迅速修复的唯一且主要的禁忌证。等待骨愈合的完成是非必需的（根据 ESE 指南，最长可达 4 年），反而可能由于冠部密封性的丧失而导致再次发生根管感染。

8.4 根治根管感染的手术策略

根管的化学清创是基于使用根管扩挫（不锈钢或镍钛合金，手工或机械）清除感染的牙本质，同时用足够的消

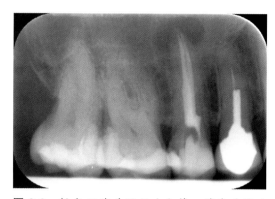

图 8.2　根尖 X 线片显示右上第一前磨牙同时存在根管充填物的脱落，冠部密封完整。相反，右上第二前磨牙冠部密封性差。应强调冠修复在维持根尖周健康方面的作用

毒剂冲洗。用根管器械去除受感染的牙本质，不仅切除了牙本质的表面，还暴露了受感染的牙本质小管。冲洗剂的后续作用基于一种直接的物理效应，即产生剪切应力，使附着在根管壁上的菌斑生物膜分离，并对生物膜产生直接的抗菌作用。下表中有几个方法可以使根管治疗获得更好的结果，并将根管感染复发的风险降到最低（表 8.2）。

目前为止，临床医生还没有客观的测量方法来确定在化学清创所能达到的消毒水平。即使对生长缓慢的厌氧菌进行至少 2 周的微生物取样，所提供的信息也只涉及主根管内的细菌。不同的区域，如狭部、侧支根管、根尖三角区和牙本质小管，可能含有未知数量的细菌。许多研究质疑这些难以进入的区域的细菌的存在是否可能导致初次根管治疗后根管系统的再次感染。目前为止，临床医生还没有明确的证据来确定根管治疗的终点，即要求的清洁程度或可接受的不阻碍治疗成功的细菌数量。经典研究根据封闭根管之前细菌（阳性培养）的情况比较其不同的结局后一致认为，在封闭时细菌的存在对根尖周围病变的愈合有不利影响[60-62]。通过成功的根管治疗把细菌困在牙本质小管内，使它们没有任何代谢产物和基质来维持根管感染，从而将细菌埋藏，但可能不足以根除感染[63]。细菌的饥饿模式可导致高耐药性是再次出现感染[64]。处于休眠和饥饿状态的细菌可能维持一种活的但不可培养的状态，这仍然可能导致根管内的再次感染[47,65]（图 8.3）。

传统的根管治疗的适应证是基于主观或教条式的方法从而达到临床终点。一些临床医生将牙本质碎屑气味的存在或消除作为感染持续或根除的指标，其他临床医生则观察收集在扩锉针齿槽上的牙本质碎屑的细微差别[66]。更为严密和教条的方法表明，某些方法可以达到牙本质清洁：建议在根尖处使用至少比初尖挫大 3 倍的锉，以充分清除根尖水平的感染[67]。另一种选择是，规范的操作方案规定了使用氢氧化钙的最短时间，意味着在碱性环境中暴露足够长的时间后，生物膜可以被根除[68]。

然而，这两种方法都可以很容易地被证明是不合理的：牙本质小管感染可能使感染的牙本质的深度达到 1000 μm，这一深度超出了三种尺寸增加。另一方面，粪肠球菌等细菌已被证明可以在碱性环境中生存[69-70]。

表 8.2　根管治疗阶段及其意义旨在最大限度地消毒根管系统，防止医院交叉感染和降低再次感染的风险

临床操作步骤	意义
橡皮障隔离	防止唾液污染
手术区域的消毒	清洁牙齿表面，避免口腔细菌进入根管系统
拆除现有的修复体（即直接或间接修复体）	可修复性和未来冠密合性的确认
去除受感染的牙本质	减少根管系统再次感染的机会
确定有无细纹裂纹	防止细菌渗透
冠部根管口敞开	创建一个类似冲洗蓄水池，最大限度地交换冲洗用水
大量次氯酸钠溶液冲洗	足够的接触时间到达受感染的非器械区
开放式扩挫	关闭系统与打开系统的比较及气体封闭的去除
充分成形	根尖测量以去除感染的牙本质
从锉齿槽上清除齿质碎屑	避免根管之间的交叉污染
冲洗剂的活化（声波或超声波）	增加抗菌活性
EDTA 冲洗	倒数第二步冲洗以去除玷污层
最后用次氯酸钠冲洗	对暴露在外的牙本质小管进行消毒
用无菌纸尖干燥根管	避免医源性感染
使用氢氧化钙进行暂封消毒	在有瘘管（有争议）或广泛根尖周病变或管腔内有脓液和（或）渗出物存在的情况下，最大限度地消毒流脓牙齿感染根管
充填时更换手套	减少诊疗环境中的交叉污染
将牙胶尖在次氯酸钠中消毒	降低医源感染的风险
快速提供最终修复和（或）完全覆盖牙尖	最大化地封闭冠部

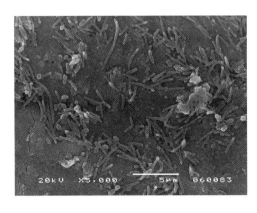

图 8.3　扫描电镜照片显示感染的玷污层覆盖根管壁后，成形和不充分的冲洗。埋藏细菌的临床相关性尚不清楚，但最近的研究描述了细菌在玷污层的休眠状态。难治性根管感染可能是由于根管系统从这些稀少的细菌开始重新再植而发生的

8.5　开髓孔和感染预防

临床医生应遵循一定的操作程序，以最大限度地消毒根管系统。橡皮障的使用应作为避免初次根管治疗复发的主要手段。尽管有证据表明，在没有橡皮障的情况下进行根管治疗，无法实现根管的清洁，但全科医生对橡皮障的使用很有限（<5%）[71-72]。此外，在没有橡皮障的情况下，由于有吸入的风险，因此次氯酸钠的使用量非常保守[72]。掌握橡皮障的使用位置是至关重要的。用带翼夹和 OraSeal（Ultradent，St. Louis，MO，USA）作为辅助，增加治疗牙齿周围的密封性，可以显著提高手术区域的无菌程度。假如无法实现充分的隔离（通常是由于缺少残留的剩余牙体组织），并且根管治疗前的修复不能用于改善橡皮障的密封性，那么应该对根管治疗的可行性提出质疑。

一个很好的做法就是在开髓前放置橡皮障，一旦开髓就立即使用表面消毒剂进行消毒。这一简单的做法可以将细菌引入根管系统的风险降到最低，特别是在根管内细菌数量有限的情况下（即不可逆牙髓炎）。

遵循无泄漏橡皮障隔离的基本步骤，建议彻底清除龋坏感染的牙本质，尽管为了保存牙髓生命力建议采用微创方法，但情况并非如此[74]。医生应考虑直线进入髓腔而不是采用"钥匙孔"的方法（ninja，truss，calla lily 等）防止，限制了对根管的可视性和充分消毒根管的能力。随后，在放大的情况下对髓腔进行彻底检查，可排除牙髓腔内存在细小裂纹或其他缺陷，这些裂纹或缺陷可导致牙髓腔内的牙周间隙迅速再次感染。极细微的裂缝放大后的宽度可达 $40\,\mu m$，$2\,\mu m$ 大小的细菌极容易通过[75]。关于根管系统内可见细微裂纹的治疗，目前达成的共识还很有限。为了提高根管治疗的效果，建议对髓底出现的细小裂纹零容忍[76]。其他学者认为只有达到根管口水平的细微裂缝才会造成问题，另一些学者则认为，只有在根管口以下有细纹裂纹穿透管道才是无法修复的[77]。

操作上主要的建议是降低咬合（打磨尖锐的牙尖）和（或）将粘接的正畸带环取下，以防止裂纹的进一步扩大。另外，出于同种原因考虑，也可以使用丙烯酸树脂临时冠。使用黏结树脂复合材料修复牙本质的证据是有限的，应避免这种方法。虽然在诊断阶段无法检测到深部根尖裂纹，但与细微裂纹相关的深部单个点（管状）可通过探诊查及时，应避免进行根管治疗[78]。

一旦完整的牙髓腔被确定，所有现存的根管口都应该被找到。忽视根管解剖可能导致治疗快速失败。在治疗计划阶段使用 CBCT 可以大大减少遗漏根管和医源性错误的发生[79]。老年患者，在某些临床情况下或既往有牙髓炎病史时，继发性或者修复性牙本质可显著降低根管的通畅度和髓腔的大小[80]。从宏观上看，未发现的根管仍然可以成为微生物生存的地方，这些微生物可以自由地在根管内定殖并到达根尖。在这个阶段，熟知书本中的每种类型的牙齿的解剖特征是非常重要的。

通过高倍放大和足够的光线，以充分了解根管口的位置和关系。遗漏根管仍是根管治疗失败的主要原因之一[81-82]。因此，再次强调，最小范围地进入髓腔（ninja，truss，calla lily）留下倒凹，从而不能直视和探触髓腔可能导致整个根管治疗的失败。在这个阶段，使用超声探头或长柄球钻可以帮助去除髓腔内的钙化。髓石可能存在，并阻碍器械进入根管口，并在分叉处留下一个假根管底部；在根管分叉处和髓石之间的空间内可能充满细菌，即使在没有感染的情况下，残髓也可能成为以后感染根管的细菌的基质。因此，将髓石留在原位可能会导致根管治疗的复发。

8.6 采用不锈钢器械和镍钛器械成形

下一个操作步骤就是在根管口开放和根管探查之后，建立冠部直线通路。随着喇叭口形技术和逐步后退法的出现，强调避免直接冲向根尖顶点，以尽量减少细菌和碎片通过根尖顶点形成挤压和堵塞[83]。由于冲洗液的渗透能力有限，没有冠部照明的第三尖端的过早形成必然会产生有限的效果。

在镍钛器械革命之前，很难预测牙本质在成形过程中去除的量[84]。不锈钢器械有2%的锥度，以保持足够的灵活性。为了达到足够的制备锥度，根据Schilder的技术，使用了逐步后退法。如果后退1mm或0.5mm，锥度将达到5%或10%。如果出现了柔韧性更好的合金就可以增加锥度，就能形成一个可预测的和标准化的去除牙本质的方法。目前为止，还没有研究提供充分的证据表明不同形状的锥度对根管治疗成功的影响。牙本质小管的显微解剖结构因根管的不同而异，每平方微米冠密度的增加与根尖相关。因此，根管冲洗液对牙本质的渗透性是非常有效的，而并不需要依赖于增加仪器锥度来去除感染牙本质。很少有研究分析器械独立于冲洗对去除感染的贡献[85]。临床使用的手机或其他机械设备不应在没有冲洗液的情况下使用。扩大冠1/3处的根管改善了冲洗液的流体动力学，增加了冲洗液进入根管系统的体积[86]。然而，根管成形的主要限制之一是任何类型的器械都难以接触到根管管壁表面的全部范围[87]。如果大量的细菌被遗留下来，特别是在主管腔内，如培养研究所证明的那样，不彻底消毒根管系统将对根管治疗的效果产生重大影响[60]。

在各种各样的手动扩锉器械之中，平衡力加上反转力和抗弯曲根管预备法能最大限度地与牙本质壁接触以去除黏附生物膜。同样，在新的病例中，牙根管受到的感染最少，但应特别注意有效地去除所有的牙髓组织，因为这可能代表着以后细菌生长的基质，导致细菌迅速再生。牙髓基质和牙本质的胶原成分有利于生物膜的早期黏附[88]。

相反，机械化的镍钛器械（旋转和往复）有一个固定的往复式的运动（与旋转提拉刷有关的渐进往复式运动）。此外，镍钛合金具有自动定心的能力，特别是在弯曲的管道。这些特征导致了根管中存在器械到不了的区域，这些区域可达总根管面积的49%[87]。

目前的机械化的镍钛器械，锉较少，主要是基于初步扩大的冠的 1/3。即使是单根锉技术也推荐 1/3 的根管成形，通常集中在冠上 1/3。将髓腔内和根管冠 1/3 处的大部分感染去除，可以进一步减少冠中 1/3 至根尖 1/3 的交叉污染[85]。在机械成形过程中，从根管壁切下的受感染的牙本质屑的产生比手工器械更多[89]。每次器械通过根管后，操作人员将从镍钛器械的齿槽上清除受感染的牙本质碎屑。使用海绵可以有利于清除碎屑。使用不同的海绵可以减少每个根管 2/3 和不同根管之间交叉污染的机会。在多根牙中，每个根管内可能存在不同程度的污染和炎症。因此，每次通过后都要彻底清洗锉，避免交叉污染。在饱和的次氯酸钠或氯己定的高密度充盈下，锉进出 10 次，可达到 85%~100% 的清洗[90]。

8.7 冲 洗

根管器械预备的成形是通过冲洗来补充的，其主要目的是直接清除根管生物膜和清除成形过程中产生的有机和无机碎屑[91]。选择最好的冲洗液并优化其使用需要多次尝试，其中一个重要方面是根管系统中使用的冲洗液的生物相容性。冲洗效率取决于冲洗液的类型、体积、输送方法和其他活化方法等，这些将在后面讨论。

3 种主要的冲洗液可用于根管：组织溶解剂、抗菌剂和螯合剂。

目前，将所有活性结合在一起的冲洗液虽然正在开发中，但并没有得到广泛的应用[92]。在根管系统中，侧通的冲洗针使冲洗液具有最佳的流体动力。与平或斜的相比，冲洗挤压的风险较低。如前所述，锥度和根尖的制备可能会影响冲洗液的效果。冠部根管口的打开增加了冲洗液的体积和交换速率，达到了中部和顶部的 1/3。锥度的增加虽然增加了根管壁的剪切应力，但仍然有一定的根尖渗漏的风险。剪切应力可将黏附的生物膜分离，使其从冠状面脱落并完全去除，并从根管口流出的冲洗液中抽吸出来[86, 93]。

用于冲洗的针的大小影响成形根管内的冲洗水平（表 8.3）。有几项研究报道，在冲洗针的顶端有一个停滞平面，在这个平面下，冲洗液的交换是有限的。知道针的直径可以有效地确定冲洗液达到的准确水平。为了获得连续的冲洗液的交换，侧通针的理想位置应在工作长度的 2 mm 内[93]。冲洗时要用食指轻轻递送注射器的柱塞，保持连续的进、出动作，避免针头卡住。

表 8.3　冲洗针距与根管直径的对应关系及对应的 ISO 锉（考虑针的外径）

尺寸大小	针管的直径（mm）	对应的锉（考虑针的外径）
23	0.6	70
25	0.5	55
27	0.4	45
30	0.3	35

冲洗的主要限制是难以到达非器械区，特别是狭部、侧副根管和牙本质小管；成熟生物膜对根管壁的良好黏附能力；有限的接触时间；以及液体交换量等[94]。

根管消毒的主要方法是次氯酸钠。临床使用的浓度为0.1%~6%。在组织溶解活性、抗菌效能和神经周围组织损伤风险之后倾向于选择浓度为2%的次氯酸钠[95-96]。氯己定虽然具有广谱活性，但有机基质的溶解性能非常有限。引起人们关注的是混合使用这两种冲洗液这种情况，应该避免[97]。由于这些原因，2%次氯酸钠溶液是根管治疗中主要的冲洗液，用于不可逆牙髓炎和坏死感染的牙髓。

次氯酸钠具有溶解残髓和影响根管生物膜的综合作用，是首选的冲洗液。次氯酸钠的主要限制是无法去除人工和机械操作过程中产生的玷污层。根管壁玷污层的存在没有明确的临床意义，但有几项体外研究表明，根管的消毒增强了[98]。为了去除玷污层，推荐使用含17% EDTA溶液进行根管冲洗的倒数第二次。EDTA溶液应留在根管中浸泡至少1 min。关于理想的冲洗方案，也取决于最初的诊断，尚未完全达成一致意见。与长期感染相比，首次根管治疗可能需要不同的方法。人们非常重视不同冲洗液之间的相互作用[99]。牙本质小管过度螯合作用和过度开放的风险对牙本质顺应性的影响有限[100]。另一方面，有效去除受感染的玷污层，打开牙本质小管，可以对牙本质进行更深层次的消毒[88,101]（图8.4）。

因此，在使用EDTA倒数第二次冲洗后，用次氯酸钠进行最后一次冲洗，完成根管的消毒（图8.5）。不应因为次氯酸钠的钝化作用而将其用作最后的冲洗液。根据现有的证据，可以提出冲洗方案（表8.4）。封闭根管前的管腔干燥应使用无菌纸尖进行。有关章节讨论了与冲洗液使用相关的潜在事故。根管完全干燥后，根管系统的充填有助于预防根管再感染。然而，大量证据表明，与充填之前的消毒程序和提供良好的冠部密闭相比，根管充填类型起作用较小。目前为止，还没有证据层次较高的研究（即随机对照试验或meta分析）表明，不同类型的充填技术（即热牙胶垂直加压技术与冷牙胶侧方加压技术）对根管治疗结果有任何差异。未来的研究很可能集中在分析单锥度密封技术与生物陶瓷密封技术相结合的有效性。

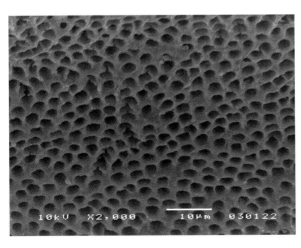

图8.4 扫描电镜（SEM）显示根管壁完全没有玷污层，完全清除，也没有有机和无机碎片。严格遵守成形和冲洗规范是必要的。特别是，使用次氯酸钠冲洗溶液后，再用EDTA溶液冲洗1min，然后再用次氯酸钠冲洗1 min，可以达到清洁水平

表 8.4　感染牙齿的冲洗方案：被证明可以最大限度地根除根管生物膜的顺序、
最小接触时间和最小体积

	体积	浓度	最少接触时间 / 体积
抗菌冲洗剂	次氯酸钠	1%~2%	45 s/10 mL
螯合剂	EDTA	17%	1 s（倒数第二冲洗）/0.5 mL
佐剂	过氧化脲和（或）EDTA 凝胶	可变的	在成形和（或）即兴的
顺序	（NaOCl + EDTA + NaOCl）重复 n 次 + 最终冲洗方案（1 次 EDTA + NaOCl 最终冲洗）		
活化作用	被动超声冲洗（大小为 10 号锉至工作长度，用超声头触碰即可激活）		

8.8　避免医源性感染：最重要的是无菌

　　根管治疗的一个问题是可能引起医院感染（即来自临床环境的交叉污染）[102]。许多根管耗材已被证明也不是无菌的，即使包装在无菌条件下。此外，非无菌包装广泛应用于根管治疗中[103]。在操作过程常用的耗材中，牙胶尖是不消毒的。临床医生应在封闭前将牙胶尖在 Milton 消毒溶液中浸泡至少 60 s[104]。

　　根管污染的主要途径可以归因

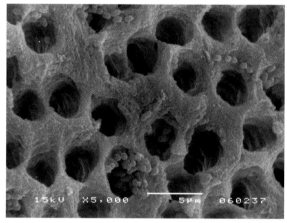

图 8.5　扫描电镜（SEM）显微照片显示了一种根管表浅的感染，可以通过使用 EDTA 倒数第二次冲洗和随后的次氯酸钠最后一次冲洗去除玷污层而受到影响

于检查手套。最近的一篇论文证实了在根管治疗过程中手套细菌污染的增加。临床医生应考虑在根管治疗的特定阶段更换手套：进入髓腔后、主牙胶尖 X 线检查后和（或）根管充填前[34]。这些步骤加上前面描述的操作方案可以减少根管医院感染的机会。

8.9　是否需要封药

　　封药常被认为是在根管充填前达到根管间隙无菌的最安全的方法[105]。系统评价显示，第一和第二阶段根管治疗的结果无差异[106]。然而，这个问题一直有许多争议。封药的种类、时间和重复可能会产生不同的影响，对封药的金标准也没有达成共识[107]。

　　大多数技术规范要求流体氢氧化钙填充主根管腔至少 2 周。然而，这种消毒机制所依赖的高碱度不足以根除某些亲碱菌株[69]。最新的 CBCT 研究数据显示，考虑到第一和第二阶段根管治疗的结果，情况有所不同[108]。绝大多数基于传统口腔内平面 X 线的研究报道显示，两种方法没有差异[109]。然而，通过更为敏感的

CBCT 分析两种根管治疗方法的效果，显示其中一种方法效果明显更好[108]。

最理想的封药方法是将流体氢氧化钙入每根根管内但不超过工作长度，封闭 2 周，并进行良好的临时修复。在不同类型的材料中，coltosol 和玻璃离子比磷酸锌和 IRM 具有更好的密封性能[110]。临时冠容易失去密封性，2 周后可能会有细菌微渗漏。

8.10　先进的消毒技术

尽管成形和冲洗的技术方案被重新修订，但根管感染的持续和复发促使研究人员研究影响化学清创效果的潜在因素。根管解剖的复杂性是影响根管冲洗效果的主要因素之一。在显微镜下牙本质的结构限制了冲洗液在牙本质小管内的效果，牙本质的组成也可以缓冲冲洗液的作用。流体动力学也反映了冲洗液与生物膜的接触时间和剪切应力的主要限制。针尖以上的滞止平面概念限制了冲洗液的交换。最近在文献中描述的另一个问题是，在冲洗和成形过程中，在根尖的第三个止点存在气阻或气泡。空气泡或牙本质碎屑塞或其他阻塞物的存在封闭了根尖，形成了一个封闭的系统，限制了冲洗的效果[111-112]。牙胶尖锥的开放扩锉和人工搅动可以破坏气泡的存在。

为了克服无活性冲洗的缺点，介绍了几种替代方法和辅助体系。被动超声冲洗（PUI）已被广泛开发和测试，以促进根管生物膜的破坏[113-114]。PUI 的有效性已被证明[115]。PUI 非常简单，用次氯酸钠冲洗根管，选择一个能达到全工作长度的锉，并用牙周探针接触至少 20 s 以激活冲洗液。更精细的方法可以使用内镜或内镜锉作为替代。

负压冲洗在理论上是有利的，但目前没有证据表明结果有所改善[116]。在弯曲的根管中，扩大根管的顶端来容纳套管是不可能的。在根管系统的狭部和凹陷处仍然可见碎片的存在。

最近，利用声波激活技术已经发展起来，以克服由 PUI 引起的潜在空穴作用的限制，因为在空穴作用下气泡可能限制冲洗液的接触时间[117]。与 PUI 相似的是，冲洗液充满根管，对于每个根管，适当大小的针尖至少被激活 20 s。EDTA 和次氯酸钠溶液都可以重复激活。

8.11　臭　氧

臭氧已在体外被广泛测试，确定了其对生物膜和浮游微生物群的有效性[118]。目前的文献缺乏更进一步的研究[119-120]。臭氧对粪肠球菌的作用有限[121]。

8.12　光动力治疗

光动力疗法的基础是用染料（光敏剂）对根管腔进行浸润。染料（光敏剂）一且被适当波长的光激发，就会释放自由基离子，破坏生物膜。光动力治疗的优点之一是利用光散射作用在牙本质小管内的活动（图8.6a、b）。此外，由于内源性原卟啉的存在，在没有光敏剂的情况下，某些细菌种类会成为发射光的目标。目前为止，已有多项研究表明其在体内和体外都有潜在的应用前景，但光动力疗法只能作为传统的冲洗方法的辅助措施[122-124]。在临床应用中应注意限制次氯酸钠对光敏剂的漂白作用。

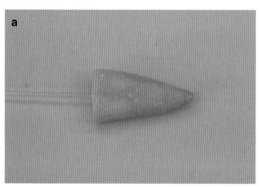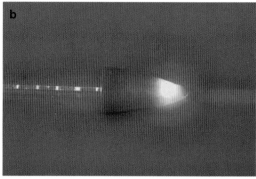

图8.6　a、b 将PDT纤维插入根管系统至根尖（a）并激活激光的体外图像。要注意侧散射通过牙本质小管和孔。光动力效应是基于先前用特定的光敏剂（如亚甲蓝）浸润生物膜和根管系统而产生的

8.13　未来发展

实时检测根管内细菌的存在，将使快速确定并去除现有生物膜的最有效方案成为可能。确定根管治疗终点的可能性并将直接反馈给临床医生，代表替代终点。功能性染料的使用使存在于管腔内的活病原体产生荧光。一套实验系统已研制，对原理进行了验证。技术上，由于根管治疗过程中细菌的快速检测，在治疗的不同阶段，会在根管中插入一个纸尖来收集根管的内容物。经过快速染料浸润后，染色活菌发出的荧光将对根管残留污染水平提供反馈[125]。

参考文献

[1] Kakehashi S, Stanley HR, Fitzgerald RJ. The effects of surgical exposures of dental pulps in germ-free and conventional laboratory rats. Oral Surg Oral Med Oral Pathol, 1965,20:340-349.
[2] Patel K, Schirru E, Niazi S, et al. Multiple apical radiolucencies and external cervical resorption associated with varicella zoster virus: a case report. J Endod, 2016,42(6):978-983.
[3] Slots J, Nowzari H, Sabeti M. Cytomegalovirus infection in symptomatic periapical pathosis. Int Endod J, 2004,37(8):519-524.
[4] Siqueira JF Jr, Rocas IN. Clinical implications and microbiology of bacterial persistence after treatment procedures. J Endod, 2008,34(11):1291-1301] e3
[5] Stashenko P, Yu SM, Wang CY. Kinetics of immune cell and bone resorptive responses to endodontic infections. J Endod, 1992,18(9):422-426.
[6] Siqueira JF Jr, Rocas IN. Diversity of endodontic microbiota revisited. J Dent Res, 2009,88(11):969-981.
[7] Siqueira JF Jr, Rocas IN, Ricucci D, et al. Causes and management of post-treatment apical periodontitis. Br Dent J, 2014,216(6):305-312.

[8] Ricucci D, Siqueira JF Jr. Bioilms and apical periodontitis: study of prevalence and association with clinical and histopathologic indings. J Endod, 2010,36(8):1277-1288.

[9] Pasqualini D, Bergandi L, Palumbo L, et al. Association among oral health, apical periodontitis, CD14 polymorphisms, and coronary heart disease in middle-aged adults. J Endod, 2012,38(12):1570-1577.

[10] Siqueira JF Jr. Endodontic infections: concepts, paradigms, and perspectives. Oral Surg Oral Med Oral Pathol Oral Radiol Endod, 2002,94(3):281-293.

[11] Debelian GJ, Olsen I, Tronstad L. Systemic diseases caused by oral microorganisms. Endod Dent Traumatol, 1994,10(2):57-65.

[12] Tonetti MS, Van Dyke TE, Working group 1 of the joint EFPAAP workshop. Periodontitis and atherosclerotic cardiovascular disease: consensus report of the joint EFP/AAP workshop on periodontitis and systemic diseases. J Periodontol, 2013,84(4 Suppl):S24-S29.

[13] Teles R, Wang CY, Stashenko P. Increased susceptibility of RAG-2 SCID mice to dissemina-tion of endodontic infections. Infect Immun, 1997,65(9):3781-3787.

[14] Khalighinejad N, Aminoshariae MR, Aminoshariae A, et al. Association between systemic diseases and apical periodontitis. J Endod, 2016,42(10):1427-1434.

[15] Lopez-Lopez J, Jane-Salas E, Estrugo-Devesa A, et al. Periapical and endodontic status of type 2 diabetic patients in Catalonia, Spain: a cross-sectional study. J Endod, 2011,37(5):598-601.

[16] Wang CH, Chueh LH, Chen SC, et al. Impact of diabetes mellitus, hypertension, and coronary artery disease on tooth extraction after nonsurgical endodontic treatment. J Endod, 2011,37(1):1-5.

[17] Fouad AF. Diabetes mellitus as a modulating factor of endodontic infections. J Dent Educ, 2003,67(4):459-467.

[18] Hoppe CB, Oliveira JA, Grecca FS, et al. Association between chronic oral inlammatory burden and physical itness in males: a cross-sectional observational study. Int Endod J, 2017,50(8):740-749.

[19] Rocas IN, Siqueira JF Jr, Del Aguila CA, et al. Polymorphism of the CD14 and TLR4 genes and post-treatment apical periodontitis. J Endod, 2014,40(2):168-172.

[20] Oguntebi BR. Dentine tubule infection and endodontic therapy implications. Int Endod J, 1994,27(4):218-222.

[21] Jacinto RC, Gomes BP, Ferraz CC, et al. Microbiological analysis of infected root canals from symptomatic and asymptomatic teeth with periapical periodontitis and the antimicrobial susceptibility of some isolated anaerobic bacteria. Oral Microbiol Immunol, 2003,18(5):285-292.

[22] Gomes BP, Pinheiro ET, Gade-Neto CR, et al. Microbiological examination of infected dental root canals. Oral Microbiol Immunol, 2004,19(2):71-76.

[23] Sundqvist G, Figdor D, Persson S, et al. Microbiologic analysis of teeth with failed endodontic treatment and the outcome of conservative re-treatment. Oral Surg Oral Med Oral Pathol Oral Radiol Endod, 1998,85(1):86-93.

[24] Distel JW, Hatton JF, Gillespie MJ. Bioilm formation in medicated root canals. J Endod, 2002,28(10):689-693.

[25] Foschi F, Cavrini F, Montebugnoli L, et al. Detection of bacteria in endodontic samples by polymerase chain reaction assays and association with deined clinical signs in Italian patients. Oral Microbiol Immunol, 2005,20(5):289-295.

[26] Siqueira JF Jr, Rocas IN. Polymerase chain reaction-based analysis of microorganisms associated with failed endodontic treatment. Oral Surg Oral Med Oral Pathol Oral Radiol Endod, 2004,97(1):85-94.

[27] Zehnder M, Guggenheim B. The mysterious appearance of enterococci in filled root canals. Int Endod J, 2009,42(4):277-287.

[28] Tennert C, Fuhrmann M, Wittmer A, et al. New bacterial composition in primary and persistent/secondary endodontic infections with respect to clinical and radiographic indings. J Endod, 2014,40(5):670-677.

[29] Chavez de Paz LE. Redeining the persistent infection in root canals: possible role of bioilm communities. J Endod, 2007,33(6):652-662.

[30] Anderson AC, Hellwig E, Vespermann R, et al. Comprehensive analysis of secondary dental root canal infections: a combination of culture and culture-independent approaches reveals new insights. PLoS One, 2012,7(11):e49576.

[31] Rocas IN, Siqueira JF Jr. Characterization of microbiota of root canal-treated teeth with post-treatment disease. J Clin Microbiol, 2012,50(5):1721-1724.

[32] Climo MW, Yokoe DS, Warren DK, et al. Effect of daily chlorhexidine bathing on hospital-acquired infection. N Engl J Med, 2013,368(6):533-542.

[33] Fukuda H, Lee J, Imanaka Y. Costs of hospital-acquired infection and transferability of the estimates: a systematic review. Infection, 2011,39(3):185-199.

[34] Niazi SA, Vincer L, Mannocci F. Glove contamination during endodontic treatment is one of the sources of nosocomial endodontic Propionibacterium acnes infections. J Endod, 2016,42(8):1202-1211.

[35] Niazi SA, Clarke D, Do T, et al. Propionibacterium acnes and Staphylococcus epidermidis isolated from refractory endodontic lesions are opportunistic pathogens. J Clin Microbiol, 2010,48(11):3859-3869.

[36] Del Fabbro M, Samaranayake LP, Lolato A, et al. Analysis of the secondary endodontic lesions focusing on the extraradicular microorganisms: an overview. J Investig Clin Dent, 2014,5(4):245-254.

[37] Loesche WJ, Lopatin DE, Giordano J, et al. Comparison of the benzoyl-DL-arginine-naphthylamide (BANA) test, DNA probes, and immunological reagents for ability to detect anaerobic periodontal infections due to Porphyromonas gingivalis, Treponema denticola, and Bacteroides forsythus. J Clin Microbiol, 1992,30(2):427-433.

[38] Yoneda M, Kita S, Suzuki N, et al. Application of a chairside anaerobic culture test for endodontic treatment. Int J Dent, 2010,2010:942130.

[39] Michailesco P, Boudeville P. Calibrated latex microspheres percolation: a possible route to model endodontic bacterial leakage. J Endod, 2003,29(7):456-462.

[40] Jalalzadeh SM, Mamavi A, Abedi H, et al. Bacterial microleakage and post space timing for two endodontic sealers: an in?vitro study. J Mass Dent Soc, 2010,59(2):34-37.

[41] Niazi SA, Al Kharusi HS, Patel S, et al. Isolation of Propionibacterium acnes among the microbiota of primary endodontic infections with and without intraoral communication. Clin Oral Investig, 2016,20(8):2149-2160.

[42] Aubin GG, Portillo ME, Trampuz A, et al. Propionibacterium acnes, an emerging pathogen: from acne to implant-infections, from phylotype to resistance. Med Mal Infect, 2014,44(6):241-250.

[43] Noguchi N, Noiri Y, Narimatsu M, et al. Identiication and localization of extraradicular bioilm-forming bacteria associated with refractory endodontic pathogens. Appl Environ Microbiol, 2005,71(12):8738-8743.

[44] Signoretti FG, Endo MS, Gomes BP, et al. Persistent extraradicular infection in root-filled asymptomatic human tooth: scanning electron microscopic analysis and microbial investigation after apical microsurgery. J Endod, 2011,37(12):1696-1700.

[45] Ricucci D, Siqueira JF Jr. Apical actinomycosis as a continuum of intraradicular and extra-dicular infection: case report and critical review on its involvement with treatment failure. J Endod, 2008,34(9):1124-1129.

[46] Stojicic S, Shen Y, Haapasalo M. Effect of the source of bioilm bacteria, level of bioilm maturation, and type of disinfecting agent on the

susceptibility of bioilm bacteria to antibacterial agents. J Endod, 2013,39(4):473-477.

[47] Niazi SA, Clark D, Do T, et al. The effectiveness of enzymic irrigation in removing a nutrient-stressed endodontic multispecies bioilm. Int Endod J, 2014,47(8):756-768.

[48] Ng YL, Mann V, Gulabivala K. A prospective study of the factors affecting outcomes of non-surgical root canal treatment: part 2: tooth survival. Int Endod J, 2011,44(7):610-625.

[49] Ng YL, Mann V, Gulabivala K. A prospective study of the factors affecting outcomes of non-surgical root canal treatment: part 1: periapical health. Int Endod J, 2011,44(7):583-609.

[50] McDonald A, Setchell D. Developing a tooth restorability index. Dent Update, 2005,32(6):343-344. 6-8

[51] Bandlish RB, McDonald AV, Setchell DJ. Assessment of the amount of remaining coronal dentine in root-treated teeth. J Dent, 2006,34(9):699-708.

[52] Al-Nuaimi N. The outcome of endodontically retreated teeth with varying degrees of coronal tooth structure loss: a prospective clinical study. London: King's College London, 2017.

[53] Ramirez-Sebastia A, Bortolotto T, Roig M, et al. Composite vs ceramic computer-aided design/computer-assisted manufacturing crowns in endodontically treated teeth: analysis of marginal adaptation. Oper Dent, 2013,38(6):663-673.

[54] Pirani C, Chersoni S, Foschi F, et al. Does hybridization of intraradicular dentin really improve iber post retention in endodontically treated teeth? J Endod, 2005,31(12):891-894.

[55] Fokkinga WA, Kreulen CM, Bronkhorst EM, et al. Composite resin core-crown reconstructions: an up to 17-year follow-up of a controlled clinical trial. Int J Prosthodont, 2008,21(2):109-115.

[56] Nayyar A, Walton RE, Leonard LA. An amalgam coronal-radicular dowel and core technique for endodontically treated posterior teeth. J Prosthet Dent, 1980,43(5):511-515.

[57] Fokkinga WA, Kreulen CM, Bronkhorst EM, et al. Up to 17-year controlled clinical study on post-and-cores and covering crowns. J Dent, 2007,35(10):778-786.

[58] Safavi KE, Dowden WE, Langeland K. Inluence of delayed coronal permanent restoration on endodontic prognosis. Endod Dent Traumatol, 1987,3(4):187-191.

[59] Pratt I, Aminoshariae A, Montagnese TA, et al. Eightyear retrospective study of the critical time lapse between root canal completion and crown placement: its inluence on the survival of endodontically treated teeth. J Endod, 2016,42(11):1598-1603.

[60] Reit C, Molander A, Dahlen G. The diagnostic accuracy of microbiologic root canal sampling and the inluence of antimicrobial dressings. Endod Dent Traumatol, 1999,15(6):278-283.

[61] Molander A, Warfvinge J, Reit C, et al. Clinical and radiographic evaluation of one- and two-visit endodontic treatment of asymptomatic necrotic teeth with apical periodontitis: a randomized clinical trial. J Endod, 2007,33(10):1145-1148.

[62] Fabricius L, Dahlen G, Sundqvist G, et al. Inluence of residual bacteria on periapical tissue healing after chemomechanical treatment and root filling of experimentally infected monkey teeth. Eur J Oral Sci, 2006,114(4):278-285.

[63] Sedgley CM, Lennan SL, Appelbe OK. Survival of Enterococcus faecalis in root canals ex vivo. Int Endod J, 2005,38(10):735-742.

[64] Figdor D, Davies JK, Sundqvist G. Starvation survival, growth and recovery of Enterococcus faecalis in human serum. Oral Microbiol Immunol, 2003,18(4):234-239.

[65] Portenier I, Waltimo T, Orstavik D, et al. The susceptibility of starved, stationary phase, and growing cells of Enterococcus faecalis to endodontic medicaments. J Endod, 2005,31(5):380-386.

[66] Sainsbury AL, Bird PS, Walsh LJ. DIAGNOdent laser luorescence assessment of endodontic infection. J Endod, 2009,35(10):1404-1407.

[67] Tan BT, Messer HH. The quality of apical canal preparation using hand and rotary instru-ments with speciic criteria for enlargement based on initial apical ile size. J Endod, 2002,28(9):658-664.

[68] Sjogren U, Figdor D, Persson S, et al. Inluence of infection at the time of root filling on the outcome of endodontic treatment of teeth with apical periodontitis. Int Endod J, 1997,30(5):297-306.

[69] Lew HP, Quah SY, Lui JN, et al. Isolation of alkaline-tolerant bacteria from primary infected root canals. J Endod, 2015,41(4):451-456.

[70] Vianna ME, Horz HP, Conrads G, et al. Effect of root canal procedures on endotoxins and endodontic pathogens. Oral Microbiol Immunol, 2007,22(6):411-418.

[71] Goldfein J, Speirs C, Finkelman M, et al. Rubber dam use during post placement inluences the success of root canaltreated teeth. J Endod, 2013,39(12):1481-1484.

[72] Ahmad IA. Rubber dam usage for endodontic treatment: a review. Int Endod J, 2009,42(11):963-972.

[73] Ovaydi-Mandel A, Petrov SD, Drew HJ. Novel decision tree algorithms for the treatment planning of compromised teeth. Quintessence Int, 2013,44(1):75-84.

[74] Maltz M, Jardim JJ, Mestrinho HD, et al. Partial removal of carious dentine: a multicenter randomized controlled trial and 18-month follow-up results. Caries Res, 2013,47(2):103-109.

[75] Matsushita-Tokugawa M, Miura J, Iwami Y, et al. Detection of dentinal microcracks using infrared thermography. J Endod, 2013,39(1):88-91.

[76] Abbott PV. Assessing restored teeth with pulp and periapical diseases for the presence of cracks, caries and marginal breakdown. Aust Dent J, 2004,49(1):33-39. quiz 45

[77] Kahler W. The cracked tooth conundrum: terminology, classiication, diagnosis, and management. Am J Dent, 2008,21(5):275-282.

[78] Haueisen H, Gartner K, Kaiser L, et al. Vertical root fracture: prevalence, etiology, and diagnosis. Quintessence Int, 2013,44(7):467-474.

[79] Patel S, Kanagasingam S, Mannocci F. Cone beam computed tomography (CBCT) in endodontics. Dent Update, 2010,37(6):373-379.

[80] Qualtrough AJ, Mannocci F. Endodontics and the older patient. Dent Update, 2011,38(8):559-62. 64-66.

[81] Nair PN. On the causes of persistent apical periodontitis: a review. Int Endod J, 2006,39(4):249-281.

[82] Witherspoon DE, Small JC, Regan JD. Missed canal systems are the most likely basis for endodontic retreatment of molars. Tex Dent J, 2013,130(2):127-139.

[83] Saunders WP, Saunders EM. Effect of noncutting tipped instruments on the quality of root canal preparation using a modiied double-lared technique. J Endod, 1992,18(1):32-36.

[84] Foschi F, Nucci C, Montebugnoli L, et al. SEM evaluation of canal wall dentine following use of Mtwo and ProTaper NiTi rotary instru-ments. Int Endod J, 2004,37(12):832-839.

[85] Shuping GB, Orstavik D, Sigurdsson A, et al. Reduction of intracanal bacteria using nickel-titanium rotary instrumentation and various medications. J Endod, 2000,26(12):751-755.

[86] Boutsioukis C, Gogos C, Verhaagen B, et al. The effect of apical preparation size on irrigant low in root canals evaluated using an unsteady computational luid dynamics model. Int Endod J, 2010,43(10):874-881.

[87] Peters OA, Peters CI, Schonenberger K, et al. ProTaper rotary root canal preparation: effects of canal anatomy on inal shape analysed by

146

micro CT.?Int Endod J, 2003,36(2):86-92.

[88] Love RM, Jenkinson HF. Invasion of dentinal tubules by oral bacteria. Crit Rev Oral Biol Med, 2002,13(2):171-183.

[89] Peters OA. Current challenges and concepts in the preparation of root canal systems: a review. J Endod, 2004,30(8):559-567.

[90] Parashos P, Linsuwanont P, Messer HH. A cleaning protocol for rotary nickel-titanium endodontic instruments. Aust Dent J, 2004,49(1):20-27.

[91] Rossi-Fedele G, Guastalli AR, Dogramaci EJ, et al. Inluence of pH changes on chlorine-containing endodontic irrigating solutions. Int Endod J, 2011,44(9):792-799.

[92] Giardino L, Savoldi E, Ambu E, et al. Antimicrobial effect of MTAD, Tetraclean, Cloreximid, and sodium hypochlorite on three common endodontic pathogens. Indian J Dent Res, 2009,20(3):391.

[93] Boutsioukis C, Lambrianidis T, Verhaagen B, et al. The effect of needle-insertion depth on the irrigant low in the root canal: evaluation using an unsteady computational luid dynamics model. J Endod, 2010,36(10):1664-1668.

[94] Retamozo B, Shabahang S, Johnson N, et al. Minimum contact time and concentration of sodium hypochlorite required to eliminate Enterococcus faecalis. J Endod, 2010,36(3):520-523.

[95] Siqueira JF Jr, Rocas IN, Favieri A, et al. Chemomechanical reduction of the bacterial population in the root canal after instrumentation and irrigation with 1%, 2.5%, and 5.25% sodium hypochlorite. J Endod, 2000,26(6):331-334.

[96] Baumgartner JC, Cuenin PR. Eficacy of several concentrations of sodium hypochlorite for root canal irrigation. J Endod, 1992,18(12):605-612.

[97] Basrani BR, Manek S, Mathers D, et al. Determination of 4-chloroaniline and its derivatives formed in the interaction of sodium hypochlorite and chlorhexidine by using gas chromatography. J Endod, 2010,36(2):312-314.

[98] Violich DR, Chandler NP. The smear layer in endodontics? - a review. Int Endod J, 2010,43(1):2-15.

[99] Prado M, Santos Junior HM, Rezende CM, et al. Interactions between irrigants commonly used in endodontic practice: a chemical analysis. J Endod, 2013,39(4):505-510.

[100] Sobhani OE, Gulabivala K, Knowles JC, et al. The effect of irrigation time, root morphology and dentine thickness on tooth surface strain when using 5% sodium hypochlorite and 17% EDTA. Int Endod J, 2010,43(3):190-199.

[101] Buck R, Eleazer PD, Staat RH. In vitro disinfection of dentinal tubules by various endodontics irrigants. J Endod, 1999,25(12):786-788.

[102] Vidana R, Sillerstrom E, Ahlquist M, et al. Potential for nosocomial transmission of Enterococcus faecalis from surfaces in dental operatories. Int Endod J, 2015,48(6):518-527.

[103] Roth TP, Whitney SI, Walker SG, et al. Microbial contamination of endodontic files received from the manufacturer. J Endod, 2006,32(7):649-651.

[104] Gomes BP, Vianna ME, Matsumoto CU, et al. Disinfection of gutta-percha cones with chlorhexidine and sodium hypochlorite. Oral Surg Oral Med Oral Pathol Oral Radiol Endod, 2005,100(4):512-517.

[105] Siqueira JF Jr, de Uzeda M. Disinfection by calcium hydroxide pastes of dentinal tubules infected with two obligate and one facultative anaerobic bacteria. J Endod, 1996,22(12):674-676.

[106] Sathorn C, Parashos P, Messer HH. Effectiveness of single- versus multiple-visit endodontic treatment of teeth with apical periodontitis: a systematic review and meta-analysis. Int Endod J, 2005,38(6):347-355.

[107] Teles AM, Manso MC, Loureiro S, et al. Effectiveness of two intracanal dressings in adult Portuguese patients: a qPCR and anaerobic culture assessment. Int Endod J, 2014,47(1):32-40.

[108] Davies A, Patel S, Foschi F, et al. The detection of periapical pathoses using digital periapical radiography and cone beam computed tomography in endodontically retreated teeth-part 2: a 1 year post-treatment follow-up. Int Endod J, 2016,49(7):623-635.

[109] Penesis VA, Fitzgerald PI, Fayad MI, et al. Outcome of one-visit and two-visit endodontic treatment of necrotic teeth with apical periodontitis: a randomized controlled trial with one-year evaluation. J Endod, 2008,34(3):251-257.

[110] Madarati A, Rekab MS, Watts DC, et al. Time-dependence of coronal seal of tem-porary materials used in endodontics. Aust Endod J, 2008,34(3):89-93.

[111] Psimma Z, Boutsioukis C, Vasiliadis L, et al. A new method for real-time quantiication of irrigant extrusion during root canal irrigation ex vivo. Int Endod J, 2013,46(7):619-631.

[112] Tay FR, Gu LS, Schoeffel GJ, et al. Effect of vapor lock on root canal debridement by using a side-vented needle for positive-pressure irrigant delivery. J Endod, 2010,36(4):745-750.

[113] Niazi SA, Al-Ali WM, Patel S, et al. Synergistic effect of 2% chlorhexidine combined with proteolytic enzymes on bioilm disruption and killing. Int Endod J, 2015,48(12):1157-1167.

[114] van der Sluis LW, Versluis M, Wu MK, et al. Passive ultrasonic irrigation of the root canal: a review of the literature. Int Endod J, 2007,40(6):415-426.

[115] Bhuva B, Patel S, Wilson R, et al. The effectiveness of passive ultrasonic irrigation on intraradicular Enterococcus faecalis bioilms in extracted single-rooted human teeth. Int Endod J, 2010,43(3):241-250.

[116] Mancini M, Cerroni L, Iorio L, et al. Smear layer removal and canal cleanliness using different irrigation systems (EndoActivator, EndoVac, and passive ultrasonic irrigation): ield emission scanning electron microscopic evaluation in an in vitro study. J Endod, 2013,39(11):1456-1460.

[117] Paragliola R, Franco V, Fabiani C, et al. Final rinse optimization: inluence of different agitation protocols. J Endod, 2010,36(2):282-285.

[118] Huth KC, Quirling M, Maier S, et al. Effectiveness of ozone against endodontopathogenic microorganisms in a root canal bioilm model. Int Endod J, 2009,42(1):3-13.

[119] Case PD, Bird PS, Kahler WA, et al. Treatment of root canal bioilms of Enterococcus faecalis with ozone gas and passive ultrasound activation. J Endod, 2012,38(4):523-526.

[120] Plotino G, Cortese T, Grande NM, et al. New technologies to improve root canal disinfection. Braz Dent J, 2016,27(1):3-8.

[121] Estrela C, Estrela CR, Decurcio DA, et al. Antimicrobial eficacy of ozonated water, gaseous ozone, sodium hypochlorite and chlorhexidine in infected human root canals. Int Endod J, 2007,40(2):85-93.

[122] Foschi F, Fontana CR, Ruggiero K, et al. Photodynamic inactivation of Enterococcus faecalis in dental root canals in vitro. Lasers Surg Med, 2007,39(10):782-787.

[123] Soukos NS, Chen PS, Morris JT, et al. Photodynamic therapy for endodontic disinfection. J Endod, 2006,32(10):979-984.

[124] Chiniforush N, Pourhajibagher M, Shahabi S, et al. Can antimicrobial photodynamic therapy (aPDT) enhance the endodontic treatment? J Lasers Med Sci, 2016,7(2):76-85.

[125] Herzog DB, Hosny NA, Niazi SA, et al. Rapid bacterial detection during endodontic treatment. J Dent Res, 2017,96(6):626-632.

第9章 | 根管外科治疗的并发症

Igor Tsesis，*Tamar Blazer*，*Shlomo Elbahary*，*Eyal Rosen*

9.1 引 言

根管外科手术的主要目的是防止细菌及其代谢物从根管系统侵入根尖周组织[1-2]。对于根尖周炎的牙齿，在非手术再治疗不可行的情况下，可以考虑采用根管外科手术[3-6]。

在现代根管外科手术治疗中，精准的手术过程通常采用放大装置，将根尖切成最小的斜角，借助超声尖进行3~4mm的逆行根管预备，并将根尖填充[7]。该技术是一种有效且可预测的治疗方法，其长期成功率超过90%[2,4-6]，具有能更好地识别根尖的优点，并且其截骨少、切除角度浅，可以更好地保持皮质骨和根的长度[1,8]。此外，在放大和光照的条件下，在切除的牙根表面可以探测根管峡部、裂隙和侧支根管[1]。

与其他治疗方式一样，根管外科治疗也存在并发症，其定义为"手术对患者造成的任何不良的、意外的或直接的影响，但如果手术进展顺利，就不会发生这种情况"[9]。术者应尽量应用合适的手术技术减少并发症的发生，并能在并发症发生时做出有效的诊断和治疗，防止造成长期损害[6]。

本章旨在为根管治疗医师提供知识和实用工具，将基于证据的方法应用到他们日常工作的根管外科并发症的预防和管理中。

9.1.1 根管外科手术中的软组织并发症

根管外科手术包括在翻瓣[10]过程中的软组织创伤，使根尖获得适当的手术通路[1,11]。在美学区域，适当的皮瓣设计对于获得良好的美学效果至关重要[6,12]。

I. Tsesis (✉) S. Elbahary E. Rosen
Department of Endodontology, Maurice and Gabriela Goldschleger School of Dental
Medicine, Tel Aviv University, Tel Aviv, Israel
e-mail: dr.tsesis@gmail.com; dr.eyalrosen@gmail.com

T. Blazer
Department of Endodontics and Dental Traumatology, Graduate School of Dentistry,
Rambam Health Care Campus, Haifa, Israel
e-mail: tamar.blazer@gmail.com

皮瓣手术具有并发症的风险,如延迟愈合和形成牙周缺损[11],有时可能会对牙齿的长期留存产生不利影响,甚至导致美观和功能问题[10,12-14]。这些与皮瓣相关的并发症可能与患者特异性因素或手术技术有关[1,6,10,12-17]。手术后,伤口通过"修复"(损伤组织被瘢痕组织替代)或"再生"(原损伤组织重建)来愈合[18-19],从临床角度来看,尤其在美学区域,瘢痕的形成是一个重要的美学问题[6,20]。

牙龈萎缩可能是由于皮瓣复位不正确、皮瓣血液循环障碍、皮瓣收缩引起的(图9.1)[10,13-14,16-17,21-23],因此,保存牙根相关组织,并重新定位无张力皮瓣至关重要[6]。

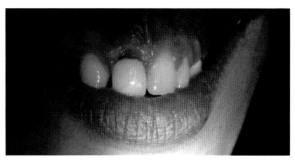

供血不足时可发生皮瓣坏死,因此,手术时应特别注意使垂直松解切口平行或收敛于皮瓣冠状部;皮瓣的基部应比游离边缘宽;避免手术器械撞击组织[1,6,13]。由于皮瓣设计不良、切口不足,导致皮瓣张力过大,可能会引起皮瓣撕裂,因此术中应保证皮瓣有释放切口的足够的长度[1,6,13]。

图 9.1 上颌中切牙(烤瓷熔附金属全冠,PFM)环内切口后牙龈萎缩

手术后的第一周内,伤口边缘可能会裂开,该并发症可能是由于组织损伤或不恰当的缝合方法造成的。裂开的伤口边缘可以再次闭合或愈合,这取决于边缘的大小及外科医生对临床病情的判断[6]。

牙周疾病的存在也可能会对根管手术的结果产生不利影响[24-25],并与高风险的并发症相关[6,26-27]。研究表明,有牙周病变的牙齿在进行根管治疗时,其成功率可低于 80%,而没有牙周病变的病例成功率可超过 90%[24]。

牙龈形态对手术后发生软组织相关并发症的风险也有重要影响。解剖型"牙龈生物型"[28]有两种类型:一种是"薄龈型",其特征是边缘牙龈呈高度扇贝状,牙齿细长,外观纤细半透明,附着龈较窄[13,17,29];另一种是"厚龈型",其特征是短而宽的牙齿上有巨大的扇贝状边缘龈,附着龈较多较宽,为纤维化而有弹性的、扁平的软组织[6,13,17,29]。其中,牙龈较薄的患者术后发生损伤风险的可能性更高[6,14,17,29];另一方面,牙龈较厚的患者,在术后更容易形成骨下缺损,并有较深的牙周袋探诊深度[10,12-14,17,28-29]。

术中采用适当的切口设计至关重要,应遵循以下原则:不采用水平和垂直切口或超过根尖的切口[27,30-31];切口应有利于皮瓣在实体骨上重新定位[27,31];切口应避免肌肉附着[27,31];垂直切口的延伸应有利于牵开器在无张力的实心骨上的定位[1,27,31];并且水平切口的范围应在最小软组织的拉伸的基础上保持足够的手术通路[1,6,27,31]。

皮瓣应设计成包括整个黏骨膜组织的"全厚皮瓣"。全厚皮瓣可以维持骨膜上血管循环,减少组织损伤和出血[1,6,27,31]。另外,尽量缩短手术时间,以防止皮瓣

缺血坏死[6]。

　　缝合线的作用是帮助皮瓣重新定位，并固定皮瓣边缘，直到伤口愈合到足以承受功能压力为止[32-33]。然而，使用缝合线不当可能会导致炎症、延迟愈合[31]和组织抑制（图9.2）[6,26]。缝合技术应允许至少3 d的时间使伤口闭合和皮瓣稳定，且缝合应该是被动的，避免拉伸、撕裂或损害组织的血液循环[6,26,32-33]。

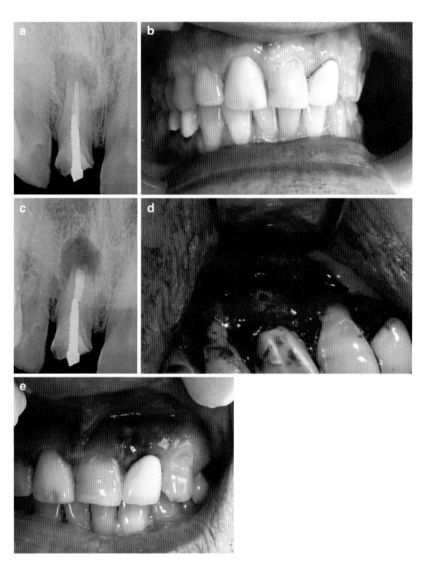

图9.2　a.右侧上颌侧切牙伴根尖周损伤术前X线片。b.右侧上颌侧切牙术前临床照片。c.根管预备和充填后立即进行术后X线片检查。d.皮瓣提升及截骨术中照片。e.手术后1个月：牙龈急性炎症

9.1.2　根尖周截骨及刮除术

　　根管手术中截骨术的目的是为根尖部提供足够的手术治疗通路[1,2,4-6,18,34]。然

而，当骨缺损范围较大时，可能不会发生创面的骨再生，缺损可由纤维结缔组织愈合[6,18,35-36]。此外，向冠方扩大截骨可能会导致牙髓牙周相通，并危及相邻的解剖结构，对相邻的牙齿造成损伤[1,6,24,37]。随着现代显微外科技术的发展，所需要的截骨尺寸已减小到直径为 4~5mm，此直径足以进行手术操作，同时也降低了潜在的风险[1,6]。

在截骨准备过程中产生的过多热量可能会使其发热[38-39]，阻断血液流动，并可能使破骨细胞和成骨细胞活性降低、脱水和干燥，进而造成骨细胞变性和坏死[6,38-39]。其中，影响热量产生的因素包括钻头的设计、钻孔的技术和骨的特性[6,40]。因此，牙根外科手术应仅采用高速钻机的轻刷动作和大量的冲洗[6]。

根尖周刮除术的目的是去除病变组织，并能够进入手术部位。但刮除术可能会危及邻近的解剖结构，如上颌窦、鼻腔和神经血管束[6]。炎症性根管病变（囊肿或肉芽肿）是根周组织对感染根管刺激物的反应，手术中通常不需要完全切除所有相关根周组织[6,41]。

9.1.3　根尖治疗过程中的并发症

根尖处理包括根尖切除、逆行性预备和根尖部分的充填[42]。

传统意义上根尖切除是为了去除根管内感染的根尖部分，并为逆行性预备和充填提供通路[1,43]，一般建议去除根尖部分至少 3mm[44]。然而，在某些情况下，过度根尖切除会使冠根比（CRR）减小的风险增大[44-45]。最近的研究表明，除了牙周骨缺损外，根尖切除后的牙齿在修复方面没有受损。因此，保留理想的 1∶2 的 CRR 不会影响手术的主要目的[46-47]。

遗漏的根管可能造成整个手术的失败，不充分的根尖切除或根面解剖视野受限是导致根管遗漏的主要原因[48]。

超声探头用于制备深度为 3~4mm 的逆行空腔[16,49]。然而，在使用超声波技术时，根端可能发生折断，甚至发展为牙本质裂纹[50]。因此，在操作超声探头时，应设置中功率且动作轻柔，配合大量冲洗[42]。

9.2　根管外科手术的出血并发症

手术过程中血管的损伤可能会导致出血[51-55]，虽然严重出血在根管外科手术中很少见，但发生时可能会引起严重的全身并发症[53,56]。对于有出血性疾病的患者，即使在手术过程中只有小血管受到损伤，也可能会发生过度出血[6,53,56]。

当出血点没有渗透口腔黏膜或皮肤时，局部血液聚集可能会导致口腔黏膜或面部组织变色，进而形成血肿，血肿可以持续 2 周，通常不需要治疗[6]。在极少数情况下，口腔底部出现过多的血肿可能会造成潜在的危及生命的情况[57]。

轻度出血在根管手术中较为常见，虽然通常不危及生命，但可能会引起并发症，甚至影响预后[52]。因此，充分控制出血至关重要，其不仅可保持术中手术部位视野清晰，最大化地缩短了手术时间，而且使手术部位保持干燥，利于医师正确放置逆行性充填材料[6,52,55]。但是，轻微出血在术中仍然很常见，应通过各种方法加以控制，如指压法、纱布填塞、电刀烧灼、缝合出血血管（结扎），并辅以局部止血剂[1,6,52,54-55,58-61]。

根管外科手术局部麻醉的目的是实现深度麻醉，使患者感到舒适并得到患者的配合，并通过血管收缩剂进行适当的止血[1,51,54-55,60]。通常 1 : 100 000 浓度的肾上腺素足以达到适当的止血效果[6,27]。

有时在加有血管收缩剂的局部麻醉后可观察到继发性出血的现象，这种现象被称为"反跳现象"[62]，可能持续数小时，通常不可能通过额外的注射来止血[63]。因此，应首先进行更复杂和依赖止血的步骤（如根尖处理）[6,31,63]。

9.3 根管外科手术中的神经损伤

大多数常规外科手术都可能导致神经损伤[1,6,64-65]，其可能是由于术后肺泡内血肿的形成或小叶内水肿对神经束施加的压力增加，或由神经炎引起的长期压力增加间接引起的[66]。然而，手术中对神经束的直接损伤是造成神经损伤最常见的原因，可通过神经压迫、拉伸、切断、过热和意外刺伤等方式发生[6,67-71]。其中，大多数病例报道的下牙槽神经（IAN）损伤位于下颌第二磨牙[1,6,64,72]。

锥形束 CT（CBCT）的使用有助于评估根尖周围（PA）的真实病变程度，以及PA 病变和根尖与解剖标志的关系（比如邻近神经感觉结构），从而制定一种更可预测的手术方法[73-79]。手术后，医生应观察任何可能发生的感觉改变的迹象[69,71-72,80]，可能提示神经损伤的早期症状，比如手术过程中或术后的急性疼痛或神经感觉改变，如感觉异常[6,81]。

目前，根管外科术后感觉改变的远期预后尚未完全阐明，但其可能与神经损伤的类型和程度、干预方案和时机有关[64,71-72,82-84]。大多数患者，尤其是那些神经损伤程度相对较轻的患者，如果及时得到适当的治疗，症状往往会随着时间的推移而得到改善[84]。当怀疑有神经损伤时，最重要的是及时采取措施以防止永久性损伤，并得到更好的临床上生理上的恢复[6,64]。

9.3.1 上颌窦并发症

上颌前磨牙和磨牙的牙根邻近上颌窦底[85]，在多数情况下，其根尖周围肉芽肿或囊肿延伸到窦腔，引起牙源性鼻窦炎。Bauer[86]的一项研究首次表明了这个观点，Selden[87]随后将其称为"腔内综合征"（EAS）。据报道，牙源性鼻窦炎的发生率差异较大，在所有鼻窦炎病例中发生率为 4.6%~47%[88]，这些代表了在根尖周手术中有施奈德（Schneiderian）膜穿孔的危险因素。

施奈德膜穿孔的概率为 9.6%~50%[89]。鼻窦膜穿孔会抑制纤毛活动，从而降低对感染的抵抗力[90]，其临床表现和症状包括鼻出血、鼻窦阻塞和急慢性鼻窦感染[90]。然而，Ericson[91]等学者及 1997 年 Watzek[108]等学者发现术中窦暴露与未暴露患者的愈合率无显著差异。此外，后来也有研究表明，只要根端预备过程中无异物和根尖进入窦腔，施奈德膜穿孔并不会影响临床结果[92]。

9.3.2 术后疼痛、肿胀、感染

术后疼痛和肿胀是手术常见的并发症[93]，其强度取决于组织损伤和炎症反应程度。其中，炎症可仅由手术创伤引起，也可由组织损伤合并手术部位的感染造成[6,94]。

肿胀可能在手术后几分钟到几小时内开始（图 9.3），是出血和水肿（组织中积液）的后果，可持续数天[94]。在手术后，由于凝血功能，出血通常在几分钟内停止，因此肿胀通常由水肿[6]引起。

疼痛是一种不愉快的感觉和情感体验，与实际或潜在的伤害相关，或用这种伤害来描述[95]。最大疼痛通常发生

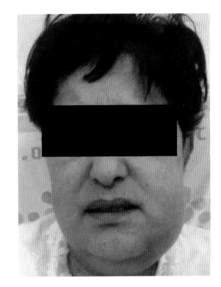

图 9.3 左下颌第一磨牙根管外科术后肿胀情况

在术后 24 h 内[96]，最大肿胀发生在术后第 1~2 d。然而，45%~66% 的患者表现为中度肿胀或完全没有肿胀[6,96]。

据报道，影响术后症状风险和强度的几个可能因素包括手术技术的类型（传统与现代外科技术[96-98]）、口腔卫生不良[99]、吸烟、术前药物[100]、局部麻醉的类型[101]、填充材料的类型[102]及患者的年龄和性别[99]。然而，由于预防疼痛比治疗疼痛更有效，因此提出了"超前镇痛"的概念（即通过阻止中枢敏化的建立来预防术后疼痛）[103-104]，它包括在手术前使用一种药物来阻止痛觉进入中枢神经系统，以减轻手术中或手术后疼痛增加所引起的变化[6,104-105]。

Tsesis[100]等对所有采用现代根管外科技术治疗的患者在手术前进行了药物处理，术前口服 8mg 地塞米松，术后 1 d 和 2 d 口服 2 mg 地塞米松。术后 1 d，76% 的患者完全无疼痛感，不到 4% 的患者有中度疼痛，65% 的患者无肿胀[100]。

目前在根管外科手术中使用抗生素的问题上尚没有达成共识[93,106]。预防手术

部位感染的最佳方法是保持口腔卫生，并在术前和术后使用抗菌漱口水；抗生素应主要用于免疫功能受损的患者，或手术后出现全身受累的迹象时。手术再入术可用于手术引流、探查和清除根尖组织[6,107]。

参考文献

[1] Kim S, Kratchman S. Modern endodontic surgery concepts and practice: a review. J Endod, 2006,32(7):601-623.

[2] Tsesis I, Rosen E, Schwartz-Arad D, et al. Retrospective evaluation of surgical endodontic treatment: traditional versus modern technique. J Endod, 2006,32(5):412-416.

[3] Johnson BR, Witherspoon D. Periradicular surgery// Cohen S, Hargreaves KM, editors. Pathways of the pulp. 9th ed. St. Louis, MO: Mosby, Elsevier, 2006:724-785.

[4] Tsesis I, Rosen E, Taschieri S, et al. Outcomes of surgical endodontic treatment performed by a modern technique: an updated meta-analysis of the literature. J Endod, 2013,39(3):332-339.

[5] Tsesis I, Faivishevsky V, Kir A, et al. Outcome of surgical endodontic treatment performed by a modern technique: a meta-analysis of literature. J Endod, 2009,35(11):1505-1511.

[6] Complications in Endodontic Surgery. Prevention, identiication and management. Berlin: Springer, 2014.

[7] Rubinstein RAKS. Short-term observation of the results of endodontic surgery with the use of surgical operation microscope and super-EBA as root end filling material. J Endod, 1999,25:43-48.

[8] Strbac GD, Schnappauf A, Giannis K, Moritz A, Ulm C. Guided modern endodontic surgery: a novel approach for guided osteotomy and root resection. J Endod, 2017,43(3):496-501.

[9] Angelos P. Complications, errors, and surgical ethics. World J Surg, 2009,33(4):609-611.

[10] von Arx T, Salvi GE, Janner S, et al. Scarring of gingiva and alveolar mucosa following apical surgery: visual assessment after one year. Oral Surg, 2008,1:178-189.

[11] Taschieri S, Del Fabbro M, Francetti L, et al. Does the papilla preservation lap technique induce soft tissue modiications over time in endodontic surgery procedures? J Endod, 2016,42(8):1191-1195.

[12] Ahmad I. Anterior dental aesthetics: gingival perspective. Br Dent J, 2005,199(4):195-202.

[13] Trombelli L, Farina R. Flap designs for periodontal healing. Endod Top, 2012,25:4-15.

[14] von Arx T, Salvi GE, Janner S, et al. Gingival recession following apical surgery in the esthetic zone: a clinical study with 70 cases. Eur J Esthet Dent, 2009,4(1):28-45.

[15] Ainamo J, Loe H. Anatomical characteristics of gingiva. A clinical and microscopic study of the free and attached gingiva. J Periodontol, 1966,37(1):5-13.

[16] Ferguson MW, Whitby DJ, Shah M, et al. Scar formation: the spectral nature of fetal and adult wound repair. Plast Reconstr Surg, 1996,97(4):854-860.

[17] Fischer KR, Grill E, Jockel-Schneider Y, et al. On the relationship between gingival biotypes and supracrestal gingival height, crown form and papilla height. Clin Oral Implants Res, 2014,25(8):894-898.

[18] Tsesis I, Rosen E, Tamse A, et al. Effect of guided tissue regeneration on the outcome of surgical endodontic treatment: a systematic review and meta-analysis. J Endod, 2011,37(8):1039-1045.

[19] Chi CS, Andrade DB, Kim SG, et al. Guided tissue regeneration in endodontic surgery by using a bioactive resorbable membrane. J Endod, 2015,41(4):559-562.

[20] Peck S, Peck L, Kataja M. The gingival smile line. Angle Orthod,1992,62(2):91-100. discussion 1-2

[21] Enoch S, Moseley R, Stephens P, et al. The oral mucosa: a model of wound healing with reduced scarring. Oral Surg, 2008,1(1):11-21.

[22] Palumbo A. The anatomy and physiology of the healthy periodontium//Panagakos F, editor. Gingival diseases -their aetiology, prevention and treatment: InTech, 2011.

[23] Velvart P, Ebner-Zimmermann U, Ebner JP. Comparison of papilla healing following sulcular full-thickness lap and papilla base lap in endodontic surgery. Int Endod J, 2003,36(10):653-659.

[24] Kim E, Song JS, Jung IY, et al. Prospective clinical study evaluating endodontic microsurgery outcomes for cases with lesions of endodontic origin compared with cases with lesions of combined periodontal-endodontic origin. J Endod, 2008,34(5):546-551.

[25] Lui JN, Khin MM, Krishnaswamy G, et al. Prognostic factors relating to the outcome of endodontic microsurgery. J Endod, 2014,40(8):1071-1076.

[26] Miloro M, Ghali GE, Larsen P. Peterson's. Principles of oral and maxillofacial surgery. 3rd ed. Shelton, CT: Shelton People's Medical Publishing House, 2012.

[27] Lindhe J, Lang NP, Karring T. Clinical periodontology and implant dentistry. 5th ed. Oxford, UK: Blackwell Publishing Ltd. 2008.

[28] Kahn S, Almeida RA, Dias AT, et al. Clinical considerations on the root coverage of gingival recessions in thin or thick biotype. Int J Periodontics Restorative Dent, 2016,36(3):409-415.

[29] De Rouck T, Eghbali R, Collys K, et al. The gingival biotype revisited: transparency of the periodontal probe through the gingival margin as a method to discriminate thin from thick gingiva. J Clin Periodontol, 2009,36(5):428-433.

[30] Cutright DE, Hunsuck EE. Microcirculation of the perioral regions in the Macaca Rhesus. II. Oral Surg Oral Med Oral Pathol, 1970, 29(6): 926-934.

[31] Morrow SG, Rubinstein RA. Endodontic surgery//Ingle JI, editor. Endodontics. 5th ed. Hamilton: BC Decker Inc. 2002.

[32] Selvig KA, Biagiotti GR, Leknes KN, et al. Oral tissue reactions to suture materials. Int J Periodontics Restorative Dent, 1998,18(5):474-487.

[33] Silverstein LH, Kurtzman GM, Shatz PC. Suturing for optimal soft-tissue management. J Oral Implantol, 2009,35(2):82-90.

[34] Lin L, Chen MY, Ricucci D, et al. Guided tissue regeneration in periapical surgery. J Endod, 2010,36(4):618-625.

[35] Andreasen JO, Rud J. Modes of healing histologically after endodontic surgery in 70 cases. Int J Oral Surg, 1972,1(3):148-160.

[36] Grzesik WJ, Narayanan AS. Cementum and periodontal wound healing and regeneration. Crit Rev Oral Biol Med, 2002,13(6):474-484.

[37] Kratchman SI. Endodontic microsurgery. Compendium, 2007,28(6):324-331.

[38] Heinemann F, Hasan I, Kunert-Keil C, et al. Experimental and histological investigations of the bone using two different oscillating osteotomy tech-niques compared with conventional rotary osteotomy. Ann Anat, 2012,194(2):165-170.

[39] Lavelle C, Wedgwood D. Effect of internal irrigation on frictional heat generated from bone drilling. J Oral Surg, 1980,38(7):499-503.

[40] Augustin G, Zigman T, Davila S, et al. Cortical bone drilling and thermal osteonecrosis. Clin Biomech (Bristol, Avon), 2012,27(4):313-325.

[41] Lin LM, Gaengler P, Langeland K. Periradicular curettage. Int Endod J, 1996,29(4):220-227.

[42] Corbella S, Del-Fabbro M, Rosen E, et al. Complications in root-end management//Tsesis I, editor. Complications in endodontic surgery: prevention, identiication and management. Berlin: Springer, 2014:89-100.

[43] Lin S, Platner O, Metzger Z, et al. Residual bacteria in root apices removed by a diagonal root-end resection: a histopathological evaluation. Int Endod J, 2008,41(6):469-475.

[44] Roy R, Chandler NP, Lin J. Peripheral dentin thickness after root-end cavity preparation. Oral Surg Oral Med Oral Pathol Oral Radiol Endod, 2008,105(2):263-266.

[45] Grossmann Y, Sadan A. The prosthodontic concept of crown-to-root ratio: a review of the literature. J Prosthet Dent, 2005,93(6):559-562.

[46] Cho SY, Kim E. Does apical root resection in endodontic microsurgery jeopardize the prosth-odontic prognosis? Restor Dent Endod, 2013,38(2):59-64.

[47] Jang Y, Hong HT, Chun HJ, et al. Inluence of apical root resection on the biomechani-cal response of a single-rooted tooth-part 2: apical root resection combined with periodontal bone loss. J Endod, 2015,41(3):412-416.

[48] Vertucci FJ. Root canal anatomy of the human permanent teeth. Oral Surg Oral Med Oral Pathol, 1984,58(5):589-599.

[49] Del Fabbro M, Tsesis I, Rosano G, et al. Scanning electron microscopic analysis of the integrity of the root-end surface after root-end management using a piezoelectric device: a cadaveric study. J Endod, 2010,36(10):1693-1697.

[50] Peters CI, Peters OA, Barbakow F. An in vitro study comparing root-end cavities prepared by diamond-coated and stainless steel ultrasonic retrotips. Int Endod J, 2001,34(2):142-148.

[51] Israels S, Schwetz N, Boyar R, et al. Bleeding disorders: characterization, dental considerations and management. J Can Dent Assoc, 2006,72(9):827.

[52] Penarrocha-Diago M, Maestre-Ferrin L, Penarrocha-Oltra D, et al. Inluence of hemostatic agents upon the outcome of periapical surgery: dressings with anesthetic and vasocon-strictor or aluminum chloride. Med Oral Patol Oral Cir Bucal, 2013,18(2):e272-e278.

[53] Reich W, Kriwalsky MS, Wolf HH, et al. Bleeding complications after oral surgery in outpatients with compromised haemostasis: incidence and management. Oral Maxillofac Surg, 2009,13(2):73-77.

[54] Samudrala S. Topical hemostatic agents in surgery: a surgeon's perspective. AORN J, 2008,88(3):S2-11.

[55] Witherspoon DE, Gutmann JL. Haemostasis in periradicular surgery. Int Endod J, 1996,29(3):135-149.

[56] Moghadam HG, Caminiti MF. Life-threatening hemorrhage after extraction of third molars:case report and management protocol. J Can Dent Assoc, 2002,68(11):670-674.

[57] Goldstein BH. Acute dissecting hematoma: a complication of oral and maxillofacial surgery. J Oral Surg, 1981,39(1):40-43.

[58] Gupta G, Prestigiacomo CJ. From sealing wax to bone wax: predecessors to Horsley's development. Neurosurg Focus, 2007,23(1):E16.

[59] Livaditis GJ. Comparison of monopolar and bipolar electrosurgical modes for restorative dentistry: a review of the literature. J Prosthet Dent, 2001,86(4):390-399.

[60] Sileshi B, Achneck HE, Lawson JH. Management of surgical hemostasis: topical agents. Vascular, 2008,16(Suppl 1):S22-S28.

[61] Soballe PW, Nimbkar NV, Hayward I, et al. Electric cautery lowers the contamination threshold for infection of laparotomies. Am J Surg, 1998,175(4):263-266.

[62] Lindorf HH. Investigation of the vascular effect of newer local anesthetics and vasoconstrictors. Oral Surg Oral Med Oral Pathol, 1979,48(4):292-297.

[63] Gutmann JL, Harrison JW. Surgical endodontics. Boston: Blackwell Scientiic Publications, 1991.

[64] Rosen E, Goldberger T, Taschieri S, et al. The prognosis of altered sensation after extrusion of root canal filling materials: a systematic review of the literature. J Endod, 2016,42(6):873-879.

[65] Moiseiwitsch JR. Avoiding the mental foramen during periapical surgery. J Endod, 1995,21(6):340-342.

[66] Park SH, Wang HL. Implant reversible complications: classiication and treatments. Implant Dent, 2005,14(3):211-220.

[67] Annibali S, Ripari M, La Monaca G, et al. Local accidents in dental implant surgery: prevention and treatment. Int J Periodontics Restorative Dent, 2009,29(3):325-331.

[68] Gallas-Torreira MM, Reboiras-Lopez MD, Garcia-Garcia A, et al. Mandibular nerve paresthesia caused by endodontic treatment. Med Oral, 2003,8(4):299-303.

[69] Givol N, Rosen E, Bjorndal L, et al. Medicolegal aspects of altered sensation following endodontic treatment: a retrospective case series. Oral Surg Oral Med Oral Pathol Oral Radiol Endod, 2011,112(1):126-131.

[70] Grotz KA, Al-Nawas B, de Aguiar EG, et al. Treatment of injuries to the inferior alveolar nerve after endodontic procedures. Clin Oral Investig, 1998,2(2):73-76.

[71] Juodzbalys G, Wang H, Sabalys G. Injury of the inferior alveolar nerve during implant placement: a literature review. J Oral Maxillofac Res, 2011,2(1):e1.

[72] Pogrel MA. Damage to the inferior alveolar nerve as the result of root canal therapy. J Am Dent Assoc, 2007,138(1):65-69.

[73] AAE, AAOMR. AAE and AAOMR joint position statement-use of cone-beam-computed tomography in endodontics, 2010.

[74] Bornstein MM, Lauber R, Sendi P, et al. Comparison of periapical radiography and limited cone-beam computed tomography in mandibular molars for analysis of anatomical landmarks before apical surgery. J Endod, 2011,37(2):151-157.

[75] de Paula-Silva FW, Wu MK, Leonardo MR, et al. Accuracy of periapical radiography and cone-beam computed tomography scans in diagnosing apical periodontitis using histopathological indings as a gold standard. J Endod, 2009,35(7):1009-1012.

[76] Kamburoglu K, Kilic C, Ozen T, et al. Measurements of mandibular canal region obtained by cone-beam computed tomography: a

cadaveric study. Oral Surg Oral Med Oral Pathol Oral Radiol Endod, 2009,107(2):e34-e42.

[77] Patel S. New dimensions in endodontic imaging: part 2. Cone beam computed tomography. Int Endod J, 2009,42(6):463-475.

[78] Pinsky HM, Dyda S, Pinsky RW, et al. Accuracy of three-dimensional measurements using cone-beam CT. Dentomaxillofac Radiol, 2006,35(6):410-416.

[79] Simonton JD, Azevedo B, Schindler WG, et al. Age- and gender-related differences in the position of the inferior alveolar nerve by using cone beam computed tomography. J Endod, 2009,35(7):944-949.

[80] Givol N, Rosen E, Taicher S, et al. Risk management in endodontics. J Endod, 2010,36(6):982-984.

[81] Froes FG, Miranda AM, Abad Eda C, et al. Non-surgical management of paraesthesia and pain associated with endodontic sealer extrusion into the mandibular canal. Aust Endod J, 2009,35(3):183-186.

[82] Leung YY, Fung PP, Cheung LK. Treatment modalities of neurosensory deicit after lower third molar surgery: a systematic review. J Oral Maxillofac Surg, 2012,70(4):768-778.

[83] Seddon HJ. A classiication of nerve injuries. Br Med J, 1942,2(4260):237-239.

[84] Pogrel MA, Jergensen R, Burgon E, et al. Long-term outcome of trigeminal nerve injuries related to dental treatment. J Oral Maxillofac Surg, 2011,69(9):2284-2288.

[85] Tian XM, Qian L, Xin XZ, et al. An analysis of the proximity of maxillary posterior teeth to the maxillary sinus using cone-beam computed tomography. J Endod, 2016,42(3):371-377.

[86] Bauer WH. Maxillary sinusitis of dental origin. Am J Orthod Oral Surg, 1943,29(3):B133-B151.

[87] Selden HS. The interrelationship between the maxillary sinus and endodontics. Oral Surg Oral Med Oral Pathol, 1974,38(4):623-629.

[88] Melen I, Lindahl L, Andreasson L, et al. Chronic maxillary sinusitis. Deinition, diagnosis and relation to dental infections and nasal polyposis. Acta Otolaryngol, 1986,101(3-4):320-327.

[89] Persson G. Periapical surgery of molars. Int J Oral Surg, 1982,11(2):96-100.

[90] Pignataro L, Mantovani M, Torretta S, et al. ENT assessment in the integrated management of candidate for (maxillary) sinus lift. Acta Otorhinolaryngol Ital, 2008,28(3):110-119.

[91] Ericson S, Finne K, Persson G. Results of apicoectomy of maxillary canines, premolars and molars with special reference to oroantral communication as a prognostic factor. Int J Oral Surg, 1974,3(6):386-393.

[92] Hauman CH, Chandler NP, Tong DC. Endodontic implications of the maxillary sinus: a review. Int Endod J, 2002,35(2):127-141.

[93] Mansoor J. Pre- and postoperative management techniques. Part 3: before and after-end-odontic surgery. Br Dent J, 2015,218(6):333-335.

[94] AAE. Glossary of endodontic terms. 8th ed., 2012.

[95] Merskey H, Bogduk N. International Association for the Study of Pain. IASP Task Force on Taxonomy. Classiication of chronic pain. 2nd ed. Seattle: IASP Press, 1994.

[96] Garcia B, Larrazabal C, Penarrocha M. Pain and swelling in periapical surgery. A literature update. Med Oral Patol Oral Cir Bucal, 2008,13(11):E726-E729.

[97] Kvist T, Reit C. Postoperative discomfort associated with surgical and nonsurgical endodontic retreatment. Endod Dent Traumatol, 2000,16(2):71-74.

[98] Tsesis I, Shoshani Y, Givol N, et al. Comparison of quality of life after surgical endodontic treatment using two techniques: a prospective study. Oral Surg Oral Med Oral Pathol Oral Radiol Endod, 2005,99(3):367-371.

[99] Garcia B, Penarrocha M, Marti E, et al. Pain and swelling after periapical surgery related to oral hygiene and smoking. Oral Surg Oral Med Oral Pathol Oral Radiol Endod, 2007,104(2):271-276.

[100] Tsesis I, Fuss Z, Lin S, et al. Analysis of postoperative symptoms following surgical endodontic treatment. Quintessence Int, 2003,34(10):756-760.

[101] Meechan JG, Blair GS. The effect of two different local anaesthetic solutions on pain experience following apicectomy. Br Dent J, 1993,175(11-12):410-413.

[102] Chong BS, Pitt Ford TR. Postoperative pain after root-end resection and filling. Oral Surg Oral Med Oral Pathol Oral Radiol Endod, 2005,100(6):762-766.

[103] Khan AA, Dionne RA. COX-2 inhibitors for endodontic pain. Endod Top, 2002,3:31-340.

[104] Dahl JB, Moiniche S. Pre-emptive analgesia. Br Med Bull, 2004,71:13-27.

[105] Dionne R. Preemptive vs preventive analgesia: which approach improves clinical outcomes? Compend Contin Educ Dent, 2000,21(1):48. 51-54, 56

[106] Lindeboom JA, Frenken JW, Valkenburg P, et al. The role of preoperative pro-phylactic antibiotic administration in periapical endodontic surgery: a randomized, prospective double-blind placebo-controlled study. Int Endod J, 2005,38(12):877-881.

[107] Yingling NM, Byrne BE, Hartwell GR. Antibiotic use by members of the American Association of Endodontists in the year 2000: report of a national survey. J Endod, 2002,28(5):396-404.

[108] Watzek G1, Bernhart T, Ulm C. Complications of sinus perforations and their management in endodontics. Dent Clin North Am, 1997,41(3):563-583.

牙髓与牙周的关系 | 第 10 章

Mehmet Omer Gorduysus

10.1 引　言

　　牙体、牙髓和牙支持组织（牙周组织）被视为一个生物单元，称为牙槽骨单元。健康的牙周组织对保护牙齿和牙髓组织的健康都是必不可少的，其中牙周韧带、牙龈、牙骨质和牙槽骨是其组成部分，这些结构的相互关系，在健康、功能和疾病过程中相互影响。1964 年，Simring 和 Goldberg[1] 首次发现了牙周和牙根疾病之间的相互关系。牙周组织与牙髓在胚胎、解剖和功能方面相互联系：外胚间充质细胞增殖形成牙乳头和牙囊，分别形成牙髓和牙周组织，这种胚胎发育产生了其在解剖学上的联系，且这种联系会一直存在[2]。

　　牙周 – 牙髓病变的特征是牙髓和牙周疾病同时发生。这种独特的生物学关系使一个单一的病变会有牙根和牙周同时受累的临床表现，因此诊断变得复杂和困难。一般来说，大多数牙髓和牙周病变是细菌感染的结果。这表明，一种疾病可能是另一种疾病的结果或原因，甚至可能起源于与它们进展有关的两个不同的、独立的过程[3]，由于这些疾病被视为独立的个体，诊断就会变得更加复杂。该临床情况的诊断、鉴别诊断、病因、治疗方法、决策和预后是牙髓学和牙周学中极具挑战性的问题。

　　本章的目的，在强调牙髓–牙周组织的相互作用和牙髓–牙周的相互关系的同时，也从牙髓方面讨论临床注意事项、治疗方案和方法，以及它们可能的解决方案。

10.2　牙髓 – 牙周相互联系的途径

　　牙髓和牙周组织是密切相关的，许多研究已经证实了这两个病变之间的疾病传播，表明受感染的根管和晚期牙周炎感染的微生物种类具有相似性[4-7]。除此之外，细胞浸润成分的相似性也表明牙髓和牙周组织之间存在联系[8]。这些发现表明牙髓和牙周组织之间可能存在交叉感染，超过 50% 的牙髓坏死的原因是牙髓和牙周

M.O. Gorduysus, D.D.S., Ph.D.
Professor, Department of Preventive and Restorative Dentistry,
University of Sharjah, College of Dental Medicine, Sharjah, UAE
e-mail: ogorduysus@yahoo.com

病变[9]，其中牙周病是一种慢性进展性疾病，可能会造成牙髓萎缩。

牙髓 – 牙周联合病变相互作用的 3 个主要途径是[10]：

1. 牙本质小管，

2. 侧支根管，

3. 根尖孔。

牙髓和牙周组织有相似的胚胎和发育过程，这使得双方较其他常见的途径更容易产生相互作用。该生物单元（牙槽骨单元）的任何结构中的任何问题都可能作为主要或次要原因而影响另一个结构的健康（如多米诺骨牌效应）。Simring 和 Goldberg[3] 首次提出并定义了牙髓与牙周组织之间的关系，后来又将其作为一个概念和术语来描述两种组织之间的炎症因素和发展过程。萌出的牙齿周围覆有鳞状上皮和结缔组织，在根尖周和牙龈的牙周围支持组织和牙髓组织均为结缔组织。因此，由于牙髓组织、牙周支持组织和根尖周组织的特征相似，有害刺激和微生物对这些组织的作用也是相似的。这些组织在胚胎、发育和结构上非常相似，而且因为牙周、根尖周和牙髓组织实际上是彼此的延续，从愈合能力和愈合潜力的角度来讲也是非常相似的。作为结缔组织，它们对炎症的反应、胶原代谢、免疫和生理反应基本相同。在这两种组织（牙髓组织和牙周组织）中，炎症反应可分为急性和慢性，但牙髓组织通常是急性炎症，而牙周组织中通常是慢性炎症性反应。

其中，细菌及其产物进入这些组织的可能途径大致可分为：解剖和（或）生理途径和非生理和（或）病理途径[11]。

10.3 解剖和（或）生理途径

牙髓与牙周组织相互作用的主要途径是根尖孔、侧支根管等解剖结构，它们在牙髓组织和牙周组织之间建立了非常特殊和密切的联系（图 10.1）。

对于牙髓病变，炎症的途径是通过根尖孔、根尖分叉和外侧副管到达牙周组织，导致 1° 牙髓病变，有时会进展为 2° 牙周受累；对于牙周病变，牙周炎的进展是通过侧支根管和根尖孔诱导形成 2° 牙髓病变。真正的牙髓 – 牙周联合病变是两者的混合体，其主要原因和来源难以区分。

10.3.1 根尖孔

牙髓和牙周组织来源于牙胚的外间充质组织，在牙齿发育的过程中，血液供应通过根尖孔和侧支根管维持着这些组织之间的联系，根尖孔是牙周组织与牙髓之间最主要、最直接的交通途径。虽然牙周病会对牙髓组织造成损害，但只有当牙髓的根尖孔出现菌斑时，牙髓才有可能完全解体，从而影响血管供应。牙髓完全坏死后，酶、代谢产物、抗原等多种细菌产物通过牙髓根尖孔到达牙周组织，引发炎症反应。

牙髓和牙周韧带的解剖关系

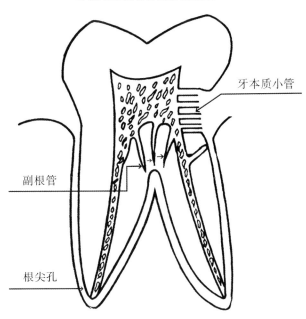

牙本质小管

副根管

根尖孔

图 10.1　牙髓与牙周韧带之间的解剖关系

　　牙髓暴露、牙周炎和龋病对牙髓－牙周联合病变的发展具有重要影响。如果这些病变没有得到很好的治疗，并且没有对根管进行消毒和完全封闭，可能会导致病变进展，甚至可能发生根管再感染[12-14]。

10.3.2　侧支根管

　　除了根尖孔外，根管内还有许多分支连接着主根管和牙周韧带。这些根管分支在近 100 年前首次被描述，称为"副根管"。随着牙根的发育，外胚间充质逐渐融合，由于血管周围的牙本质形成或上皮根鞘连续性断裂，形成根管侧支或副根管[15]。"副根管"这个术语现在用来形容连接根管系统和牙周韧带的分支[11]。

　　侧支根管中含有连接牙髓和牙周韧带循环系统的结缔组织和血管。侧支根管存在的影像学指征是牙周韧带在侧根表面的局部增厚或明显的外侧病变。副根管被发现主要分布在根的根尖部分，而侧根管主要分布在磨牙分支区。这些在根表面的侧支根管的发生率分别为：根尖 1/3（17%）；冠 1/3（1.6%）；根中 1/3（8.8%）[16]。Bender 等认为，因为磨牙有更多的副根管，所以磨牙较前牙更容易发生牙髓－牙周联合病变。

10.3.3　牙本质小管

　　除了上述途径外，牙本质小管与其他主要途径一样，在牙周组织和牙髓组织之间相互作用的过程中有着重要作用（图 10.2a、b）。牙周病、洁牙、根面平整、手术治疗、牙釉质交界处的窝沟点隙都可能导致牙本质暴露[17]。目前，非常经典且已被证实的例子表明，当牙本质小管位于暴露的牙骨质部位时，微生物可以通过这些小管在牙髓和牙周组织之间传播[18]。

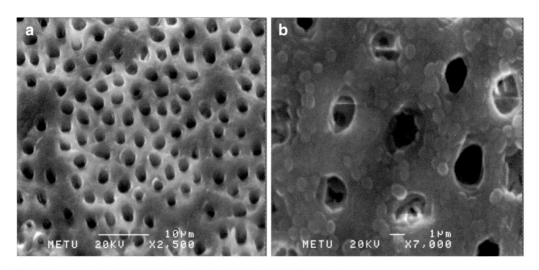

图 10.2　a、b. 扫描电镜（SEM）下的牙本质小管（引自 The study of Prof Mehmet Omer Gorduysus；拍摄于 Middle East Technical University，Ankara-Turkey）。左图可见干净的牙本质小管，空心管是连接牙周组织和牙髓组织之间独特的通道，牙骨质并不总是覆盖在颈部的牙本质上，暴露在外的牙本质小管允许微生物和有害刺激进入管道。右图（b）可见牙本质小管周围的涂片层和微生物

　　根据 Adriaens[5]等的研究，来自牙周袋的细菌可能通过牙本质小管使牙髓感染，而这些牙本质小管会在根面平整及洁治的过程中暴露出来，成为微生物的宿主使微生物再定殖于经过处理的牙根表面。与此相反，一些研究[18-19]指出，即使在活髓牙的牙周治疗过程中去除牙骨质，牙髓组织也能通过形成修复性牙本质来抵御有害物质。此外，由于牙本质液体向外表面流动，从而减少了细菌及有害产物在暴露的牙本质上的扩散。

10.4　非生理和（或）病理途径

　　另一种牙髓 5 牙周组织之间连接途径是在使用旋转工具或根管治疗器械使用不当时造成的医源性穿孔[20]。当根管穿孔发生时，根管系统和根尖周组织之间相互连通常常会降低治疗的预后。在穿孔的部位，牙周韧带发生炎症反应，形成病变，该病变可进一步发展为原发性牙髓病变（图 10.3）。

　　牙周组织和牙髓组织之间的另一种连接途径是由外伤引起的垂直性根折，其在死髓牙和活髓牙上均可发生。根折多发生在以冷凝技术充填的牙根内，多数为以桩

牙髓与牙周组织之间相关联的病理途径

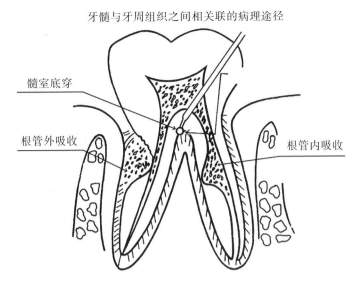

髓室底穿

根管外吸收

根管内吸收

图 10.3　牙髓与牙周组织之间相关联的病理途径

修复的牙体[11]，其作为牙髓感染的桥梁，如果牙周组织先前有炎症，则可能导致炎症的扩散，从而使牙髓坏死[21]。

　　发育缺陷（图 10.4，10.5a~c）、异常和畸形，也就是融合牙、双生牙、牙中牙、牙内陷、分叉嵴（分叉位于颈部）；牙釉质、牙本质和牙骨质异常；或者牙齿发育问题，即牙骨质发育不全、牙釉质发育不全、牙本质发育不全都可以在病理致病过程中逐项列出分析。生理和病理性吸收（暂时性、压力性、再植吸收、内部吸收等）也属于这一类（图 10.6，图 10.7）。

　　开放的根尖孔和相关的感染、冠方充填材料的渗漏和冠修复的失败、挤压式或快速的正畸运动、修复体较深、继发龋、牙周支持组织的骨质缺损、牙周袋的形成、牙髓外科治疗的失败、较差的逆行性材料、植牙过程中菌群的变化及窦道（瘘）都是可能的病理途径。除此之外，超出根尖的充填材料作为外源性物质也会产生一种长

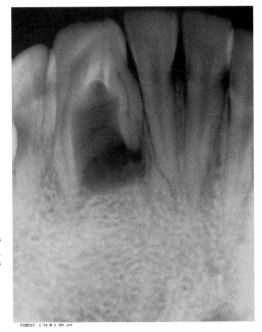

图 10.4　下颌右侧侧切牙发育异常，与 X 线片中根尖周密度影相关。这是一个胚胎期损伤相关的发育缺陷和畸形的病例（由本章作者 Dr. Mehmet Omer Gorduysus 提供）

期的刺激，银汞合金颗粒、吸水性纸尖的分离粒子和牙石都是外源性刺激因子，也可引起牙周组织和牙髓组织之间的病理通路。

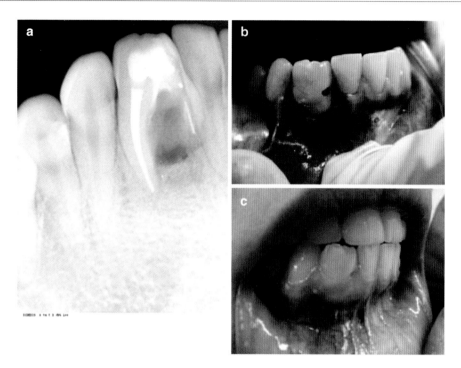

图 10.5　a~c. 根管治疗、手术和修复后（由本章作者 Dr. Mehmet Omer Gorduysus 教授提供）

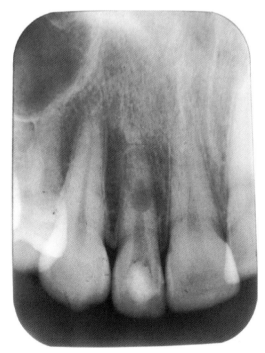

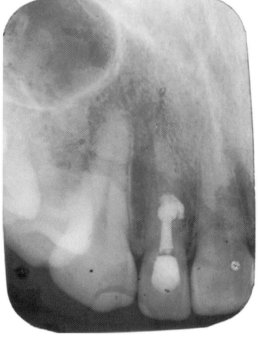

图 10.6　在牙根中部 1/3 处（牙 22），X 线片观察到存在内部吸收，并与牙周组织相通。患者有牙髓及牙周炎的临床症状，根管在牙尖 1/3 处钙化（由本章作者 Dr. Mehmet Omer Godduysus 提供

图 10.7　用注射式牙胶尖（Obtura Ⅱ）封闭吸收区并随访（由本章作者 Dr. Mehmet Omer Gorduysus 提供）

10.5　发病机制

牙周病变对牙髓的影响

据报道，患有牙周疾病的牙齿中牙髓炎症和退行性变的比例比没有牙周疾病的牙齿高[22]。研究表明，若未发生根尖周病变或牙周破坏使副根管暴露于口腔环境中，则牙周病对牙髓没有影响[3,23]。

微生物刺激是牙髓和牙周病变的主要病因。当患有牙周病时，暴露的牙根表面形成菌斑，则可能通过侧方或副根管引起牙髓的病理改变。因此，牙周病可能会对牙髓产生不利影响并发展为牙髓炎，常被称为逆行性牙髓炎[1]。

牙周病变对牙髓的影响可导致牙髓萎缩或其他退行性改变，如：牙髓细胞数量减少、营养不良性矿化、纤维化、修复性牙本质形成、炎症和吸收等。萎缩性改变是由于通过侧支根管的血流中断，导致髓内局部凝固性坏死，坏死区域随后通过胶原蛋白和营养不良性矿化作用与剩余的健康牙髓组织分开。当牙周病进展缓慢时，牙骨质沉积可在牙髓炎发生前将侧支根管完全阻塞，这也是为什么并非所有牙周受累的牙齿都表现出牙髓萎缩和根管狭窄的原因。

牙周病的致病因子存在于龈沟液中，并不断受到宿主的防御，引起宿主免疫或炎症反应。通常，随着患者免疫力和抵抗力的降低，发病速度会逐渐加快。有害刺激如化学物质、橡皮障、钻针切削、局部创伤、刷牙方式等都可能形成"发病机制"，从而促进牙髓 – 牙周组织之间的联系。正常情况下，生理或病理途径均能发挥作用，并在诱发因素的刺激下协同作用，使牙周组织形成肉芽肿。当牙周病从龈沟向根尖方向延伸时，炎症产物会破坏牙周韧带和周围的牙槽骨。然而，进展性牙周炎与牙髓受累之间并没有明确的关系。牙髓病最常见的牙周病变是由于细菌产物通过根尖扩散并形成血管肉芽组织，也就是局部根尖周肉芽肿，随后可能会发生牙槽骨和牙根的吸收[24]。

临床证据表明，随着炎症程度加重，骨缺损、疼痛、感染和脓肿使牙齿的松动度增加，并形成窦道和瘘管。这些情况可分为急性、慢性或亚急性发作或突然发作，有时可能是临床观察的一部分。除个体因素外，微生物的致病性和毒力也很重要。

牙根的吸收常发生在与覆盖肉芽组织的根面相邻的位置，当牙周病变较深时，牙根管和根尖孔内也可能发生吸收。由于这种吸收过程因为牙周病变产生活化因子，并由牙本质的外周方向延伸至牙髓，因此被称为牙周炎性根吸收（PIRR）[25]。

牙周治疗过程对牙髓的影响

通常情况下，经牙周治疗（洁牙和根面平整）、牙龈切除术或龈下刮治术，以及临床牙冠延长术后，牙齿会变得非常敏感，这可能是因为牙周疾病对牙髓状态的影响造成的。当牙周炎症向根尖部进展时，牙骨质坏死或脱落使牙本质小管或侧支根管暴露，作为连通的途径，从而刺激牙髓。根面平整和刮治术可能会导致血管破裂并破坏侧支根管的神经血管束，引起血液供应减少，从而导致牙髓改变。如果在根面平整和刮治术（尤其是下颌前牙）等治疗后牙本质残留小于 2 mm，牙齿就会发生髓样改变。因此，长期频繁的牙周手术可能会引起牙髓炎疼痛。

疼痛强度的增加可以由以下两个原因中的一个或两个解释。首先，在根表面形成的污垢层在几天内就会被溶解，这反之降低了牙本质周围对液体流动的阻力，因此更容易产生痛觉；其次，开放的牙本质小管是细菌在口腔内向牙髓扩散转运的通道，可能引起局部的牙髓炎症性反应[4]。

用于烧灼炎性牙龈组织的药物和（或）化学制剂也可能通过暴露的牙本质小管损伤牙髓。

虽然根面处理所用的柠檬酸有利于牙周病的治疗，但它也能去除牙垢层，因此是一种重要的牙髓保护剂。但 Cotton 和 Siegel 报道，当柠檬酸应用于新切牙本质时，对牙髓有毒性作用[26]。然而，其他几项研究指出，应用柠檬酸后并没有发现显著的牙髓变化[27-28]。

10.6　牙髓炎和牙周组织

牙髓感染对牙周组织的影响

已有研究表明，牙髓内感染有助于促进上皮细胞沿牙本质剥脱的表面向下生长。未经治疗的根管感染是通过根尖部和侧支根管或副根管途径成为牙周炎的局部危险因素。

牙髓坏死可使牙周组织产生迅速而广泛的破坏，在根尖、分叉处或根的不同位置形成 X 线片低密度影。已有研究表明，牙周治疗伴牙髓坏死的牙齿和根尖周放射治疗会损伤牙周的愈合[26]。牙髓病引起的逆行性牙周炎是造成牙周组织局部严重破坏的常见原因，表现为牙周袋形成、脓性炎性渗出物、形骨缺损、牙龈肿胀出血和牙齿松动度增加。因此，在进行牙周手术之前，应首先治疗牙髓病变。

10.7　分　类

牙髓 – 牙周病变最常用的分类由 Simon[29] 等提出（图 10.8）。根据这一分类，牙髓 – 牙周病变可分为：

1. 原发性牙髓病变
2. 原发性牙周病变
3. 原发性牙髓病变伴继发牙周病变
4. 原发性牙周病变伴继发牙髓病变
5. 真正的牙髓 – 牙周原发性联合病变

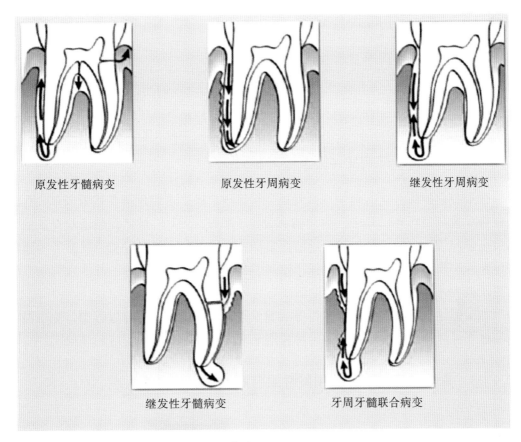

原发性牙髓病变　　　　　　　原发性牙周病变　　　　　　　继发性牙周病变

继发性牙髓病变　　　　　　　牙周牙髓联合病变

图 10.8　Simon JH、Glick DH、Frank JL [29] 对牙髓 - 牙周病变的分类

10.8　原发性牙髓病变

　　牙髓坏死的慢性根尖周病变急性发作时，可通过牙周韧带向冠方引流至龈沟 [10]。牙髓的炎症变化是原发性牙髓病变最基本和最主要的原因，其中造成牙髓炎症最常见的原因是外伤、龋病和修复。

　　坏死的牙髓可以通过根尖孔、侧支根管或副根管排出，在临床上可能会误诊为牙周脓肿，实际上这可能是一条起源于牙髓通向牙周韧带的窦道，其形成的牙周袋很窄，没有或只有很少的局部刺激因素，用牙胶尖追踪窦道的 X 线片将指向病灶的起源，此时应选择根管治疗。大多数病例预后良好，病灶完全、快速消退。

10.9　原发性牙周病变

　　牙周组织是原发性牙周病变的主要原因，该病变主要与菌斑和结石的积累有关。该病变形成的牙周袋深且宽 [10]，慢性牙周炎沿着牙根表面进展，在大多数情况下，牙髓活力测试为正常的牙髓反应，其预后取决于牙周治疗的疗效 [10]。

10.9.1　牙髓 – 牙周联合病变

10.9.1.1　原发性牙髓病变伴继发性牙周病变

未经治疗的牙髓病变导致根尖周牙槽骨和多根牙根间牙骨质的破坏，随后微生物沿着神经血管束引流至龈沟、菌斑和牙石使牙周受累。

10.9.1.2　原发性牙周病变伴继发性牙髓病变

牙周袋向根尖方向的延伸一直到根尖周组织，感染可通过侧支根管或根尖孔进入根管导致牙髓坏死。其中，磨牙的预后优于单根牙[30]。虽然牙髓通过开放的牙本质小管与细菌接触，但它有一定的修复和愈合能力，这可能导致修复性牙本质的产生和牙本质小管管径的缩小，但牙髓组织相对不受影响。因此，除非牙周病发展到累及根尖，否则牙周病对牙髓的影响可忽略不计。

如前所述，牙周病的治疗也可导致继发性牙髓病变。在治疗过程中，侧支根管内的血管可能被刮除器切断，微生物被推入该区域，导致牙髓炎症和坏死[10]。

10.9.1.3　真正的牙髓 – 牙周原发性联合病变

真正的牙髓 – 牙周原发性联合病变发生率低于其他分类，当牙髓病变由冠方进展的同时牙周袋向根尖部进展时形成[29]。两种病变彼此独立发生，难以区分，其可以单独存在，也可以通过持续的边缘附着丧失或根尖周炎加重使两种病变合并。

这种类型病变的影像学表现类似于垂直根折的牙齿，其附着丧失程度始终较大，预后较差，尤其是单根牙，对磨牙进行牙根切除是可以考虑的一种治疗方法。

这种病变的临床表现为牙髓坏死或残留局部刺激因素（牙菌斑和牙石）存在的牙髓治疗失败、深牙周袋、不同程度的牙周炎[31-32]。根据需要可选择立即封闭根管穿孔，进行根管治疗，行先进的根管手术，牙周治疗如牙半切术、根尖切除等治疗方案[6]。在大多数情况下，成功的根管治疗可使根尖周围愈合，然而，牙周组织可能使治疗效果不佳，这取决于联合病变的严重程度，其预后也取决于由牙周病造成的破坏程度[31,33]（表 10.1）。

10.9.2　牙髓、牙周病变共存

该分类由 Belk 和 Gutmann[34]提出，在这种情况下，两种疾病（牙髓病和牙周病）同时存在且有着不同的病因。因此，该病变包括牙髓病变和非连通的牙周病变。此时，两种疾病应单独治疗。

表 10.1 牙髓 – 牙周联合病变的特点

病变类型	疼痛程度	牙周袋深度	牙髓活力	X 线片
原发性牙髓病变	中度至重度疼痛	无牙周袋（除非有窦道）	无活力	根尖周可能有低密度透射影
原发性牙周病变	无至中度疼痛	中度	有活力	牙槽嵴顶高度降低
原发性牙髓病变伴继发性牙周病变	中度至重度疼痛	形成明显的和（或）可能存在的窦道	无活力	根尖至龈沟处低密度透射影，牙槽嵴顶高度降低
原发性牙周病变伴继发性牙髓病变	无疼痛（急性牙髓炎除外）	重度	有活力	牙槽骨缺损接近根尖部位
牙髓 – 牙周原发性联合病变	中度至重度疼痛	重度，深至根尖周部	无活力	牙槽骨缺损达到根尖部位

10.9.3 医源性损伤

这是一种基于其主要疾病及其副作用的新的牙髓 – 牙周相互关系的分类。建议将医源性病变作为一组，该组主要为由于各种治疗方法造成的牙髓病变（如前所述）[35]。

10.10 诊 断

原发性牙髓疾病和原受性牙周疾病的临床诊断通常较简单：在原发性牙周病中，牙髓有活力且对检测有反应；而在原发性牙髓疾病中，牙髓受到感染而失去活力。然而，原发性牙髓疾病伴继发性牙周疾病、原发性牙周疾病伴继发性牙髓疾病或真正的牙髓 – 牙周联合病变在临床和影像学上都非常相似，准确的诊断可通过详细的病史记录、检查及客观和主观症状来实现[2,10-11,13,36-50]（表 10.2）。

表 10.2 区分牙髓和牙周来源病变的特征

牙髓来源	牙周来源
牙髓无活性	牙髓有活性（晚期病变除外）
急性跳痛	慢性钝痛
肿胀范围较广	肿胀局限于附着黏膜
窦道追踪指向根尖区或侧支根管区域	窦道追踪通向主根管
急性期牙齿松动	牙齿普遍松动
窦道狭窄、曲折	由于牙周结构的广泛丧失，颈部窦道较宽，易于探查
骨缺损（根尖和根分叉部位）	广泛性骨缺损（水平型和垂直型）

如下的诊断步骤可以帮助制订合适的治疗方案[10]。

10.10.1 视 诊

检查软组织、牙槽黏膜和附着龈有无炎症、溃疡或窦道。通常,窦道的存在与牙髓坏死有关。检查牙齿是否有龋病、酸蚀、磨损、裂纹、牙折,修复体是否有缺陷及表明牙齿内部有吸收的"粉红斑点"之类的变色。

10.10.2 影像学检查

影像学检查有助于检查龋病、修复体缺损、根折、根尖周低密度放射影、牙周韧带增厚和牙槽骨缺失,正确地判读根尖和牙周病变对于诊断其病因十分重要。当然,只有当来自牙髓的炎症或细菌副产物引起足够的皮质骨脱矿后,才能检测到影像学的变化。由于牙根周围仅局限于松质骨的骨吸收,因此在牙根疾病的发病早期,由于牙根周围骨吸收而导致的骨缺失很难确定,但牙周病引起牙槽骨缺失和牙石的存在可以通过 X 线片有效地检测出来。

10.10.3 触诊和叩诊

临床上,可以通过对覆盖于牙根和根尖的黏膜施加一定的压力来进行触诊,用食指将黏膜压在下面的皮质骨上,以检测根尖周围的异常或"发热"区域的存在,指压触诊时该区域会产生痛觉[51]。

叩诊则提示存在根尖周炎症,异常的阳性反应表明来自牙髓或牙周的牙周韧带发炎。叩诊时,尤其是对高度敏感的牙齿,动作应尽量轻柔。

10.10.4 松动度

牙周附着的完整性和连续性、牙周韧带的炎症程度、牙齿的松动程度、牙周袋的深度、牙龈出血量和骨缺损量都可以反映牙齿牙周状况。

牙周韧带的炎症程度与牙齿的松动度成正比[10]。在原发性牙髓受累的病变中,重度松动很常见,且其松动度在开始牙髓治疗后的 1 周内消失,不应与牙周破坏引起的真实牙松动相混淆。

10.10.5 牙髓活力测试

有牙髓活力的牙齿对冷测的反应是短暂的剧烈疼痛,通常疼痛持续不超过几秒。强烈而持久的疼痛反应常提示为不可逆的牙髓炎,反应迟钝则提示为牙髓坏死。

10.10.6 牙周袋探查

在没有牙周病的情况下，如果出现一个深的孤立的牙周袋，可能表明存在牙髓来源的病变或垂直性根折。牙周袋的探查对牙髓或牙周疾病的诊断和鉴别诊断具有重要意义。

在牙周病中，骨缺失总是从冠方水平向牙根尖部进展，典型病灶外形呈锥形。探查可从正常范围内的龈沟深度开始，逐渐沿牙根斜度向下至病变顶端，再从另一侧向上至正常范围内的龈沟深度，这种锥形探诊可提示为牙周病变。

牙髓或牙周疾病有时会发展成瘘管和窦道（图 10.9），它们可能位于口腔黏膜或面部皮肤的任何位置，在口腔内其开口通常可见于颊侧牙龈或前庭沟处。窦道追踪是指在窦道中插入一种半刚性的不透射性材料，遇到阻力后停止插入，然后拍一张 X 线片，显示炎症的来源和进展路径[10]。

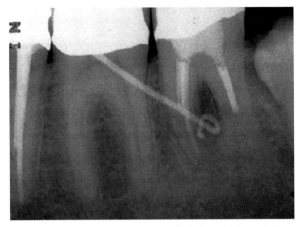

图 10.9 从窦道口插入 30 号牙胶尖，到达左下第二磨牙近中、远中根之间的分叉区。在临床上，该方法对于了解感染的真正原因和查找引起问题的牙齿非常有用（由本章作者 Dr. Mehmet Omer Gorduysus 提供）

10.10.7 急性或"井喷性"病变

当患者表现为龈沟局部肿胀时，可能很难确定肿胀是由于牙周受累还是牙髓起源[30,52]。通常在探查到肿胀区域之前，牙周的龈沟深度正常。在肿胀的边缘，探针明显可以下降到接近根尖附近的水平，探诊的深度为肿胀的范围；而肿胀的另一边，探诊深度依旧处于正常范围内；牙龈分离的宽度可以和牙齿的整个颊面或舌面一样宽，该类型的肿胀以破坏了肿胀边的全部附着为特点[9]。这种情况通常只需要进行根管治疗，大多数情况下，牙周可以在 1 周内形成完全再附着。

10.11 治疗方案

从诊断的角度来看，最重要的是能认识到，不管牙髓是否有炎症或形成纤维化，只要它仍保持活性，就不太可能产生足以引起牙周组织明显边缘性破坏的刺激物。

在开始任何治疗程序之前，都应该仔细考虑牙齿的预后。如果预后较差或无望，临床治疗（特别是牙髓方面）就非常具有挑战性，牙齿可能很难治愈，此时若患者不适合长期、昂贵和有创治疗，可以考虑拔牙治疗。这种情况应该仔细并详细地进行分析，如果患者不能拔牙，则应根据病变的分类考虑同时或分别对牙髓和牙周进行治疗。

10.11.1 临床注意事项

牙周组织缺损应认为始终有细菌存在，因此应进行根管治疗。如果剩余牙齿的牙周是健康的，并且已经排除了垂直性根折的可能，那么在没有任何牙周治疗的情况下，根管治疗后附着丧失可能会愈合。一般来说，当牙髓或牙周组织的原发性疾病有临床表现时，继发性疾病刚刚开始发生，此时先治疗原发性疾病[10,30,53-54]。

但在某些情况下，当继发性疾病也已确定为慢性疾病时，必须同时治疗原发性和继发性疾病。总体来说，牙髓治疗应先于牙周治疗，是否需要牙周治疗应视病情而定。通常，在根管治疗之后，牙周支持组织的缺损才能完全愈合；另一方面，慢性牙周炎治疗后，也无法预测是否可以彻底治愈牙周组织的广泛性缺损。但重要的是，临床上无法确定这两种疾病（牙髓或牙周疾病）中的一种或另一种对牙周支持组织的影响程度。

因此，应首先将治疗重心放在牙髓疾病上。第二阶段包括一段观察期，在此期间可评估牙周治疗后牙周愈合的程度：通常在几周内牙周袋深度减少，而骨再生可能需要几个月才能被放射学检测到。因此，应在可以适当评估牙髓治疗的结果后再进行牙周治疗（包括有牙周手术或没有牙周手术的深度洁治）。

在原发性牙髓病变中，当牙髓无活力且已感染时，传统的牙髓治疗就可以治愈病变，即使存在较大的根尖周放射影和牙周脓肿，也没有必要进行手术治疗。但如果原发性牙髓病变持续存在，尽管进行了广泛的牙髓治疗，但仍造成继发性牙周病变，则可能是真正的牙髓–牙周原发性联合病变。

如果为继发性牙周受累，则应同时进行牙髓治疗和牙周治疗。若仅进行牙髓治疗，则只有部分病变会愈合；进行适当的牙髓治疗后，该病变预后主要取决于菌斑诱导性牙周炎的严重程度和牙周治疗的效果。如果患牙有垂直性裂纹，其预后较差；如果患牙为多根牙，且病变只与一个根（腭根除外）有关，则可以考虑行截根或半截根术。首先应进行根管治疗，根管内可充填氢氧化钙糊剂，氢氧化钙糊剂具有杀菌、抗炎、水解蛋白、抑制吸收、利于修复等作用。治疗结果应在2~3个月后进行评估，且只有那时才应考虑进行牙周治疗，使其有足够的时间进行初期组织的愈合并能更好地评估牙周状况。原发性牙髓疾病伴继发性牙周受累的预后主要取决于牙周治疗效果和患者的个体反应[24]。

原发性牙髓病变伴继发性牙周受累也可能发生于根管治疗期间的根管穿孔或冠修复过程中的钉或桩错位。当发生这种情况时，应将穿孔修补、密封好，并去除错位的钉或桩。若牙根穿孔位于牙槽嵴顶附近，可能需要做皮瓣提升并用合适的填充材料修复缺损，MTA 是目前最推荐的修补材料之一。

　　临床上经常观察到菌斑和牙结石堆积，以及牙周袋增宽的现象。牙周病变应清除牙菌斑和牙石，其预后取决于牙周疾病的进展程度和牙周治疗的效果。牙周袋内积聚的牙菌斑和牙石会使牙周部位疼痛，且与附着丧失有关，因此临床上可观察到患牙的松动。如果治疗处于疾病的早期阶段，则预后良好。如果由于覆盖牙根表面的深牙周袋而导致根表面周围有大量凹陷，有时需要采用移植术来解决这一问题。

　　原发性牙周病变应首先进行适当的牙周基础治疗。临床上可检查出晚期牙周病变，慢性牙周炎沿牙根表面向根尖方向进展。患者应摘掉影响口腔卫生的不良修复体，如有需要，牙周手术应在完成基础治疗后进行。

　　牙周治疗有时包括促进牙周再生的治疗方法（牙周新附着技术、牙龈切开术、根尖皮瓣移位、半切术或根切除术）。此时，除非牙髓活力测试结果有变化，否则不建议进行根管治疗。治疗后患者必须定期复查，以检查牙髓状态是否有变化。但是，在这种情况下，病变预后完全取决于牙周治疗。

　　原发性牙周病变伴继发性牙髓受累可表现为可逆的牙髓敏感症状，此时单纯进行牙周治疗即可治愈。牙周治疗可以消除病变的有害刺激，而牙本质小管的继发性矿化可解决牙齿敏感的问题。但如果牙髓炎症是不可逆的，则应先进行根管治疗再行牙周治疗。

　　生理（自然途径）或医源性原因可能会导致牙周袋较深而间接影响牙髓活性，且牙齿松动，通常这种情况下，牙髓无活性，此时根管治疗和牙周治疗应同时进行，其预后取决于牙周病变的严重程度。牙周病变较牙髓病变的预后差，其预后依赖于病变向根尖方向的延伸程度，随着病变的进展逐渐接近于真正的牙髓 – 牙周原发性联合病变的预后[55]。

　　真正的牙周 – 牙髓原发性联合病变首选的治疗方法与原发性牙髓病变伴继发性牙周病变相同。一般来说，真正的联合病变牙周袋非常深，有时探针甚至可以到达根尖或根尖的 1/3，是最难治疗的牙髓 – 牙周病变，其治疗具有挑战性。这种情况下，首先要考虑的问题应该是"牙周问题能治疗吗？预后如何？"此时，牙周和根管治疗都应进行，但预后一般取决于牙周疾病的严重程度及牙周治疗的效果。

　　在牙周 – 牙髓联合病变中，根管治疗的预后更容易预测，但牙髓治疗的成功取决于牙周治疗的完成。完整地治疗牙髓、牙周两种病变是获得长期良好预后的关键所在。

　　在磨牙中，如果不是所有牙根都受到严重的影响，牙根切除可作为一种治疗选择。手术前应完成姑息性牙周治疗，并对需保留的根进行根管治疗。同时，可以通过骨移植和引导组织再生术增加骨支持，进而改善患牙的预后。应基于患牙较长时间内对传统牙周和牙髓治疗的反应来选择这些较先进的治疗方案。一般来说，真正的联合病变是最难治疗的牙髓 – 牙周问题。图 10.10~ 图 10.13 展示了一些联合病变的真实临床病例。

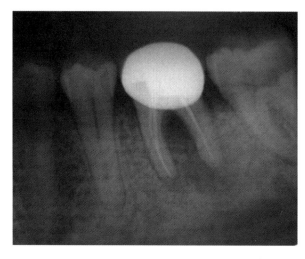

图 10.10　左下颌第一磨牙术前 X 线片：旧修复体边缘密合性差；不合格的、欠填的的根管充填；根尖周受累；根分叉病变。检查显示并确诊为真正的牙髓 – 牙周联合病变。取下冠修复体后行根管再治疗以及根分叉处的牙周刮除术

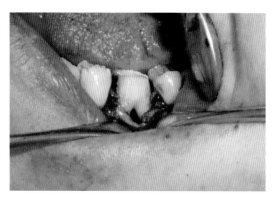

图 10.11　牙周刮除术中，去除形成的肉芽组织和炎症组织

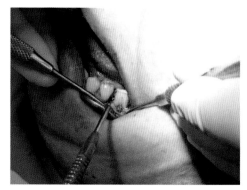

图 10.12　将移植材料应用于手术部位使组织再生

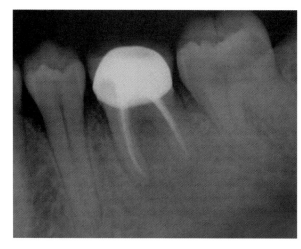

图 10.13　术后 1 年患者的 X 线片。牙髓再治疗完成，牙周手术成功，根分叉区放射性影像和临床表现均为完全愈合。这个真正的联合病变病例被成功治愈（由本章作者 Dr. Mehmet Omer Gorduysus 提供）

　　同时发生的牙周和牙髓病变最终会导致真正的牙髓 – 牙周联合病变。需再次强调的是区分导致病变的来源和因素并不容易，可能为牙周来源，也可能是牙髓来源。临床上应按照联合病变制订治疗方案且必须消除病因，医源性病变应消除病因。

从 Gorduysus 的牙髓 – 牙周联合病变患者预后表（表 10.3）中可以看出，原发性牙髓病变的预后评分指标最高，表明其预后最好，而真正的牙髓 – 牙周联合病变和牙髓、牙周病变共存的预后相对较差。除了这张图表的内容外，操作者的技能和能力、患者的免疫和防御因素，以及许多局部和一般因素也可能影响病例的成功。

表 10.3　牙髓 – 牙周联合病变患者预后及严重程度比较表

原发性牙髓病变	++++
原发性牙周病变	+++
原发性牙髓病变伴继发性牙周病变	+++
原发性牙周病变伴继发性牙髓病变	++
真正的牙髓 – 牙周原发性联合病变	+
牙髓、牙周病变共存	+
医源性损伤	++

10.11.2　牙髓 – 牙周病变的序列治疗

研究和文献表明，牙周和牙髓联合治疗对牙周、牙髓损伤的成功愈合至关重要。如果同时存在两种疾病，则必须同时考虑这两种疾病，仅靠牙髓治疗或牙周治疗都不能获得良好的预后[56-57]。治疗方案建议见附录 10.1。

然而，问题的关键是哪个病变先出现，哪个病变引起了临床问题。一般认为，牙髓炎可以和（或）可能引发牙周病，但相反的理论尚有争议。Simring 和 Goldberg[1]认为对于牙周治疗无效的牙周疾病应采用根管治疗。

有研究表明牙周病对牙髓没有影响，至少是在牙周疾病累及牙周根尖[3]之前没有影响。另一方面，多项研究表明牙周病对牙髓的影响本质上是退行性的，具有直接的炎症效应[23,58]。因此，联合病变的治疗应以消除这两个问题为目标。在急性病例中，最重要的是优先诊断疼痛和肿胀来源于牙髓还是牙周。

结　论

对于牙髓 – 牙周病变，必须始终将其分为两种不同的病变来考虑。一般来说，在两种病变中，根管治疗的预后是比较可预测的，但其能否成功取决于牙周治疗的完成。完整地治疗牙髓 – 牙周病变中的两个方面是获得长期良好预后的关键，但应始终向患者解释清楚预后的局限性。

附录 10.1　治疗方案

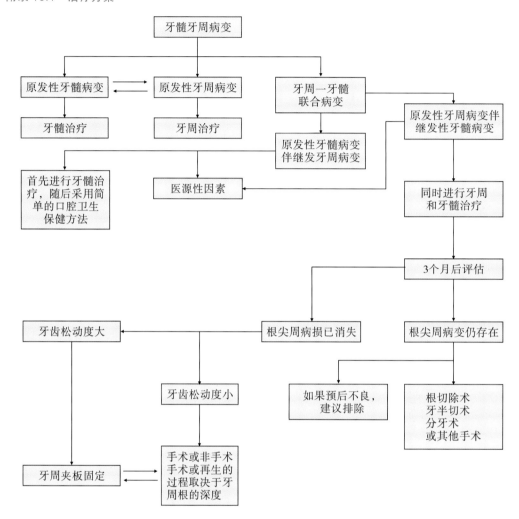

参考文献

[1] Simring M, Goldberg M. The pulpal pocket approach: retrograde periodontitis. J Periodontol, 1964,35:22-48.

[2] Mandel E, Machton P, Torabinejad M. Clinical diagnosis and treatment of endodontic and periodontal lesions. Quintessence Int, 1993,24:135-139.

[3] Czarnecki RT, Schilder H. A histological evaluation of the human pulp in teeth with varying degrees of periodontal disease. J Endod, 1979,5(8):242-253.

[4] Adriaens PA, de Boever JA, Loesche WJ. Bacterial invasion in root cementum and radicular dentin of periodontally diseased teeth in humans: a reservoir of periodontopathic bacteria. J Periodontol, 1988,59(4):222-230.

[5] Adriaens PA, Edwards CA, de Boever JA, et al. Ultrastructural observations on bacterial invasion in cementum and radicular dentin of periodontally diseased human teeth. J Periodontol, 1988,59(8):493-503.

[6] Haapasalo M, Ranta H, Ranta K, et al. Blackpigmented Bacteroides spp. in human apical periodontitis. Infect Immun, 1986,53(1):149-153.

[7] Trope M, Tronstad L, Rosenberg ES, et al. Darkield microscopy as a diagnostic aid in differentiating exudates from endodontic and periodontal abscesses. J Endod, 1988,14(1):35-38.

[8] Jansson L, Ehnevid H, Blomlöf L, Weintraub A, Lindskog S. Endodontic pathogens in periodontal disease augmentation. J Clin Periodontol, 1995,22(8):598-602.

[9] Bender IB. Factors inluencing radiographic appearance of bony lesions. J Endod, 1982,8:161-170.

[10] Rotstein I, Simon JH. Diagnosis, prognosis and decision making in the treatment of combined periodontal-endodontic lesions. Periodontol 2000. 2004,34:265-303.

[11] Zehnder M, Gold SI, Hasselgren G. Pathologic interaction in pulpal and periodontal tissues. J Clin Periodontol, 2002,29:663-671.

[12] Madison S, Wilcox LR. An evaluation of coronal microleakage in endodontically treated teeth. Part Ⅲ: in vivo study. J Endod, 1988,14(9):455-458.

[13] Ray HA, Trope M. Periapical status of endodontically treated teeth in relation to the technical quality of the root filling and the coronal restoration. Int Endod J, 1995,28(1):12-18.

[14] Saunders WP, Saunders EM. Assessment of leakage in the restored pulp chamber of endodontically treated multirooted teeth. Int Endod J, 1990,23(1):28-33.

[15] Solomon C, Chalain H, Kellert M. The endodontic periodontal lesion, a rational approach to treatment. J Am Dent Assoc, 1995,126:473-479.

[16] DeDeus QD. Frequency location and direction of the lateral, secondary and accessory canals. J Endod, 1975,1:361-366.

[17] Simon JHS, Dorgan H, Ceresa LM, et al. The radicular groove: its potential clinical signiicance. J Endod, 2000,26:295-298.

[18] Seltzer S, Bender IB, Nazimov H, et al. Pulpitis induced interradicular periodontal changes in experimental animals. J Periodontol, 1967,38:124-129.

[19] Seltzer S, Bender IB, Ziontz M. The interrelationship of pulp and periodontal disease. Oral Surg Med Oral Pathol, 1963,16(12):1474-1490.

[20] Jew RCK, Weine FS, Keene JJ Jr, et al. A histologic evaluation of periodon-tal tissues adjacent to root perforations filled with Cavit. Oral Surg Oral Med Oral Pathol, 1982,54(1):124-135.

[21] Andreasen JO, Andreasen FM, Skeie A, et al. Effect of treatment delay upon pulp and periodontal healing of traumatic dental injuries: a review article. Dent Traumatol, 2002,18(3):116-128.

[22] Bender IB, Seltzer S. The effect of periodontal disease on the dental pulp. Oral Surg Oral Med Oral Pathol, 1972,33:458-474.

[23] Langeland K, et al. Periodontal disease, bacteria, and pulpal histopathology. Oral Surg Oral Med Oral Pathol, 1974,37:257-270.

[24] Mhairi RW. The pathogenesis and treatment of endo-perio lesions. CPD Dent, 2001,2:9-95.

[25] Lindhe J. Clinical periodontology and implant dentistry. 4th ed. Oxford: Blackwell Munksgaard, 2003:339-345.

[26] Cotton WR, Siegel RL. Human pulpal response to citric acid cavity cleanser. J Am Dent Assoc, 1978,96:639-644.

[27] Yeung S, Clarke N. Pulpal effect of citric acid applied topically to root surfaces. Oral Surg Oral Med Oral Pathol, 1983,56:317-320.

[28] Kitchings SK, del Rio CE, Aufdemorte DE, et al. The pulpal response to topically applied citric acid. Oral Surg Oral Med Oral Pathol, 1984,58:199-206.

[29] Simon JH, Glick DH, Frank AL. The relationship of endodontic-periodontic lesions. J Clin Periodontol, 1972,43:202.

[30] Walton RE, Torabinejad M. Principles and practice of endodontics. 3rd ed. Philadelphia: W B Saunders Company, 2002:467-484.

[31] Kerns DG, Glickman GN. Endodontic and periodontal interrelationships//Cohen S, Hargreaves KM, editors. Pathways of the pulp. 9th ed. St.Louis: Mosby Inc., 2006:650-667.

[32] Didilescu A, et al. Current concepts on the relationship between Pulpal and Periodontal diseases. TMJ, 2008,58:1-2.

[33] Rotstein I, Simon JHS. Diagnosis, Prognosis and decision-making in the treatment of com-bined Periodontal-endodontic lesions. Periodontology 2000. 2004,34:165-203.

[34] Belk CE, Gutmann JL. Perspectives, controversies, and directives on pulpal-periodontal rela-tionship. J Can Dent Assoc, 1990,56:1013-1017.

[35] Pretinder S. Endo-Perio Dilemma: a brief review. Dent Res J, 2011,8(1):39-47.

[36] Bhaskar SN. Periapical lesion types, incidence and clinical features. Oral Surg Oral Med Oral Pathol, 1996,21:657-671.

[37] Orstavik D, Pit Ford TR. Essential endodontology prevention and treatment of apical peri-odontitis. Malden, MA: Blackwell Science, 1998:45-46.

[38] Görduysus O. Pulpa-Periodonsiyum Etkileşimleri, Endodontik-Periodontik İlişkiler, et al. (Book chapter in Turkish). Book Chapter: Pulpal-periodontal interactions, clinical considerations and treatment approaches//Çağlayan G, editor. Periodontoloji. 1st ed. Ankara-Turkey: Hacettepe Yayınları, Hacettepe Publications, 2010:401-421.

[39] Jenkins WM, Allan CJ. Guide to. periodontics. 3rd ed. California: Wright Publishing Company, 1994:146-152.

[40] Harrington GW, Natkin E. External resorption associated with bleaching of pulpless teeth. J Endod, 1979,5(11):344-348.

[41] Cvek M, Lindvall AM. External root resorption following bleaching of pulpless teeth with oxygen peroxide. Endod Dent Traumatol, 1985,1(2):56-60.

[42] Dahlen G. Microbiology and treatment of dental abscesses and periodontal-endodontic lesions. Periodontology, 2000, 2002,28:206-233.

[43] Paul BF, Hutter JW. The Enodontic-periodontal continuum revisited: new insights into etiology, diagnosis and treatment. J Am Dent Assoc, 1997,128:1541-1548.

[44] Bergenholtz G, Lindhe J. Effect of experimentally induced marginal periodontitis and periodontal scaling on the dental pulp. J Clin Periodontol, 1978,5:59-73.

[45] Jansson L, Ehnevid H, Lindskog S, et al. The inluence of endodontic infection on progression of marginal bone loss in periodontitis. J Clin Periodontol, 1995,22:729-734.

[46] Miyashita H, Bergenholtz G, Gröndahl K. Impact of endodontic conditions on marginal bone loss. J Periodontol, 1998,69:158-164.

[47] Wilcox LR, Diaz-Arnold A. Coronal leakage of permanent lingual access restorations in endodontically treated anterior teeth. J Endod, 1989,12:584-587.

[48] Heling I, Goril C, Slutzky H, et al. Endodontic failure caused by inadequate restorative procedure: review and treatment recommendations. J Prosthet Dent, 2002,87:674-678.

[49] Torabinejad M, Lemon RL. Procedural accidents//Walton RE, Torabinejad M, editors. Principles and practice of endodontics. 2nd ed. Philadelphia: W.B.Saunders, 1996:306-323.

[50] Mathews DC, Tabash M. Detection of localized tooth-related factors that predispose to periodontal infections. Periodontology, 2000, 2004,34:136-150.

[51] Sigurdsson A. Pulpal diagnosis. Endod Top, 2003,5:12-25.

[52] Harrington GW. The perio-endo question: differential diagnosis. Dent Clin N Am, 1979,23:673-690.

[53] Harrington GW, Steiner DR, Ammons WF. The periodontal-endodontic controversy. Periodontol,2000,30:123-130.

[54] Meng HX. Periodontic-endodontic lesions. Ann Periodontal, 1999,4:84-89.

[55] Newman M, Takei H, Klokkevold P, et al. Clinical periodontology. 10th ed. St. Louis: Saunders, 2006:88-90.

[56] Schilder H. Endodontic-periodontal therapy// Grossman L, editor. Endodontic practice. 6th ed. Philadelphia: Lea and Febiger, 1965.

[57] Simon P, Jacobs D. The so-called combined periodontal-pulpal problem. Dent Clin N Am, 1969,13:45-52.

[58] Mandi FA. Histological study of the pulp changes caused by periodontal disease. J Br Endod Soc, 1972,6:80-82.

第 11 章

第 11 章　老年患者的牙髓治疗

Mehmet Omer Gorduysus

11.1　引　言

　　近年来，老年人牙齿的固位性显著增加，现在牙科医师们面临着需要保护老年人牙齿的挑战。鉴于牙根管系统"硬化"的可能性，从技术角度来看，老年人的牙髓手术被认为具有挑战性。

　　老年医学是科学的一个分支，其致力于促进健康、预防疾病和治疗老年疾病及障碍。"老年医学"一词来源于两个希腊词语："geron"意为"老人"，"iatros"意为"医治者"。老年医学不同于老年学，老年学是研究衰老过程本身。老年牙科学（老年牙医学）是向老年人提供牙科护理，包括诊断、预防和治疗与正常衰老和年龄相关疾病有关的问题，是与其他卫生专业人员组成的跨学科团队的一部分[1-2]，它主要针对患有慢性生理、身体疾病和（或）心理变化，或病态和（或）患病的患者。

　　老年牙髓学（geroendodontics）是牙髓病学和老年牙医学的一个分支，旨在为老年人提供优质的牙髓治疗，以确保他们有更好的口腔健康质量，并通过牙髓治疗挽救牙齿来全面提高老年人的生活质量。老年牙髓学主要探讨衰老对牙髓和根尖周病诊断，以及对成功的根管治疗的影响。

　　由于需要特别考虑与年龄相关的问题，老年人的牙齿管理不同于其他人。因此，为老年人提供口腔保健需要一个具有专业知识和技能的多学科方法和（或）团队。在牙髓治疗注意事项方面，老年患者与年轻患者非常相似。同时，由于牙齿形态的变化，从技术角度来说，牙髓腔系统的清洁相当具有挑战性。随着对牙齿需求和病态的增加，加上更高的期望值，导致老年人对牙髓手术的需要增加。

　　本章的目的，是概述牙髓治疗在帮助老年人实现维护牙齿健康和维持口腔功能这一目标中的作用。

　　从世界老龄人口的人口统计数据中可以看出，老年牙髓学正在发挥更为重要的

M.O. Gorduysus, D.D.S., Ph.D.
Professor, Department of Preventive and Restorative Dentistry, College of Dental Medicine, University of Sharjah, Sharjah, UAE
e-mail: ogorduysus@yahoo.com, mgorduysus@sharjah.ac.ae

作用（来源：联合国）：

- 1900 年：超过 65 岁的人口数为 1000 万 ~1700 万人（不到当时世界人口的 1%）。

- 1992 年：超过 65 岁的人口数为 3.62 亿人（占世界人口的 6.2%）。

- 2030 年：（估计）超过 65 岁的人口数为 20 亿 ~25 亿人（占世界人口的 20%）。

- 2035 年：26% 的世界人口年龄将超过 65 岁。

治疗老年患者的牙科医师必须能够：

1. 确定老年人常见的口腔疾病，尤其是那些发病率随年龄增长而增加的病理学相关口腔疾病。

2. 从老年患者那里获得一份完整的病史和药物史。

3. 获取一份老年人心理社会史，其描述了影响老年人牙科需求和获得护理能力的因素。

4. 协调牙科保健与其他医疗学科，即医学、药学、社会工作、护理等。

5. 考虑到老年人对良好的临床技术和能力的需求，医师应了解并能够执行老年患者的临床治疗。

对于老年人牙齿和咬合系统相关的要点中，保持牙弓的连续性和保护咬合运动系统的完整性、牙齿缺失导致游离端鞍基形成时增强活动性修复体的稳定性、保持固定修复体的良好固位、保持牙列减少时的咬合接触、保护末端磨牙以维护垂直距离和保护骨骼、保持牙周健康并帮助老年人过上无痛的生活，都是非常重要的。

11.2 分 类

将老年患者从最简单到最复杂进行分类将有助于医生的临床策略[1]。实际年龄是指从出生起按日历时间计算的年龄，而功能年龄或生理年龄则是以表现能力为基础的。科学家根据实际年龄将老年人的研究分为几类：

- 初老（55~64 岁）。

- 低高龄（65~74 岁）[3]。

- 中高龄（75~84 岁）[4]。

- 极高龄和（或）最高龄（85 岁以上）[5]。

Ettinger 和 Beck[6] 根据老年人寻求牙科服务的身体能力对他们进行了功能性定义。老年人的功能能力是区分个人维持活动能力的标准。

- 功能独立的老年人（70%）。

- 体弱的老年人（14%）——这些老年人是慢性病患者，他们的活动受到严重限制。另一种体弱老人的分类方法是统计患一种或多种身体或精神残疾的老人，而这些老人包括在社区中生活的健康状况不佳患者和居家患者，以及在疗养院中住院的人。

· 功能依赖的老年人（5%）。

11.3 挑　战

牙齿在人的一生中会受到各种生理磨损和病理疾病的影响。衰老与多种危险因素有关，尤其是口腔因素。从多种危险因素方面来管理这种受损的牙列确实是一个多方面的挑战。

常见危险因素包括各种医疗问题、药物引起的副作用和心理问题。与口腔相关的特殊危险因素包括牙龈退缩，修复体和可摘局部义齿，以及年龄相关性牙测量学变化。

11.4 老年患者的健康问题和注意事项

从一开始，衰老就不能与健康状况不佳混为一谈。老年人和年轻人一样，牙髓手术的成功取决于清除牙髓腔中的致病菌和防止再感染。尽管如此，还是应该记住一些与老年人有关的常规注意事项。患者应能舒适地坐在牙科手术椅上，并能忍受漫长的治疗过程，但是像慢性背部疾病或短暂性脑缺血患者则不可能。

根管治疗的医学禁忌证很少。禁止牙髓治疗的情况可能包括需要头颈部放射治疗的患者，以及依从性差的患者，例如帕金森病、震颤或痴呆患者。

大多数 60 岁以上的患者健康状况不佳，并正在接受药物治疗。老年人最常见的疾病是高血压、慢性呼吸系统疾病、心血管疾病、糖尿病、骨质疏松、关节和类风湿疾病、帕金森病和阿尔茨海默病。所有牙科医生都应该熟悉这些疾病的病程、相关并发症及各种疾病的预防指南[7]。心血管疾病患者在牙科治疗期间更容易受到身体或情绪压力的影响。因此这些患者的治疗计划应包括低压力治疗方案和缩短治疗时间。对于不稳定型心绞痛和未控制的高血压患者，或近期有心肌梗死和近期行冠状动脉旁路移植术的患者，进行局部麻醉时不应在麻醉剂中加入血管收缩剂。在进行牙髓治疗时，对有高危心脏病的患者使用预防性抗生素是有必要的[8]。同样，糖尿病患者的牙科治疗预约也应考虑到患者的正常饮食和胰岛素使用计划。糖尿病患者常伴有心血管疾病，并且如果疾病控制不当，更容易感染。

糖尿病患者在出现急性感染时，牙科医生应与内科医生协商调整血糖。由于许多老年患者可能正在接受多种药物治疗，牙科医生还应记住各种药物的相互作用和药物不良反应。与患者的内科医生协商，仔细评估患者的既往史和药物史，对于适当优化患者护理至关重要[9]。下一章将详细介绍牙髓治疗期间的全身情况及其注意事项。

11.5 心　理

许多老年患者因孤独或被忽视而患上抑郁症。老年痴呆是老年人常见的一种现象，可导致记忆丧失、困惑、决策困难、学习新事物时的理解能力和改变能力与治疗方式有关[10-11]。听力和视力损伤会导致老年痴呆患者的这种情况进一步恶化。所有这些都可能导致治疗过程中的各种合作问题。这样的患者在心理上更脆弱，也更敏感。他们中的一些人可能会很快感到疲劳，不耐烦，问很多问题，也很容易变得紧张和情绪不稳定，并且有很强的远期记忆，但近期记忆不强（约会等很容易被遗忘）。老年人的心理问题因各国社会基础设施不同而异。

11.6　年龄相关性变化

随着年龄的增长，牙齿组织和支撑结构会发生一系列变化，而这些变化可能是来自磨损、疾病和习惯的累积影响。老化的牙髓经常被描述为"硬化"或"钙化"。由于规则的继发性牙本质不断沉积，髓腔在一生中都会变小[12]。这种情况最常见于磨牙髓腔的髓室角、髓室顶和髓室底，可能从年轻人的长方体髓腔转变为老年人的扁平髓腔。

反应性牙本质和修复性牙本质进一步减少了牙髓间隙（以前被归为第三期牙本质或刺激牙本质）。这些变化主要是限制在根管系统的冠方，因为外部刺激对冠方影响最大。牙髓纤维化的增加可能会阻碍管道通畅，从而使牙髓组织变致密并造成牙髓循环障碍，这可能与硬组织突出或管道堵塞一样难以解决。在冠髓中，这些障碍常发展成为髓石。

由于这些变化，牙髓中成牙本质细胞的密度显著降低，继而使损伤（牙体预备、微渗漏等）牙髓的修复能力减弱[12]。代偿性变化是由衰老或疾病引起的。老年人牙本质的厚度越大，牙髓体积越小，可能在一定程度上补偿性地使牙髓反应减弱，从而使牙体组织允许的制备深度增加。磨损是一种代偿性变化，它在骨质支持丧失和牙齿咬合力过度这个杠杆中起到稳定作用。此外，由于后牙的近中磨损，牙齿覆盖的减少可能表现为上颌前牙切缘到下颌前牙切缘的接触[12-13]。

从牙髓的角度来看，老年患者牙齿的主要差别（老年患者与年轻人相比）在于牙髓的变化。牙髓组织体积减小，导致牙髓钙化和根管硬化和（或）钙化增多，使器械进入变得困难。

牙髓老化和复杂因素的增加，例如给予韧带内注射（更具破坏性）和其他注射技术，延迟了其对牙髓试验的反应。而老年患者牙冠结构严重破坏，所以橡皮障隔离技术可能需要改进，并且这种破坏可能导致各种修复方面的问题，让定位钙化牙齿的根管口变得更困难（老年人牙齿中常见）。再者老年患者根管治疗后牙齿的根尖周组织修复延缓，因此可能需要减少麻醉剂和药物的用量。

简要回顾衰老对牙髓功能的影响，将有助于了解牙髓治疗的生物学基础、治疗方法、治疗决策和（或）挑战及老年患者问题的管理[19-33]。牙髓是一种动态的结缔组织，并且牙髓反应会随年龄变化，原因可归结于两个方面（生物学因素）：

1.结构和尺寸（组织学）变化。

2.由于应答损伤性刺激而发生的组织变化。

11.6.1　结构变化

在牙髓老化（或可能导致牙髓老化的情况，即刺激、咬合创伤和早接触、龋齿、牙周疾病）过程中，其体积逐渐减小。牙髓细胞、细胞外成分和支持性成分随牙髓老化逐渐发生变化，并伴有牙髓细胞数量减少、活性降低（成牙本质细胞和成纤维细胞）。随着牙髓内胶原纤维厚度增加，其支持性成分（血管、神经）和基质减少，并且替换受损成牙本质细胞的细胞更少，牙髓从损伤中恢复的整体能力也变得更加有限。

随着继发性牙本质形成和牙本质厚度增加，牙髓腔空间变小。髓石更常见，通常在髓室中，而根髓中主要为弥漫性（线性）钙化，同时伴有营养不良钙化、血管周钙化和神经周钙化。随着管周牙本质和硬化牙本质形成增加，牙本质小管直径变小。老年患者的牙本质通透性降低。以上所有变化都与牙髓腔的大小和形态变化直接相关，从而使临床应用更具挑战性和难度。

除了结构上的变化外，牙髓腔尺寸也有很大的变化。特别是在磨牙中，可以看到髓室顶和髓室底逐渐靠近，并且髓室的形状可以和（或）可能发展成盘状（扁平状）。而在前牙，可见闭塞的髓腔和狭窄的根管（十分缩窄）。在老年患者行牙髓治疗时，髓室的高度、根管直径和根管弯曲度的减小（钙化所导致），以及牙髓腔顶的厚度也是造成其治疗受限的因素。

老龄化对根尖孔大小会产生影响，从而影响老年人的牙髓治疗。牙骨质沉积量也是逐渐增加的。根尖孔大小逐渐减小，且根尖孔可能进一步偏离解剖性根尖孔。根据这些变化，解剖学根尖顶点和放射线图像中根尖顶点之间的差异会增加，这使根管治疗时很难达到完整的工作长度。根据这些生物学事实和变化，老年患者可能需要修改治疗流程。

11.6.2　组织反应

牙髓所受损伤的累积，会降低牙髓中血管和细胞含量并加重其纤维化。这增加了相对较厚的反应性牙本质，意味着老化的牙髓可能对热变化不太敏感，也不容易利用外界刺激来诊断疾病。大多数老年人的牙髓损伤实际上没有可逆性和不可逆性牙髓炎的典型症状[15]。

老年患者的牙齿对电测试和热测试可能产生的假阴性反应可能是基于上述生物学变化产生的，但这并不意味着牙髓已经坏死。没有确凿的证据表明，全身情况或医源性因素直接影响（降低）牙髓对损伤的抵抗力，但有可能降低愈合能力（理论上，动脉粥样硬化可能影响血管，但尚未证实存在牙髓动脉粥样硬化）。同时，系统性疾病对牙髓抗损伤能力的间接影响是一项已被证实的研究（即糖尿病、类风湿性关节炎、多发性硬化症、其他自身免疫性疾病和免疫缺陷问题）。

对于年龄在 2~100 岁甚至 100 岁以上的患者都可以进行成功的牙髓治疗。从牙齿出现在口腔中的第一天起，直到人类生命的最后一天，根管治疗都可以成功地应用于牙齿上。在老年患者中，牙髓治疗比牙拔除和牙植入术创伤小。老年患者（婴儿也同样）不是那么脆弱的，他们只是需要更多的关心和医生更强的工作能力。

11.7　病　史

对这些老年患者来说，一份全面的病史更为重要，因为他们很可能患有慢性病并服用更多的药物。药物敏感性、药物耐受性及与牙科治疗药物的潜在相互作用都应预先考虑。一些老年患者在填写表格时需要得到帮助，病史的获得过程中需要咨询家人、监护人和（或）医生，患者可能出现未确诊疾病的症状。

临床中可能遇到的一些常见问题是：

1. 难以控制的牙根敏感发生率增加。

2. 龋病尤其是龈下根面龋的发生率增加，而发生在牙龈邻间区的龈下根面龋很难修复，将导致修复失败和牙体组织持续腐败。

3. 磨损、磨耗和侵蚀形式的牙齿磨损。

4. 由于牙体组织弹性丧失和有机成分减少，牙齿对牙裂、牙尖折断、裂纹的易感性增加。

5. 牙齿丧失后的颞下颌关节功能障碍和垂直距离缩短，归因于咬合补偿。

6. 由于老年人牙齿的萌出力减少，其倾斜和过萌的程度较小。

7. 老年人牙周问题的发生率增加，需要牙髓牙周联合治疗。

11.8　主　诉

老年患者的主诉较少，并且牙齿疼痛通常是指牙髓或牙周疼痛，患者可以用自己的语言解释。牙科医生必须时刻警惕患者的任何视觉和（或）听觉障碍、患者的牙科知识及他和（或）她的沟通能力。一个疾病的进程在儿童中通常表现为急性形式，但在老年人中呈现出一种更为慢性或不太明显的形式。与活髓相关的疼痛（由热、冷、甜食或牵涉性疼痛引起）似乎随着年龄的增长而减少，症状的严重性也随之降低。

11.9　牙病史

牙病史可能与近期的牙髓暴露和修复一样明显，也可能与几年前的常规牙冠制备一样不易察觉（在过度的牙科治疗或过度预备之后，可能会启动牙齿退化过程）。

11.10　主观症状

老年患者的牙髓症状通常是慢性的。如果疼痛不能定位，则必须排除其他来源的口腔颌面部疼痛。患者可能会夸大或假装某些主观症状（这需要通过临床经验来辨别）。

11.11　客观体征

口腔黏膜检查非常重要，因为口腔癌的风险随着年龄的增长而增加（白斑等）。口角更脆弱，口角炎、口炎、皲裂、色素沉着过度、皮肤出血等情况可能是由于口腔周围皮肤干燥引起的。继发牙本质的形成贯穿一生，并且可能导致髓腔几乎完全闭塞。在上颌前牙中，继发性牙本质形成于牙髓室的舌侧壁上；在磨牙中，髓室底上的继发性牙本质沉积最多（图11.1a、b）。在这种情况下，牙髓可能会退化。牙根敏感度增加且难以控制，位于邻间区的龈下根面龋发生率增加且修复很困难。在多根牙中，由于牙体组织弹性和有机成分的丧失及多根牙无症状牙髓暴露，对牙裂、牙尖折断和裂纹的易感性增加。

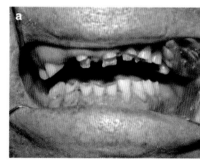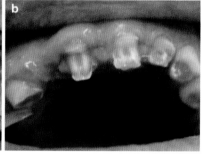

图11.1 a、b.70岁，男性患者，无系统性疾病，全口牙磨损严重，牙髓腔内继发牙本质形成和钙化，垂直距离丧失。虽然最初看起来简单，但这种临床情况可能会限制髓腔预备。由于髓室和根管内钙化严重，其根管再通术可能具有难度

随着年龄的增长，髓腔体积会减小。修复性牙本质由修复过程、创伤和牙齿磨损（磨损、磨耗、侵蚀）引起，复发性龋齿也会导致髓室和根管的体积减小。牙齿丧失后发生的咬合补偿，引起了垂直距离缩短和颞下颌关节功能障碍，并可能导致开口受限，肌肉疲劳加剧，从而使口腔治疗器械进出口腔过程具有挑战性。

牙周病可能是此类老年患者牙齿的主要问题，且牙周 - 牙髓联合病变的发生率一直呈上升趋势（图11.2a、b）。除了深牙周袋之外，此类患牙中也常存在慢性食物积累、口臭、牙根和牙本质敏感等症状。

11.12　牙髓测试

老化牙髓的神经和血管成分减少、牙髓总体积减小和基质特性的变化，使其对

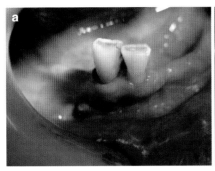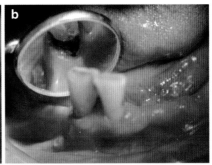

图 11.2　a、b. 73 岁女性患者，无系统性疾病。检查患牙相关部位的窦道和牙齿磨损情况。下颌牙槽骨上只有这两颗牙。在患牙舌侧也发现了环形的根龋，且窦道与该慢性深龋有关。但患者未诉任何症状和体征

刺激和刺激物反应迟钝。因此，牙髓热测试在老年患者中大多具有欺骗性，不太可靠。老化牙髓对刺激的反应可能比高度神经活性的年轻牙髓弱。牙体组织大面积修复、牙髓退化和牙髓过度钙化使牙髓电测试和热测试的测试和诊断结果变得局限。

　　植入心脏起搏器的患者必须避免进行此类测试。在老年患者中，试验性备洞和选择性麻醉试验是没有价值的。单颗牙牙体变色可能暗示牙髓坏死，也可能是老年患者衰老的迹象（通常这是正常的）。

11.13　放射学影像

　　放射学影像通常显示牙髓钙化、牙髓退化、牙髓结石、根尖牙骨质形成增加（牙骨质增生）、小而窄的根管、骨硬化症和致密性骨炎减少、近中深龋、根龋及较深和广泛的修复体。可检测到的根管，其管道在根管中部消失可能表明有根管分叉而不是根管钙化。除了 X 线片上显示的骨硬化疗和致密性骨炎外，一些牙源性和非牙源性囊肿和肿瘤的发病率随着年龄的增长而明显增加。慢性根尖周炎相关性牙根吸收是因为炎性破骨细胞的活跃显著改变根尖形态和根尖孔解剖结构。有时也会出现牙根折裂（图 11.3a、b）。

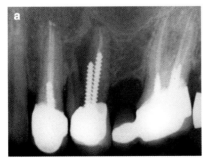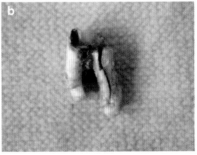

图 11.3　a、b. 一名 70 岁女性患者，因右上第一前磨牙疼痛入院。而在放射学影像中发现了一处与疼痛相关的牙折。患牙被拔除。上图可见拔牙前的放射学影像和拔牙后的患牙照片

11.14 治疗注意事项

概　述

对老年患者来讲，应尽量缩短治疗时间和进行一次性就诊（如若可能）。医生完成治疗的能力很重要（能力和经验）。根管外科不是首选，而必须优先选择根管再治疗。

牙科医生应与所有患者建立并保持良好的沟通。如果对患者来讲，其家属或可信赖的朋友的意见是有价值的或者患者需要征得他们的同意，则这些家属和朋友应当参与咨询过程。医生应详细说明治疗程序，如果患者健忘，则鼓励医生们取得患者对其所述治疗的签字同意，这可能会有用。即使患者的预期寿命有限，也不应大幅度改变治疗计划，当然这也不能成为行拔牙术或根管治疗不良的借口。重要的是，每个老年患者在各治疗阶段都要充分了解风险和备选方案。对于健康状况不佳的患者，必须在咨询内科医生后进行治疗。

11.15 患者舒适性

安排预约治疗的理想时间，必须考虑患者的个人日常、饮食和休息习惯及所有药物的治疗计划。对于大多数老年患者来说，预约早晨治疗更可取。座椅的体位和舒适性对老年人可能比对年轻人更重要。如有必要，应在手术中向患者提供帮助。对于患者体位，如果患者能够承受压力且功能独立则可以在同一体位下进行治疗。对于不能耐受长时间张口的患者，需要间期更短的多次预约。每次就诊时应尽可能多地进行治疗，并根据患者的需要，每隔一段时间让患者上一次卫生间。应使用咬颌垫防止颌骨疲劳。

11.16 麻　醉

老年患者牙髓治疗中是否需要麻醉，取决于牙髓的活力状态和橡皮障夹的牙颈部固定位置。在老年患者麻醉过程中，解剖标志物更为突出，因此麻醉的进行应更加缓慢。牙髓坏死的牙齿应在无麻醉（选择性的）或最小剂量的麻醉下进行治疗。在可能的情况下，最好是根据器械穿过根尖孔时患者的反应来决定和（或）证实工作长度或调整工作长度的需要，从而降低器械超出根尖孔和将导管内容物接种到根尖周组织的风险。是电子根尖定位仪最适合老年患者。

老年患者中，因其牙齿的牙周膜宽度减小，使得牙周韧带内补充性麻醉的注射针放置更加困难。应尽量避免骨内麻醉，但如果需要骨内麻醉，则在麻醉时应使用少量的麻醉剂（注射液为 3% 甲哌卡因而不是 2% 利多卡因）。老年患者牙髓腔体积减小，使麻醉剂向根管内的扩散变得更加困难，故老年患者牙髓内麻醉难以实现。

11.17　直立性低血压

治疗结束后，患者不应突然变换到不同的体位。直立性低血压好发于体位快速变化的老年人。直立性低血压发生后，让患者静坐 1~2 min，然后护送患者到接待区，这样可以帮助他们恢复平衡。

11.18　老年患者牙髓治疗注意事项

如前所述，老年患者的根管治疗从诊断到治疗的各个阶段，遇到了许多技术难题。牙本质体积和牙髓纤维化的增加，可能会减弱牙齿对传统牙髓活力测试的反应。因此，假设牙髓无活性并且在没有其他支持证据的情况下进行治疗是错误的[34]。某些系统性疾病可能会妨碍肾上腺素的使用，从而缩短麻醉剂回流的持续时间[35]。

11.18.1　根管入路和定位

在老年患者的牙髓治疗中，根管入路和根管间交通可能是最大的挑战[16]。牙髓治疗前应在术前放射学影像中分析根管管腔的生理变化，以防出现并发症[36]。如果需要用抗生素，则要开最小剂量的处方。必须使用橡皮障（由于定位错误的问题，除非能找到髓室，否则在根管入路的准备阶段就应拒绝治疗倾斜牙）。老年患者唾液流量和咽反射的减小，使其对吸唾器的需求减少。最好对单颗患牙进行隔离。

术前应与患者讨论根管入路预备对现有修复体的影响和修复体实际移除时可能的需要，以及在根管入路预备前移除修复牙冠。如果患者有多个修复体，则必须将修复体移除并修复牙冠拆卸。

在前牙，牙髓逐渐朝牙颈部方向后退，髓腔变得更窄。在牙根中，牙本质沉积总是沿着与牙本质同轴的方向进行。牙本质沉积通常在髓室更为明显，而即使在老年根管深部也普遍未曾发现牙本质沉积[13]。在寻找根管的过程中，以上这些特点很重要。临床医生应始终关注牙本质的根管中段部位，并且不能认为根管冠部狭窄会导致无法进入根管深部而无法操作。

为了不损坏髓室底，必须使用安全、低速的钻针。根管治疗中放大镜（显微镜效果最好或可使用 2.5~3.5 倍放大镜）的使用在识别根管口时占有优势。另一种老年患者牙髓治疗的方法是使用透照法。通常可以通过附加光和放大镜来观察髓石[37-38]。超声波工作头尖端在穿透根管口处覆盖的钙化物时特别有用。对于过度萌出、倾斜且伴有临床牙冠高度降低的牙齿，应对其治疗进行适当的设计[39]。

钙化根管系统的入路应仔细设计，并应从术前放射学影像中准确识别髓腔的特征，注意预期的髓腔深度和长轴方向。在大多数情况下，高速中等锥度金刚砂钻针能够很好地勾勒出髓腔的轮廓并获得初始穿透力。在根管钙化的前牙，髓腔起点更窄且更偏向牙颈部，由此明确典型的髓腔轮廓。

应经常检查和复查髓腔方向，并定期检查髓腔的范围和对准情况。在进入预期髓腔深度时，要检查应特别注意髓腔的情况。如果最初的开髓钻没有进入髓腔，则应重新调整钻针方向。在这种情况下，临床医生的器械也可能处于正确的髓腔水平上，但需要从侧面疏通髓腔。拍摄放射学影像片对于确认进展和钻针重新对准很重要。无论如何，临床医生在没有仔细考虑的情况下，钻针都不应超过预期的进入深度，否则钻针可能进入牙周膜。

一旦临床医生的钻针进入中等锥形金刚砂钻针的深度，其方向正确却没能进入髓腔，则建议改为低侵略性、低速钻针继续进行。理想的器械是窄颈的，以便时刻观察活动的器械头部。与周围的原发性牙本质相比，由于前牙髓腔中矿化沉积物的颜色、质地和半透明性发生了变化，因此使用放大镜就常可得到一些可视化线索来了解渗透情况。一些研究人员建议使用精细的超声波切割头轻轻地向根尖方向推进。然而，这些仪器的使用可能会导致牙本质干燥和灼伤，从而使牙齿的自然特征被削弱，颜色和半透明性发生改变，并导致预备错误。

每隔一段时间，应使用DG16根管探针进行准确的探测，以辅助定位一个小的穿髓孔进入髓腔。如果无法准确定位，则要小心地尝试对准钻针来钻探，直至找到一个穿髓孔，或者直至断定进入髓腔不安全。

如果是多根牙，应将髓腔完全打开。安全、高速的钻针（EndoZ或Diamendo，Maillefer）是理想的，并能避免损伤髓室底。应清除髓石，大多数情况下，使用一个DG16探针进行多次探测足以破碎和（或）移除髓石。超声波洁治器械也是破碎和消除髓石的有用工具，使用时同样应避免损伤髓室底。

图11.4显示了按照以上建议成功治疗的牙齿。避免使用锋利的钻针，因其导致冠折的风险高。为了更好地进入根管，可能必须牺牲牙冠结构（有时其至要完全去除牙冠），并加宽轴壁以提高髓腔可见度。当髓腔钙化或呈片状时，治疗中更有可能发生穿孔。若发生穿孔，则应立即用合适的牙根修复材料密封穿孔处，可显著改善其预后，此时推荐使用三氧化矿物盐聚合物（MTA）。

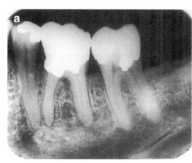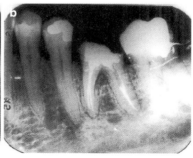

图11.4　a、b. 68岁女性患者的治疗前后对比。拆除了牙冠，移除了所有有缺陷的以前的修复体。狭窄的根管已预备妥当并已封闭好。还在远中根管预备了一个柱形空间，以便进一步修复

如果你作为手术人员感到疲劳，无法定位根管，则应重新安排就诊时间进行治疗。在这种情况下，第二次就诊会更有效。

11.18.2　准　备

年轻患者的牙骨质 – 牙本质连接处通常位于距牙根外表面 0.5~1mm 处，而老年患者由于根尖牙骨质持续形成，牙骨质 – 牙本质连接处与牙根外表面的距离变得更大[40]。由于老年患者牙齿的根管较窄，因此预备根管并减少器械粘连和分离的风险，需要耗费更多的时间、精力[41]。

定位根尖缩窄处的困难包括：

· 距放射线照片上的根尖顶点 0.5~2.5mm。

· 临床医生的触觉敏锐度减弱。

· 老年患者根尖周敏感度降低。

· 电子根尖测定仪的使用仅限于需要大面积修复的牙齿。

老年根管的钙化更具有同心性和线性，一旦发现根管，就更容易穿透。为了能更好地冲洗根管和减少对仪器的限制，建议在根管治疗早期进行根管扩口。镍钛锉提供了一种更有效的方法来使钙化和弯曲的根管成形。由于牙骨质沉积增加，老年人的根管较长。最好使用未预弯的器械，并且最好使用逐步深入预备法。

在器械进入时，润滑剂有助于减小滑行过程的摩擦。通过细小的扩锉针，通常是 21mm 长的 10 号扩锉针，或硬度增加的专用初尖锉（先锋锉 C+ 锉），以旋转推进的方式轻轻地进入根管内，并轻柔地旋转食指尖和拇指握持的器械。如果食指与拇指握持的器械深入和旋转变得很紧，要停止继续前进。应在此时取出器械（提拉退回动作），以将其从管壁上释放和（或）分离，并使用冲洗剂和（或）润滑剂。随着器械向根尖的推进，根管治疗就这样继续进行。

如前所述，医生应该记住，老年患者根管的冠部通常比根尖部狭窄。

尽管小心地使用器械并进行了大量的冲洗和（或）润滑，但进展并不总是顺利的。如果顺利进入的器械和（或）扩锉针不能很好地进入根尖区，临床医生应确定器械在管道中的触觉。如果器械在前进时有缠绕运动，与根管壁紧密贴合，并且在移除器械时被拖拽或黏住，这就是紧密阻力，表明器械正与一个细小和（或）狭窄的根尖孔紧密结合，口腔医生要有耐心地坚持扩锉，则器械将朝着根管更深的部位推进。

相反地，如果器械在根管中轻松地前进，碰到障碍物而没有黏性触感，这就是松弛阻力。这通常是"根尖钙化"，这在根管系统中是罕见的。根管是弯曲的，并且在重新插入扩锉针并顺根管内壁移动直至找到一个黏性位点之前，医师应预弯扩锉针尖端 2~3mm 并形成一条平滑的曲线。尽管尽了最大的努力，但根管并不总是固定在确定的长度，而其治疗策略应该平衡进一步切削的风险，或接受进一步切削的结果。这一医疗决策将受到牙齿病理状态和修复计划的影响，并且应始终在适当获得患者信息及同意的情况下做出决策。如果多根牙的一个根管很难进入，则应通过充满次氯酸钠的髓腔继续扩锉另一根管，并应在就诊后期做医患沟通后进一步尝试疏通根管。

从 10 号初尖锉到直径增加 50% 的 15 号扩锉针进行扩锉的过程中，以上问题很常见。在这种情况下，使用半号的器械可能有助于获得大号扩锉针，例如黄金媒介（Maillefer/Dentsply）扩锉针的入路，其中包括 12.5、17.5 和 22.5 号扩锉针。

11.18.3 根管充填过程

在根管充填中，其冷凝过程最好不使用大锥度的根管中段侧压针和对根管壁施加过大的侧压力。采用生物陶瓷类根管封闭剂和锥形涂层的横向冷凝技术是一种理想且耗时较少的方法。建议采用热牙胶技术（System B, Tonch'n Heat, Obtura）。当用多种锥度的扩锉针行根管扩锉时，可能会发生根折，而根管内植入圆柱状桩也可能会发生打桩失败。应尽快制定永久性冠修复方案，并应选择和恰当使用中间修复材料以保持牙冠边缘密合性（氧化锌丁香油水门汀、玻璃离子聚合物等）。经过 6 个月的恢复期后通过放射学影像评估治愈情况，在患根尖周疾病的情况下，可能不足以评估治疗的成功或失败。老年患牙可能需要 2 年的时间才能产生治愈效果，而青少年患牙 6 个月时就能被治愈。表 11.1 中有一些临床建议。

表 11.1　临床建议

通路	根管清理和成形
1. 牙冠：由于髓室底易穿孔，要通过口腔数字化成像系统（RVG）或 X 射线来测量和（或）估计髓腔的深度或患牙咬合面到根分叉的深度，并且应该注意，由于老年患牙髓腔中的钙化增加和（或）髓石出现，所以钻针在进入髓腔时并不总能带来"落空"感。	·应大量冲洗 ·尽量多使用 EDTA 凝胶 ·用旋转切削法通过狭窄的根管 ·去除髓室顶的牙本质突出部分，以获得直线通路以减少根管的总体弯曲度。
2. 牙根：预备根管口部位（采用逐步深入法），并且建议将扩锉针预弯（如果医生使用的是手用器械）。	

11.19　根管治疗的成功和（或）失败

口腔医生不应忽视患者症状的持续或发展，在尝试再治疗前应仔细检查根管治疗失败的程度；建议进行手术或拔除患牙。含有活髓的患牙，其根尖周组织的修复取决于局部和全身因素。对于无活髓且伴有根尖周病变的患牙，由于根尖周血管的动脉硬化和结缔组织黏性改变，导致根尖周病变的修复很缓慢。随着年龄的增长，骨形成率降低，根尖周组织的修复变得更加困难。

　　在任意一颗治疗失败的老年患牙中，计划性再植不是一种很好的替代性治疗方案。如有必要，可以选择最简单的手术（即切开引流）。但是，如果患者健康，可以计划进行牙髓手术（如果手术是唯一的选择），也就是说，如果不用其他任何替代方法或治疗就能纠正某些手术失误，则可保存宝贵的基牙（图 11.5a~h）。这已经在牙髓手术一章中讨论过。如果可以使用植入体，则牙科会诊小组必须决定是否要行该手术。

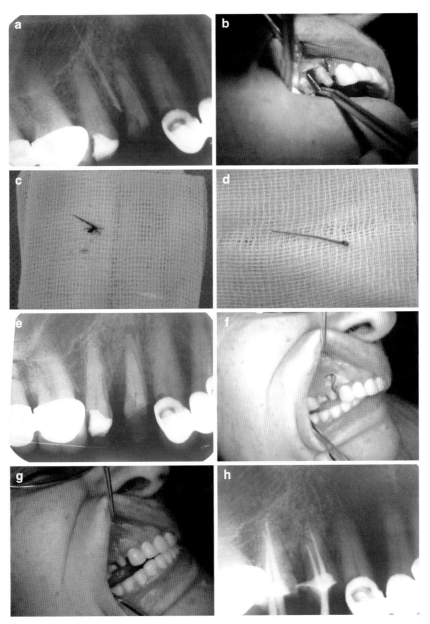

图 11.5　a~h.72 岁女性患者，其病损稳定而其抵抗力没有下降。尝试对左上第一前磨牙进行根管治疗，但最终导致手术失误和根的远中侧穿。牙髓手术是唯一的选择。翻开皮瓣，去除牙胶尖。手术部位已完全愈合。左上第二前磨牙也被发现牙髓坏死。两颗牙齿在根管治疗后均被封闭。然后患者被转诊去做带牙冠的义齿。因此，即使在老年患者中，最后也能采用牙髓外科的方法进行治疗

结　论

综上所述，由于"老龄化社会"的出现，老年牙髓学将在完整的牙科护理中扮演更重要的角色。未来老年人的牙科服务，包括根管手术，预计将是两类常规的服务：①为功能独立且相对健康的老年人提供的牙科护理。②为功能依赖且其条件和问题都较复杂的老年患者提供牙科护理。第二种牙科护理要求口腔科医师接受过老年牙科的专业、高级的培训。通过老龄化相关性课程研究的改进及其读物的出版，这个年龄段患者的治疗正在成为牙科教育计划和高级培训的目标。

11.20　未来的推荐

将老年牙髓学作为一门专业和（或）将其作为牙髓计划、特定临床课程或牙髓学子专业的一部分来教授，并用来应对下一代老年人面临的新的临床挑战，会是有用的。需要建立老年咨询团队（老年牙科团队）和移动式服务（牙科服务移动单位，用以服务老年人及附近抵抗力下降的患者）。政府(社会服务)–大学牙科健康团队的协调配合，对于为老年牙科患者制定新的健康政策来讲，很有必要并且需要不断改进。

参考文献

[1] Singh SK, Kanaparthy A, Kanaparthy R, et al. Geriatric endodontic. J Orofac Res, 2013,3(3):191-196.

[2] Mulligan R. Geriatrics: contemporary and future concerns. Dent Clin N Am, 2005,49:11-13.

[3] Beers H, Berkow MD. Merk manual of geriatrics. Demographics-chapter 2, 2014.

[4] Government of India. Report of expert committee on population projections for India up to 2001-registrar general of India, Minister of planning and programme implementation. New Delhi, 1998.

[5] Persson RE, Persson GG. The elderly at risk for periodontitis and systemic disease. Dent Clin N Am, 2005,49:279-292.

[6] Ettinger RL, Beck JD. Geraitric dental curriculum and the needs of the elderly. Spec Care Dentist, 1984,4:207-213.

[7] Durso SC. Interaction with other health team members in caring for elderly patients. Dent Clin N Am, 2005,49:377-388.

[8] Kendall DM, Bergenstal DM. Comprehensive management of patients with diabetes type-II, establishing priorities of care. Am J Manag Care, 2001,7(Suppl 10):273-283.

[9] Williams BR, Kini J. Medication use and prescribing considerations for elderly patients. Dent Clin N Am, 2005,49:411-427.

[10] Yellowitz JA. Cognitive function, aging, and ethical decisions: recognizing change. Dent Clin N Am, 2005,49:389-410.

[11] Patil MS, Patil SB. Psychological and emotional considerations during dental treatment. Gerodontology, 2009,26:72-77.

[12] Murray PE, Stanley HR, Matthews JB, et al. Age related changes odontometric changes of human teeth. Oral Surg Oral Med Oral Pathol Oral Radio Endod, 2002,93:474-482.

[13] Bhaskar SN. Orban's oral histology and embryology. 11th ed. St Louis: Mosby, 1990.

[14] Jimena ME. Endodontic needs of geriatric patients in private practice. J Philipp Dent Assoc, 1998,49(4):5-21.

[15] Goodis HE, Rossall JC, Kahn AJ. Endodontic status in older U.S. adults. Report of a survey. J Am Dent Assoc, 2001,132(11):1525-1530.

[16] Walton RE. Endodontic considerations in the geriatric patient. Dent Clin N Am, 1997,41(4):795-816.

[17] Allen PF, Whitworth JM. Endodontic considerations in the elderly. Gerodontology, 2004,21(4):185-194.

[18] Sperber GH, Yu DC. Patient age is no contraindication to endodontic treatment. J Can Dent Assoc, 2003,69(8):494-496.

[19] Philippas GG, Applebaum E. Age factor in secondary dentin formation. J Dent Res, 1966,45:778-789.

[20] Smith JW. Calciic metamorphosis: a treatment dilemma. Oral Surg Oral Med Oral Pathol, 1982,54:441-444.

[21] Solheim T. Amount of secondary dentin as an indicator of age. Scand J Dent Res, 1992,100:193-199.

[22] Morse DR, Esposito JV, Schoor RS. A radiographic study of aging changes of the dental pulp and dentin in normal teeth. Quintessence Int, 1993,24:329-333.

[23] Kveal S, Kolltveit K, Thomsen I, et al. Age estimation of adults from dental radiographs. Forensic Sci Int, 1995,74:175-185.

[24] Nielsen CJ, Bentley JP, Marshall FJ. Age-related changes in reducible crosslinks of human dental pulp collagen. Arch Oral Biol, 1983,28:759-764.

[25] Ketterl W. Age-induced changes in the teeth and their attachment apparatus. Int Dent J, 1983,33:262-271.

[26] Bernick S. Effect of aging on the nerve supply to human teeth. J Dent Res, 1967,46:694-699.

[27] Bernick S. Differences in nerve distribution between erupted and non-erupted human teeth. J Dent Res, 1964,43:406-411.

[28] Johnsen DC, Harshbarger J, Rymer HD. Quantitative assessment of neural development in human premolars. Anat Rec, 1983,205:421-

429.

[29] Fried K. Changes in innervation of dentin and pulp with age. Front Oral Physiol, 1987,6:63.

[30] Bennett CG, Kelln EE, Biddington WR. Age changes of the vascular pattern of the human dental pulp. Arch Oral Biol, 1965,10:995-998.

[31] Bernick S. Age changes in the blood supply to human teeth. J Dent Res, 1967,46:544-550.

[32] Johnsen DC. Innervation of teeth: qualitative, quantitative, and development assessment. J Dent Res, 1985,64 Spec No:555-563.

[33] Drusini AG, Toso O, Ranzato C. The coronal pulp cavity index: a biomarker for age determination in human adults. Am J Phys Anthropol, 1997,103:353-363.

[34] Fuss Z, Trowbridge H. Assessment of electric and thermal pulp testing agents. J Endod, 1986,12:301-305.

[35] Replogle K, Reader A, Nist R. Cardiovascular effects of intra osseous injections of 2 percent lignocaine with 1:100000 epinephrine and 3% mepivacaine. J Am Dent Assoc, 1999,130:169-174.

[36] Berbick S, Nedelman C. Effect of ageing on human pulp. J Endod, 1975,3:88-95.

[37] Barkhorder R, Linder D. Pulp stones and ageing (abstract 669).

[38] Bui D. The ageing mouth. J Dent Res. Special Issue, 1990:192-197.

[39] Moreinis SA. Avoiding perforation during endodontic access. J Am Dent Assoc, 1979,98:707-712.

[40] MK W, Wesselink P, Walton R. Apical terminus of root canal treatment procedures. Oral Surg Oral Med Oral Pathol Oral Radiol Endod, 2000,89:99-103.

[41] Kuyk K, Walton R. Comparison of radiographic appearance of root canal size to its actual diameter. J Endod, 1990,16:528-533.

第 12 章 系统性疾病患者的牙髓治疗策略

Catherine Wynne

12.1 引 言

在临床实践中，牙科医生所遇到的需要多学科知识的常见医疗状况包括心脏病、肺部疾病、高血压、糖尿病、出血性疾病、孕妇、多种药物相互作用、传染病、肾脏并发症、接受放疗的患者[1]。对健康个体进行治疗时，医师只需要集中在治疗的技术部分就足够了，但是在治疗有系统性疾病并正在接受药物治疗的患者时，防范所有潜在的医疗紧急情况或并发症与口腔疾病的治疗同样重要。

世界人口中，老年人的数量和比例正在增长。因此，许多疾病的发病率一直在增加，能影响口腔健康和后续牙科治疗的系统性疾病患病人数也在增加。在口腔并发症、牙科治疗和紧急护理方面，对于医疗状况不佳的患者来说，其牙科管理有时会出现问题。牙科专家如今面临的挑战之一是评估和管理这些老年患者。正如第11 章中详细阐述的，老年患者更有可能出现至少一部分牙齿有复杂的病史并且服用多种药物。

为了确定患者的医疗状况，收集一份患者全面的病史是必不可少的。本章将重点介绍牙科诊所里的牙科医师管理此类疾病的指南。需要注意的是，本书涵盖了常见疾病下的牙髓治疗注意事项，然而一份包含所有疾病的综合列表虽然详尽，却超出了本书的范围。

鉴于下面即将列出的其他疾病的相关信息和更多细节，建议读者参考其他书籍和期刊，并就特定的病例，谦虚地去咨询其医学同事。

12.2 收集病史的重要性

收集一份完整的病史非常重要[2]。它是一个用于评估患者健康状况的信息收集过程，并且包括了对患者主诉的系统性回顾、与主诉相关的详细病史、既往史和

C. Wynne
American Academy of Cosmetic Surgery Hospital, Dubai, UAE
e-mail: catherinewynne10@gmail.com

现病史信息、相关的社会和家族史，以及按器官系统对患者的症状进行回顾。对收集到的这些信息进行分析，实现了三个重要目标：监测疾病和评估患者可能意识到或意识不到的潜在系统疾病，为确定牙科治疗是否会影响患者的全身健康提供基础，并提供一个初始起点，用于评估患者的全身健康对患者口腔健康和（或）牙科治疗的可能影响[3-4]。

在收集病史的过程中，每一种确诊的疾病都会以一种独特的方式影响牙科护理。例如，针对疾病所开的药物可能在局部麻醉剂的使用过程中出现问题，或者其可能与牙科治疗后开的镇痛药物相互作用。某些健康状况不佳的患者只能在医院接受治疗，因为一旦出现紧急问题，可以通过可控的方式迅速进行处理。

过去的牙科病史（PDH）也应作为系统回顾，尤其是当患者出现复杂的牙科和医疗状况（如恢复性需求和牙周需求）及系统性疾病（如糖尿病）时。必须记录以往牙科治疗中任何并发症的详细信息，如果不能立即从患者处获得病史，则必须随后收集病史。

牙科治疗会改变患者的体内平衡状态。口腔医生应进行风险评定，以评估和确定在牙科治疗前、治疗期间及治疗后的方法。在治疗的每个阶段可能需要不同的调整，如治疗前预防性使用抗生素或行类固醇替代疗法可能是必要的，或者在牙科手术中可能无法让患者处于仰卧位，或者拔牙后可能需要使用特定的止血剂。在此讨论了许多不同的医疗状况，并提出要修改牙科护理的方案。

对于有既往疾病的患者，牙科治疗的准备工作应包括疾病状态的确定。临床医生应了解患者疾病的特征，疾病如何影响患者的生理功能，以及患者对牙科治疗和治疗后处理的反应。了解如何处理潜在的并发症也很重要，将在随后章节中讨论。

12.3　心脏疾病

心血管疾病（CVD）在现代越来越常见，因此，牙科医师在治疗患有心血管疾病的患者时，必须了解需要采取的措施和预防措施。根据世界卫生组织的《全球非传染性疾病现状报告》（2014 年），每年有 1750 万人死于心血管疾病，估计占全世界死亡人数的 31%。

心血管疾病患者容易受到身体和情绪压力的影响。此外，如果患者必须接受牙科治疗，这将增加他们的压力。在牙科诊所，心脏病患者的风险更高，可能出现其他心脏紧急情况，如心绞痛发作和（或）药物相互作用。

患者心血管问题中，需要医生特别关注且需要修改牙科治疗计划的情况包括感染性心内膜炎、缺血性心脏病、心肌梗死、心律失常和充血性心力衰竭。在心血管疾病患者的治疗过程中，最重要的考虑因素包括维持血压、脉搏、心排血量、心肌氧量，以及通过预防性使用抗生素来预防菌血症。应进行全面的牙科评估，包括全面的病史和术前评估，其中又包括生命体征评估（如脉搏、血压、呼吸频率和深度及体温）。

12.3.1　高血压

血压是由心脏泵血量（即心排血量）和血管系统对血流的阻力决定的。心排血量又是由心脏收缩的频率（即心率）和心脏每次搏动输出的血液量（即每搏输出量）来决定的[5]。高血压患者被定义为接受高血压治疗或平均收缩压（SBP）≥ 140mmHg和（或）平均舒张压（DBP）≥ 90mmHg的患者（表12.1）。同样的分类也适用于年轻人、中年人和老年人。高血压前期患者，其患高血压的风险增加，并且血压值为130~139/80~89mmHg的患者患高血压的风险是血压低值者的2倍[7]。

未经治疗或治疗不充分的高血压患者，其发生心肌梗死、卒中等急性并发症和高血压慢性并发症的风险增加。高血压是一种非常普遍的心血管疾病，它影响着全球超过10亿人[8]。高血压之所以被称为"无声杀手"，是因为它常常在患者出现临床症状之前就已经影响到靶器官（肾脏、心脏、大脑、眼睛等）。

表 12.1　高血压分级 [8]

分类	SBP（mmHg）	DBP（mmHg）
正常	<120	且 <80
高血压前期	120~139	或 80~89
高血压 1 期	140~159	或 90~99
高血压 2 期	≥ 160	≥ 100

12.3.1.1　白大褂高血压

诊室里测得的血压通常高于诊室外测得的血压，这可以归因于焦虑和（或）对异常情况的条件性反应[1]。白大褂高血压（WCH）是指诊室外测得血压正常的情况下，诊室血压持续升高[4]。WCH不同于白大褂效应（WCE），白大褂效应指的是出现诊室高血压，但这种高血压可能会或可能不会出现在诊室外。隐性高血压是指患者诊室血压正常，但在诊室外测得高血压（表12.2）。

表 12.2　白大褂高血压、白大褂效应和隐性高血压

诊断	诊室血压	诊室外血压	与不良结果相关
白大褂高血压	升高	正常	有争议
白大褂效应	升高	正常或升高	有争议
隐性高血压	正常	升高	相关

医生对 WCH 和隐性高血压的认识是十分重要的。WCH 是否与心血管风险增加有关尚存在争议，但隐性高血压患者其心血管风险确实是增加的。

12.3.2　缺血性心脏病

当冠状动脉粥样硬化性心脏病发展到有临床症状时，称为缺血性心脏病。它在普通人群中相对常见，尤其是随着年龄的增长，而其典型表现是心绞痛或心力衰竭[10]。心绞痛通常是由体力活动或压力诱发，并且其疼痛可能会辐射到手臂或颌骨，也可能表现为面部或牙齿疼痛。与牙科手术相关的恐惧和焦虑也可能是一些患者心绞痛的诱发因素[11]。

12.3.3　心血管疾病患者的常规注意事项

12.3.3.1　医生同意

在开始牙科治疗之前，必须咨询患者的医生。当治疗健康状况不佳的患者时，患者的医生认为其牙科治疗方案可行，对于保护患者免于发生医疗并发症以及保护口腔医生免于被追责其治疗方案导致患者法医学上的并发症这两点至关重要。在对心血管疾病患者进行选择性牙科手术之前，一份内科医生和（或）心脏病专家的诊断报告是很重要的。应审查医师推荐的治疗计划，并记录所有医疗建议[12]。此外，建议仔细进行术前牙科评估，以减少牙科突发事件的发生率。

12.3.3.2　减　压

牙科治疗有可能引起患者的压力，包括生理（疼痛）或心理（焦虑、恐惧）的压力。人体通过增加肾上腺髓质向心血管系统释放的儿茶酚胺（肾上腺素和去甲肾上腺素）量来应对压力，这反过来又会增加高血压或冠状动脉疾病患者的心脏负荷（即心率、心肌收缩强度及心肌需氧量的增加）。因此，与正常患者相比，心血管疾病患者更容易被牙科治疗中可能遭受的生理或心理压力影响[12]。应采取各种措施，来尽量减少牙科治疗过程中遇到的压力。这些措施包括：

·医师应保证在治疗过程中尽量防止或减少患者的焦虑。

·医疗状况不佳的患者在精神状态好的时候能够更好地耐受压力。因此，这类患者的治疗应该安排在早晨[13]。

·一些心绞痛患者承受超过正常范围的牙科治疗压力时，能通过口服抗焦虑药或氧化二氮来缓解压力[12,14]。

·患者应能舒适地坐（半仰卧）在牙科手术椅上[14]

·疼痛控制对于减少缺血性心脏病患者心绞痛的概率至关重要，而疼痛控制是通过使用长效麻醉剂（如丁哌卡因）或在仔细回抽后使用含有血管收缩剂的麻醉剂，在手术区域产生并维持深度局部麻醉来实现的[14-15]。

· 应让患者在治疗期间得到间歇的休息，从而减少疲劳。

· 治疗时间不应太长[13]。

12.3.3.3 血管收缩剂的使用

局部麻醉剂中加入血管收缩剂可以更好地控制疼痛，从而减少与牙科治疗相关的焦虑和压力[16]。

在具有高医疗风险的患者中，控制疼痛和焦虑是非常重要的。心血管疾病患者由于疼痛和压力释放的内源性儿茶酚胺（肾上腺素和去甲肾上腺素）会导致较高的心血管疾病并发症风险。这些儿茶酚胺可能会显著增加血压和心排血量。而医生可以通过控制牙痛来降低儿茶酚胺的这种效应。局部麻醉剂与肾上腺素合用，比单独使用局麻药能产生更长时间、更有效的麻醉，从而避免患者对压力的过度反应[17]。但是常用的血管收缩剂，如肾上腺素，会导致心率升高[18]。因此，对心脏病患者应限制使用血管收缩剂，注意肾上腺素不得超过 0.04mg。反过来，如果需要加强麻醉，则应在不使用血管收缩剂的情况下进行[14]。注射前必须进行回抽，以避免将药物注射到血管内[15]。

有心脏病风险患者，其肾上腺素的最大推荐使用剂量为 0.04mg，相当于 2 安瓿含 1∶100 000 肾上腺素的局麻药，或 4 安瓿含 1∶200 000 肾上腺素的局麻药[16]。

血管收缩剂是不稳定型心绞痛患者或未控制高血压、难治性心律失常、近期心肌梗死（6 个月以内）、近期脑卒中（6 个月以内）、近期冠状动脉搭桥手术（3 个月以内）和未控制充血性心力衰竭患者的绝对禁忌证[18]。此外，由于血管收缩剂可以与某些降压药相互作用，因此只有在咨询过患者的医生后才能使用这些药物[12]。

12.3.4 高血压患者的牙髓治疗注意事项

高血压患者发生心绞痛、心肌梗死、卒中和心力衰竭的风险增加。而这些急症都是牙科治疗期间和治疗之后可能发生的医疗紧急情况[14,19]。尽管缺乏明确的指导方针来为牙科治疗紧急情况或常规情况确定临界点，但普遍认为，SBP>180 mmHg 或 DBP>110 mmHg 的患者应在牙科治疗前接受医疗咨询和治疗，并且仅应考虑紧急处理疼痛或急性感染[11]。

常规牙科治疗应推迟到患者血压达到可接受水平，并且患者应接受医疗评估。抗高血压药物可能引起某些副作用。大多数服用降压药的患者会出现不同程度的直立性低血压[14]。因此，牙医应避免在治疗期间突然改变患者的体位[19]。

长期使用某些非甾体抗炎药（NSAIDs），如布洛芬、吲哚美辛或奈普生，可降低某些降压药（β 受体阻滞剂、利尿剂、血管紧张素转换酶抑制剂）的疗效[14,18]。对乙酰氨基酚可以用来预防这种副作用，尤其是在高血压患者，因为高血压患者有过度出血的可能。因此，在对这些患者进行积极的牙科手术时应格外小心[19]。

这些患者的牙科治疗应该包括缩短清晨就诊时间，进行良好的程序性疼痛控制，减轻患者的压力和焦虑，并可能包括术前或术中清醒镇静或其他非药理学技术的实施，术后保持随访，并使用适当的药物控制疼痛。

尽管血管收缩剂可能会导致血压显著升高，但其能降低由于疼痛控制不足造成的内源性儿茶酚胺释放的风险，而这种释放可能是由于疼痛控制不足造成的。

但是，在下列情况下，应避免进行非急需的牙科治疗：

·血压 ≥ 180/110mmHg 的 2 级高血压患者。

·有高血压症状的患者，如枕部头痛、视力下降、耳鸣、头晕、虚弱和手脚刺痛。

在这些情况下，如果需要紧急牙科治疗，就应进行医疗咨询，并且血管收缩剂的用量应限制在 1 到 2 安瓿的 1 ：100 000 混合溶液（0.018~0.036mg 肾上腺素）。对于 2 期高血压患者（血压为 160~179/100~109 mmHg），肾上腺素应限制为 3 个安瓿的肾上腺素量（0.054mg）。这些患者治疗中应避免韧带内和骨内注射[6,20]。

12.3.5　充血性心力衰竭患者的牙髓治疗注意事项

在充血性心力衰竭中，血液供应与器官需求不匹配。在治疗前，必须通过咨询医生确定疾病的状态（即疾病是稳定的还是不稳定的。）。高血压、心肌梗死病史、肾功能衰竭、甲状腺毒症和慢性阻塞性肺疾病（COPD）常使这种情况混淆。

在最近一次心肌梗死后，患者可能有心肌受损，并且易受再梗死的影响，还可能易患心力衰竭。

肾上腺素的分泌量可能是该疾病的一个重要方面。对于接受洋地黄治疗的患者，最好避免使用血管收缩剂，因其会诱发心律失常[12]。由于阿司匹林会导致水、钠的滞留，所以在心力衰竭患者中避免使用阿司匹林是很重要的。心力衰竭患者使用的药物可能与某些具有牙科意义的副作用有关，如口干、苔藓反应和直立性低血压[14]。

临床医生应该为潜在的并发症做好准备。对于有多种并存疾病的患者，只应提供紧急的牙科治疗需求，并且最好是在医院环境中。对于被认为稳定且无明显并发症的患者，常规且保守的牙科护理可在门诊进行。治疗前，应获得患者凝血酶原时间；治疗期间，患者应直立，以防止额外的肺部积液。将心脏代偿不良的患者置于仰卧位会导致呼吸急促，并可能导致肺水肿，从而使牙科治疗过程复杂化[21]。凝血酶原时间采用国际标准化比值（INR）测量，用于监测抗凝剂对患者的影响。能进行选择性牙髓手术的患者 INR 值可接受范围为 2~4[22]，并且应在牙髓治疗前一天进行检查。

重要的注意事项有[23]：

1. 术前用药：术前 1h 服用 2~5mg 地西泮以减少焦虑。

2. 术中可使用不含血管收缩剂的麻醉剂。

3. 缩短治疗时间、半仰卧椅位和舌下含服硝酸甘油被视为安全措施。

4. 服用阿司匹林治疗的患者，虽然出血的可能性增加，但仍可被认为是正常的。

12.3.6 缺血性心脏病（IHD）患者的牙髓治疗注意事项

当冠状动脉粥样硬化性心脏病进展到产生症状时，称为缺血性心脏病。它在普通人群中相对常见，尤其是随着年龄的增长，通常表现为心绞痛或心力衰竭[10]。心绞痛通常是由体力活动或压力引起的，疼痛可能会辐射到手臂或颌骨，也可能表现为面部或牙齿疼痛。与牙科手术相关的恐惧和焦虑可能是一些患者心绞痛的诱发因素[11]。

心脏缺血引起的心绞痛发作可由牙科治疗引起，会导致心肌梗死和心脏骤停。对有心绞痛或心肌梗死病史的牙科患者也进行了类似的处理。在牙科治疗前 6 个月内有心肌梗死病史的患者，由于其对重复性心肌梗死和其他心血管并发症的易感性增加，应选择停止牙科治疗。在一些紧急情况下应保留牙科治疗，用来缓解牙科疼痛[18]。处于非卧床状态的心绞痛患者不应使用镇静剂，因为这会损害他们报告自己心绞痛发作的能力。牙医应在长时间治疗期间定时检查患者的心率和血压[15]。

这些患者受益于医师共情、短暂的清晨就诊时间、口服抗焦虑药或预防性含服硝酸甘油、吸入氧化二氮 - 氧镇静、缓慢吸入含肾上腺素（1 : 100 000）的麻醉剂、适当的疼痛管理（牙科治疗期间和治疗后）和心脏监测[24]。医师应提醒那些轻度或中度心绞痛的患者注意随身携带硝酸甘油片，以防治疗期间发作。如果患者合并肺疾病（慢性阻塞性肺疾病），通过套管或氮气输送来提供的氧气剂量不应超过 3 L/min。患者应处于牙科手术椅的半仰卧位置，以防止患者吸入液体或材料。

医生还应该记住，IHD 很少被认为是颌面部疼痛的主诉。这样的心脏源性疼痛可能导致临床医生的诊断困难。不正确的诊断会导致不必要的牙科治疗，更为严重的是，它会延误心脏疾病的正确治疗。区分疼痛部位和疼痛来源是很重要的，只有这样，的治疗才能正确地靶向疼痛来源[11]。

用于预防心脏病患者动脉粥样硬化血栓形成的抗凝药和抗血小板药，可能与牙科手术的围术期出血增加有关[22]。由于停止使用这些药物可能会导致严重的并发症，所以建议在做牙科小手术时不要停药[15,22]。

如果患者正在接受抗血小板药物治疗，医师应控制过度的局部出血[4]。如果患者正在接受抗凝剂治疗，则应确定治疗当天凝血的国际标准化比值（INR）。在 INR<4.0 的情况下，可以进行口腔外科小手术，同时辅以局部止血[18]。INR>4.0 的患者在未向心脏病学专家咨询药物变更、得到专家意见和同意的情况下，不得进行任何牙科手术[14]。

牙科治疗后需要考虑可能的不良反应（如非甾体抗炎药、青霉素、四环素、甲硝唑和抗凝药之间的相互作用），因为可能需要考虑预防性使用抗生素以防止感染。如果不使用橡皮障，则应该考虑心脏病患者可能服用了洋地黄（某些国家的地高辛），而它可以加剧患者的恶心和呕吐反射。

12.3.7　瓣膜病患者的牙髓治疗注意事项

人工心脏瓣膜血栓栓塞的风险较高，置换于主动脉区域的瓣膜比二尖瓣区域的瓣膜血栓栓塞风险更大[24]。

由菌血症引起的心脏瓣膜上或瓣膜附近的感染称为感染性心内膜炎或细菌性心内膜炎。瓣膜病患者在牙科治疗中有两个主要考虑因素：感染性心内膜炎（IE）的潜在风险和抗凝治疗患者出血过多的风险[25]。

虽然 IE 在牙科门诊不是一种紧急情况，但与牙科治疗相关的菌血症可导致瓣膜性心脏病患者的这种潜在致命疾病[14]。因此，瓣膜病患者应与医生密切协商，特别是确定是否需要预防性使用抗生素[21]。

根据最新的指南，预防性使用抗生素只推荐用于涉及牙龈或根尖周组织的牙科手术。一般来说，与非手术性根管治疗相关的程序，如局部麻醉剂注射、橡皮障的放置及在根管系统内的仪器，不会使患者面临重大的感染性心内膜炎风险。当根管治疗器械不伸入根尖周组织时，菌血症的发生率和严重程度非常低，因此不需要预防性使用抗生素[26]。

感染性心内膜炎（IE）的最高风险人群包括体内有人工心脏瓣膜的患者、患有 IE 或严重先天性心脏病病史的患者，或发生心脏瓣膜病的心脏移植受者[10,27]。表 12.3 中列出了根据美国心脏协会指南，对易患 IE 的高危患者进行牙科手术前的抗生素治疗方案。

表 12.3　美国心脏协会推荐用于预防心内膜炎的抗生素治疗方案

治疗方案	药物（手术前 30~60 min 单次剂量）
标准治疗方案	成人：2.0g 阿莫西林 儿童：50mg/kg 阿莫西林
青霉素过敏患者（口服）	成人：2g 头孢氨苄或其他第一代或第二代头孢菌素或 600mg 克林霉素或 500mg 阿奇霉素或克拉霉素 儿童：50mg/kg 头孢氨苄或其他第一代或第二代头孢菌素（或）20mg/kg 克林霉素或 15mg/kg 阿奇霉素或克拉霉素
对青霉素过敏且不能口服药物的患者，应考虑肌内注射（IM）/静脉注射（IV）	成人：1.0 g 头孢唑啉（IM 或 IV）或头孢曲松或 600mg（IM 或 IV）克林霉素 儿童：50mg/kg 头孢唑啉（IM 或 IV）或头孢曲松或 20mg/kg（IM 或 IV）克林霉素（术前 30min）

保持良好的口腔卫生和根除牙科疾病，可减少日常活动中菌血疗的发生。因此，应强调口腔健康的重要性，特别是瓣膜病患者的口腔健康十分重要。此外，医生应遵守所有标准感染控制协议，如器械消毒、屏障技术、牙科门诊和手术区消毒、常规保持手术室的卫生。在任何牙科治疗前给予患者使用抗菌漱口液（0.2% 氯己定）可减少其口腔源性菌血症风险[14]。

12.3.8　心律不齐患者的牙髓治疗注意事项

心律不齐患者更容易发生严重的心脏并发症，包括心脏骤停。大多数心律不齐患者来接受牙科治疗时都将被告知他们有心律不齐，并会服用诸如普鲁卡因胺、奎尼丁或普萘洛尔之类的控制性药物。如果医生对患者的心脏状况不清楚，那么患者在一个更可控的医院环境中接受治疗可能是最好的。医生的最佳做法还包括避免麻醉时加入过量肾上腺素。禁止通过韧带内注射过量肾上腺素来输送麻醉剂，因为有报道显示该途径作用方式与静脉注射肾上腺素类似。

应严格遵守心脏病患者牙科治疗期间的一般注意事项（咨询医生、监测患者、减压和限制使用血管收缩剂）。医生有时会使用电子设备来管理心律不齐患者，如能发出电信号的起搏器。这些设备已被证明对某些牙科治疗仪器产生的电磁信号敏感，如电刀、电牙髓测试仪、电子根尖定位仪等。虽然新型心脏起搏器（电磁屏蔽双极器件）一般不受牙科设备产生的小电磁场的影响，但在有起搏器或植入式心律转复除颤器的患者附近，要使用超声波定标器和超声波清洗系统及复合治疗灯时，应注意并采取预防措施[14,28]。

12.4　糖尿病

糖尿病会影响血糖代谢和血管病理。这种影响可能是胰岛素绝对缺乏（1 型糖尿病）、胰岛素功能问题（称为胰岛素相对缺乏型或 2 型糖尿病）或这两种情况共同作用的结果。其他类型糖尿病包括妊娠期糖尿病和继发于其他疾病的糖尿病。

国际糖尿病基金会（2015）指出，糖尿病现在是一种流行病，全球有 4.15 亿人受其影响，在 2040 年预计将达到 6.42 亿。据估计，每两名糖尿病患者中就有一人未确诊。据报道，2015 年全球有 500 万人死于糖尿病。

糖尿病的特征是高血糖（血糖水平升高），伴或不伴由胰岛素的绝对缺乏或条件性缺乏引起的尿糖[26-27]。高血糖症会导致尿中葡萄糖量和液体流失量增加，从而导致患者脱水和电解质失衡。糖尿病患者不能代谢和使用葡萄糖，也不能发生后续的体脂代谢，并且会因其体液流失和电解质失衡而导致代谢性酸中毒。糖尿病患者在牙科治疗期间和治疗后可能出现的并发症包括低血糖症、昏迷或感染、愈合延迟。

糖尿病诊断为空腹血糖水平 >125mg/dL，而正常空腹血糖水平是 <110mg/dL。

患者的空腹血糖水平 >110mg/dL 但 <126mg/dL 是正常和糖尿病之间的过渡状态，被认为是糖耐量受损[29-30]。

在控制不良的糖尿病患者中，牙龈炎、牙周炎和牙周骨质丢失是常见的口腔表现。在未控制的糖尿病患者中，可能存在感染和伤口愈合不良[31-32]。

12.4.1　牙髓治疗注意事项

对于控制良好的糖尿病患者，常规牙科治疗中无须特殊处理，包括口腔预防性和口腔修复治疗。口腔医生应告知患者继续执行他们常规的饮食和注射方案。建议糖尿病患者预约清晨治疗，因为清晨皮质醇的水平最高，并能提供最好的血糖水平。糖尿病患者必须进食早餐[33]。如果牙科治疗可能导致推迟或错过进食时间，那么患者可能需要在内科医师的帮助下修改糖尿病治疗方案。由于胰岛素活性高峰期时发生低血糖的风险最大[34]，所以对于接受胰岛素治疗的患者，应安排治疗时间，使其与胰岛素活性高峰期不一致。糖尿病患者进行牙科手术前，必须确保患者照常进食并服药[3]。情绪和身体压力会增加皮质醇和肾上腺素分泌量，从而导致高血糖。因此，如果患者非常焦虑，应考虑做镇静预处理[34]。

1 型糖尿病患者不应在胰岛素注射后立即安排牙科治疗，因为这可能导致低血糖发作。糖尿病患者麻醉时不应使用超过两安瓿的含有肾上腺素的 1∶100 000 利多卡因、1∶200 000 盐酸丙胺卡因或 1∶200 000 丁哌卡因。血糖得到适度控制的糖尿病患者最多可以使用两个安瓿的丁哌卡因或丙胺卡因。对于未受控或病情不稳定的糖尿病患者，在口腔门诊只能处理其急性牙齿感染疾病。糖尿病患者注射麻醉剂时不应加入肾上腺素。

非胰岛素控制的患者可能需要胰岛素，或者一些胰岛素依赖的患者可能需要增加胰岛素剂量。糖尿病患者的急性感染应通过切开、引流、牙髓摘除、使用抗生素和温水冲洗来处理[35]。

在血糖控制良好的糖尿病患者中，预防性使用抗生素不适用于牙髓手术，因为这些患者术后感染的风险不比非糖尿病患者高[36]。然而当血糖控制不良的糖尿病患者需要进行牙髓手术时，由于其中性粒细胞功能发生了改变，所以应考虑预防性使用抗生素。

应避免糖尿病患者治疗时间过长。如果要进行长时间的手术，特别是长时间的外科手术，则应咨询患者的内科医生。在长时间的手术过程中，应不断监测患者血糖水平。低血糖症是糖尿病患者在牙科治疗中常见的并发症。低血糖的症状可能从轻微的症状，如焦虑、出汗和心动过速，到严重的症状，如精神状态改变、癫痫和昏迷。患者通常会感觉到他们的血糖正在降低，并索取任何形式的糖，如橙汁。患者严重的低血糖发作是紧急医疗情况，这时应立即口服 15 g 碳水化合物（如 6 盎司橙汁或 3~4 茶匙的蔗糖）来处理。如果患者无法合作或吞咽，可通过皮下注射或肌肉注射 1mg 胰高血糖素[37]。

如果患者出现低血糖症，应终止牙科治疗并给予患者葡萄糖。意识丧失是低血糖症最严重的并发症。此时应迅速寻求医疗救助。牙科治疗后可能出现的问题包括愈合延迟和感染。在未受控制的糖尿病患者中，牙科治疗后也可能出现电解质失衡的问题。

12.5 出血性疾病患者的牙髓治疗注意事项

许多牙科手术都会出现术后出血，而在大多数情况下，术后出血有自限性且无大碍。然而，有些患者由于患有遗传性出血疾病，其出血风险增加，在这种情况下，即使是相对较小的侵入性手术也会导致长时间的出血[38-39]。对于先天性出血性疾病患者，尽管侵入性的牙科和口腔手术会显著增加其出血风险[40-41]，但大多数常规的非手术性牙科治疗可照常进行[42-43]。

患者的出血性疾病包括血友病（A 型血友病和 B 型血友病）、血管性血友病、血小板功能紊乱、血小板减少、低纤维蛋白原血症和异常纤维蛋白原血症。

血友病

血友病（遗传性出血障碍）患者的出血量不会比正常凝血的患者大，但出血时间可能延长[44]，并且可能会因血块不稳定而导致出血时间延长。血友病有两种主要类型：A 型血友病是最常见的，约占所有血友病病例的 85%，其特征是Ⅷ因子缺乏。B 型血友病的特征是Ⅸ因子缺乏。这两种血友病都是 X 连锁隐性遗传，具有相同的临床表现[45]。

医生应为先天性出血性疾病患者制订综合治疗计划，以达到令人满意的止血效果。在进行任何口内治疗时，都必须遵守一般原则以防止意外损伤口腔黏膜，如小心使用吸唾器和拍摄放射线照片时小心放置胶片[40,46]。

在患者不需要凝血因子替代疗法的情况下，通常可以使用慢注射技术和新式一次性细针的局部浸润麻醉[40,46~48]（表 12.4）。尽管使用含血管收缩剂的麻醉剂后可能会产生额外的局部止血效果，但血友病患者可使用的局部麻醉剂的类型仍无局限[49]。在下颌磨牙修复中，阿替卡因被用作下牙槽神经阻滞麻醉的替代方案，消除了术前麻醉覆盖的必要性[50]。颊面的浸润麻醉不需要任何麻醉来替代。阿替卡因能麻醉所有上颌牙和下颌前牙、下颌前磨牙。医生应考虑使用牙周韧带内麻醉技术或骨间麻醉技术来替代下颌阻滞麻醉。

表 12.4 牙麻醉技术和凝血因子替代治疗

不需止血药物覆盖	需要止血药物覆盖
颊神经浸润	下牙槽神经阻滞麻醉
龈乳头注射	舌神经浸润麻醉
牙周韧带注射	

对于出血性疾病患者，牙髓治疗的风险通常较低。尽管患者凝血的国际标准化比值（INR）值处于治疗允许的参考值范围内（2~3.5）是非常重要的，尤其是在需要神经阻滞麻醉时，但是在不对抗凝治疗做任何改变的情况下，仍可以进行非手术性牙髓手术[51]。即使患者的 INR 在治疗允许的参考值范围内维持得很好，根尖周手术仍可能对其止血提出更大的挑战。因此，在制订适当的治疗计划时，需要咨询患者的血液科医师。

测量根管的工作长度并在这个长度内仔细进行扩锉，以确保器械不会超出根管的顶端，这是很重要的。所有情况下都应该用次氯酸钠冲洗根管，然后用氢氧化钙糊剂控制出血。

患者的牙科疼痛通常可以用少量止痛药来控制，如扑热息痛（对乙酰氨基酚）和可待因制剂。而阿司匹林对血小板聚集有抑制作用，不宜用于有血液疾病的患者。此类患者使用任何非甾体抗炎药（NSAID）前，必须与其血液科医生讨论，因为这类药物对血小板聚集有影响。这类患者只在有感染局部扩散或有全身感染迹象时，才应使用抗生素。对于先天性出血性疾病患者，没有任何抗生素禁忌。

12.6　传染病

在牙科治疗时存在隐患的传染性疾病包括乙型肝炎（HBV）、丙型肝炎（HCV）、艾滋病（AIDS）和肺结核。虽然病毒感染不太可能引发问题，但也应引起额外的关注，例如严重急性呼吸综合征（SARS），或医疗相关感染如耐甲氧西林金黄色葡萄球菌（MRSA）感染。在牙科治疗过程中，可能会出现一些潜在的并发症，如传染风险、患者活动性疾病治疗期间服用药物的相互作用。

HIV（人类免疫缺陷病毒）是一种血液传播的逆转录病毒，主要经血液和体液并通过亲密的性接触和非肠道途径传播。HIV 感染后，逆转录酶反转录允许病毒将自身的 DNA 整合到受感染细胞的基因组中，并利用受感染细胞的核糖体和蛋白质合成进行复制。最初，感染者体内免疫血清转化产生抗病毒抗体，而随后数年内，其体内 CD4+ 淋巴细胞显著减少。

在 HIV 感染和艾滋病进展过程中，最有效的管理方法是将抗病毒药物联合使用，又称高效抗反转录病毒治疗（HAART），这显著提高了 HIV 感染者的寿命和生活质量[52-53]。

12.6.1　HIV 和牙髓病学

一般情况下，根尖周炎患者的根管治疗在免疫功能低下患者（如 HIV 感染患者）中的预后明显较差。这是由于 T 细胞在根尖周炎发病机制和预后中扮演了一个重要的角色。

HIV 阳性患者和他们的牙医面临的挑战之一是潜在的药物不良反应。由于 HIV 阳性患者通常采用至少两个不同类别的三种或三种以上药物的抗反转录病毒治疗方案，因此可能存在不必要的副作用和毒性[54]。

许多牙医常给予或常开具处方的药物，可能会干扰抗反转录病毒药物的代谢[55,56]。从统计学上看，由于每年都有稳定的新的 HIV 感染患者，并且高效抗反转录病毒治疗延长了患者的寿命，所以在口腔门诊接诊到 HIV 阳性患者的机会有所增加。因此，HIV 阳性患者正在寻求的是常规的牙齿护理，而不是针对 HIV 和（或）AIDS 口腔表现的间歇式治疗，牙科医生应该知道如何恰当地为他们进行护理。

牙科临床医生应了解其 HIV 阳性患者正在服用的药物，并了解这些药物与牙科医生所开药物的相互作用，并在两者可能有相互作用时开具不同类别的药。

对于提倡牙科手术前需要使用抗生素的文献，一直存在争议。一小部分晚期 HIV 毒患者可能需要定制治疗，如预防性使用抗生素或输入血制品等护理[57]。如果粒细胞计数 >500/μL 血液，则应在预防性使用抗生素下进行牙髓治疗。CD4 细胞计数 <200/μL 血液的患者可能会出现凝血障碍。如果血小板计数超过 60 000/mm³，可以进行常规的牙科治疗，并且不会有过度出血的风险。

浸润麻醉和（或）韧带内麻醉是避免阻滞麻醉并发症的首选方法。治疗前 2~3d 可使用抗生素漱口液（氯己定），以减少口腔微生物和避免术后并发症。

HIV 感染患者的牙髓治疗是门诊治疗。这些患者的非手术性根管治疗的预后与身体健康的患者相同[53]。最后，医务人员应了解治疗这类患者将带来的职业风险，熟悉疾病预防控制中心的暴露后预防指南，采取预防措施以防止职业暴露，并为其员工提供职业风险培训。

牙科手术造成的伤口和针刺伤导致出血，以及随后的仪器或材料污染，是将病毒传播给临床工作人员的最大隐患。在发生针刺伤并暴露于 HIV 感染的血液时，其血清转化的风险约为 0.03%[58-59]。如果医务人员发生深部贯穿伤并暴露于 HIV 感染的血液和体液，建议预防性地给予三联抗反转录病毒药物治疗，并立即转诊给专家。

预防措施包括在治疗过程中不将使用过的注射针放回针鞘中，要戴手套和护目镜，这些都被认为是充分的感染控制预防措施[60]。

在开始治疗之前，必须将患者的感染情况告知所有工作人员，以确保大家的警惕性。由于在牙髓组织和根尖周肉芽肿中都能发现 HIV，因此要强制性使用橡皮障[61]。使用旋转器械时，不仅要对使用过的器械进行消毒，而且必须在每次治疗后进行手部消毒。

一位牙科医生不应仅仅因为患者感染了 HIV，而在伦理角度上拒绝为这类患者提供治疗。

12.6.2　乙肝、丙肝和牙髓治疗

乙型肝炎病毒（HBV）是一种 DNA 病毒，其最初被称为"血清肝炎"[62]。丙

型肝炎是由丙型肝炎病毒（HCV）引起的一种肝性病毒感染，是急性肝炎和慢性肝病的主要病因，其特征是肝脏的炎症，并且在许多情况下对肝组织造成永久性损伤。最常见的肝炎类型是甲型肝炎、乙型肝炎、丙型肝炎、丁型肝炎、戊型肝炎和庚型肝炎。乙型肝炎和丙型肝炎可导致永久性肝损伤，在许多情况下可导致死亡[62]。

内科医生、牙科医生、护士、实验室工作人员和透析中心工作人员感染肝炎的风险很高。各国的丙型肝炎流行率差异很大，其中有几个非洲国家和东地中海国家最高[63]。日本的一项研究表明，在牙科保健工作者中，暴露于乙肝病毒的频率最高[64]。即使在引入了许多计划和策略之后，肝炎感染仍然是牙科环境中的一个健康问题。

在牙科环境中，与乙型肝炎和丙型肝炎相关的、最显著的问题包括牙科专业人员和患者的病毒感染风险（交叉感染）、重症肝病患者的出血风险，以及某些药物代谢的改变会增加毒性风险[65]。研究发现，在治疗乙型肝炎、丙型肝炎患者后的数天内，牙科手术室内的各个表面上都存在乙肝、丙型肝炎病毒[66]。丙型肝炎病毒在室温下可稳定存活 5d 以上[67]。因此，必须遵循标准预防措施，即采用屏障法，并采取正确的灭菌和消毒措施[65]。对于已感染 HBV 和 HCV 的牙科器械，传统的消毒技术通常会清除这些器械上特定的蛋白和核酸（HBV 的 DNA 和 HCV 的 RNA）。

牙科选择性治疗在肝炎患者状态不佳时应推迟进行。然而，为保证治疗顺利进行，牙医必须准备局部止血剂，如氧化纤维素，以及抗纤溶药（氨甲环酸）、血小板和维生素 K[65]。如果牙科医生建议预防性使用抗生素，则应咨询为患者提供治疗的内科医生，以确定使用的药物种类、剂量及药物间可能发生的相互作用[68]。

对于这些肝炎患者，可以通过适当的消毒和感染控制方案进行牙髓治疗。最重要的因素是选择使用哪些药物和避免使用经肝脏代谢的药物。肝炎患者必须完全避免使用红霉素、甲硝唑或四环素等药物[69]。抗生素可以选择氨苄西林，而对乙酰氨基酚可用于止痛[70]。由于胃肠道出血和胃炎通常与肝病有关，所以肝炎患者应谨慎使用或避免使用非甾体抗炎药。肝炎患者使用局部麻醉剂通常是安全的，但前提是其总剂量 ≤ 7 mg/kg，并在局麻药中加用肾上腺素。

如果存在意外暴露：

1. 小心地清洗伤口，不要摩擦伤口，因其可能导致病毒进入更深的组织中，用肥皂、水或对病毒有效的消毒剂（碘溶液或氯制剂）清洗伤口数分钟。这些措施背后的基本原理是将病毒单位的数量减少到低于引起感染所需的阈值（感染剂量）。

2. 必须记录患者的完整详细的医疗和临床病史，以排除可能的风险。

所有员工都应接种疫苗。感染控制建议见附录 12.1。

12.6.3　孕妇的牙髓治疗

怀孕并不属于健康缺陷。因此，不能仅仅因为妇女怀孕就拒绝向其提供牙科治疗。但是，准备进行牙科治疗的孕妇可能需要特别注意。

通常情况下，孕妇的免疫系统没有受损。但是在怀孕期间，由于母体对胎儿的反应，母体免疫系统受到了抑制[71]，随后导致细胞介导的免疫和自然杀伤细胞的活性均下降[72]。牙源性感染有可能迅速发展为深部感染，最终危及口咽气道。此外，孕妇还可能需要处方和（或）非处方镇痛剂来控制严重的牙髓疼痛。其中一些药物，相对于其有益的作用，可能会对胎儿和孕妇产生有害影响。因此，在怀孕期间发生的牙源性感染必须及时得到治疗。了解患者的生理变化、慢性感染的影响及药物的风险或益处，这些都是在为患者的医疗护理选择提供建议时所必需的。

幸运的是，牙科医师开具和（或）使用的大多数药物都被认为对孕妇和未出生的孩子是安全的。但是，如果对牙科药物选择或孕妇用药风险有任何疑问，医生应咨询患者的产科医生（表 12.5，表 12.6）。

表 12.5　怀孕期间的 FDA（美国食品药品监督管理局）药物类别[74-75]

类别	美国食品药品监督管理局药物风险分层
A	在人体内的对照研究未能证明有损伤胎儿的风险，损伤胎儿的可能性微乎其微。
B	动物研究未表明有损伤胎儿的风险，并且尚未进行人体研究，或动物研究表明有风险，但人体内的对照研究未表明有风险。
C	动物研究表明存在风险，但尚未进行人体内的对照研究，或不能在人体内或动物体内进行研究。
D	存在人类胎儿风险的阳性证据，但在某些情况下，尽管存在风险，仍可以使用药物。
X	根据人类用药经验，存在胎儿畸形和胎儿风险的证据，妊娠期间其用药风险大于用药可能带来的益处。

12.6.3.1　局部麻醉

局部麻醉剂是牙科医生最常用的药物。利多卡因和丙胺卡因在治疗范围内使用时为 FDA 分类 B 级药物，并且对于没有任何禁忌证（如过敏）的孕妇，两者应作为局部麻醉的一线药物[73-74]。丁哌卡因、甲哌卡因和阿替卡因为 FDA 分类 C 级药物。

在牙科治疗剂量范围内使用上述局部麻醉剂均不被认为是不安全的[73,75]。此外，血管收缩剂（如肾上腺素或左旋去甲肾上腺素）如今已经成为市售局部麻醉剂的一部分，它们的使用无禁忌。尽管这些血管收缩剂是 FDA 分类 C 级药物，但其以低浓度混合于预包装的局部麻醉药中使用时，只要采取正常的预防措施，就不会对胎儿造成伤害。这些预防措施包括避免将药物注射入血管中，并将注射总剂量维持在治疗范围内或低于治疗范围，如 0.04mg 肾上腺素和 0.2mg 左旋去甲肾上腺素[73,75]。

12.6.3.2　抗生素

在有些情况下，使用抗生素可能是必要措施。牙科治疗中使用的大多数抗生素是 FDA 分类 B 级妊娠风险药物,包括青霉素家族、红霉素(除了依托红霉素形式)、阿奇霉素、克林霉素、甲硝唑和头孢菌素[18]。然而,由于四环素、米诺环素和多西环素可能在骨骼和牙齿中有螯合作用,因此它们被评为 FDA 分类 D 级药物。因此,四环素、米诺环素和多西环素应避免用于孕妇[74]。

表 12.6 孕期牙科治疗常用药物

药物	妊娠期使用	FDA 分类
抗生素		
阿莫西林	是	B
甲硝唑		
红霉素		
青霉素		
头孢菌素类		
四环素	否	D
庆大霉素	·四环素导致牙齿变色	
	·庆大霉素对胎儿有耳毒性	
镇痛药		
羟考酮	谨慎使用	B
阿司匹林	不在妊娠晚期使用	B(在妊娠晚期为 D 级)
布洛芬	·阿司匹林引起产后出血	
奈普生		
对乙酰氨基酚	是	B
吗啡	·吗啡有呼吸抑制作用	
哌替啶		
可待因		C(在妊娠晚期为 D 级)
局部麻醉剂		
利多卡因	是	B
丙胺卡因		
甲哌卡因	谨慎使用	C
丁哌卡因	·使用甲哌卡因和丁哌卡因导致胎儿心动过缓	
镇静剂和(或)催眠药		
氧化亚氮	不在妊娠早期使用	避免使用
	·氧化二氮导致自然流产	
巴比妥类和苯二氮䓬类	否	D
	·苯二氮䓬类药物导致唇腭裂	

12.6.3.3　镇痛剂

并非所有非甾体抗炎药都被认为对胎儿安全。孕妇不宜服用阿司匹林或二氟尼柳。这两种药物都与妊娠期和分娩期延长、贫血、出血可能性增加和心脏动脉导管过早闭合有关[75]。布洛芬、酮洛芬和奈普生在妊娠晚期也是禁忌的，因为它们具有导致分娩延迟、分娩期间出血和动脉导管过早闭合的风险，并且它们被认为是FDA分类D级药物。

非甾体抗炎药的首选应该是对乙酰氨基酚，它被认为是所有怀孕3个月的妇女均能使用的FDA分类B级药物[18]。如果需要更强力的止痛药，大多数麻醉药组合在短期内使用是相对安全的，但是如果长时间服用会有延缓胎儿生长或胎儿依赖的风险。

12.6.3.4　抗焦虑药

在牙科环境中处理患者的焦虑时，非药物治疗方法是首选的，因为这样可以减少胎儿对药物的接触。大多数用于缓解焦虑的苯二氮䓬类药物被归类为C类或D类妊娠风险[75-76]。孕妇经鼻吸入氧化亚氮是十分有争议的，因为当高浓度使用氧化二氮时，会有子宫血流量减少或致畸的风险[76]。如果患者在没有抗焦虑治疗的情况下无法进行治疗，则短时间（例如18s）将氧化二氮与50%氧气结合起来，用于非选择性牙科手术可能是有保证的。

12.6.4　牙髓治疗

妊娠期的牙髓治疗是为了控制疾病，保持口腔环境的健康，预防在妊娠后期或产后可能出现潜在问题，并且牙髓治疗在妊娠期被证明是安全的[77]。然而，有人建议在妊娠期结束前应避免进行选择性手术，只给予紧急治疗，在可能的情况下将治疗推迟到妊娠中期[78]。

笔者认为怀孕的前3个月对胎儿的生长至关重要。有人建议，怀孕前期任何可避免的治疗都应转移到怀孕中期，以预防牙科治疗带来的任何不良影响威胁到胎儿生长[72]。到孕期第3个月结束时，子宫的大小还不至于让孕妇坐在牙科手术椅上感到不舒服，并且恶心的症状通常已经减弱。这使得孕中期成为进行牙髓治疗的理想时期。然而，广泛的选择性牙髓治疗应推迟到分娩后。

在怀孕的前3个月（怀孕到第14周），胎儿受压力和致畸剂影响的风险很大，并且50%~75%的自然流产发生在这一时期[79]。所以孕妇应避免常规放射检查，只在必要时有选择地使用放射检查。

在妊娠中期（14~28周），胎儿的器官发生已经完成，此时进行牙科治疗对胎儿来说风险很低。一些选择性手术和紧急牙槽外科手术在妊娠中期能更安全地完成。尽管对胎儿来说，在妊娠晚期（怀孕第 29 周到分娩）的这 3 个月内进行牙科治疗没有风险，但孕妇可能会感到更大程度的不适。进行短时间的牙科治疗时，应让孕妇在牙椅上处于适当的体位，以防止患者出现妊娠期仰卧位低血压。患者处于仰卧位时压迫了下腔静脉，因此增加了其发生深静脉血栓的风险，导致静脉淤滞和血栓形成。作为参考，牙科手术椅的理想位置是左侧卧位、右侧臀部和臀部抬高 15°。

研究表明，用于牙髓治疗的冲洗剂、次氯酸盐冲洗剂和根管充填材料均不会对胎儿有害[80]。对于孕妇来说，由于拍摄口内 X 线片时，X 射线是直接照射到口腔而非照射腹部，同时使用高速胶片、准直法、过滤、铅防护板和甲状腺项圈等保护措施，所以拍摄口内 X 线片对孕妇来讲是安全的[81]。有人提出，医生应始终践行尽可能的低剂量（ALARA）原则，并且只应拍摄诊断和治疗所需的 X 射线照片[82]。

在怀孕期间，局部麻醉剂在使用方法正确和剂量适当的情况下对孕妇来说是相对安全的[72]。对于健康的孕妇，只要通过正确的回抽技术，并将肾上腺素剂量限制在所需的最小剂量以内，那么使用 1∶100 000 浓度的肾上腺素对孕妇来说就是安全的[77]。

在怀孕期间，孕妇快乐、焦虑或恐惧的情绪时常发生。当孕妇怀有对牙科治疗的害怕或恐惧时，可能会推迟或拒绝牙齿护理。焦虑可能导致孕妇血压一过性升高、过度通气或子宫痉挛。医生要谨记，治疗是给两个患者：母亲和孩子，同时进行的。所有治疗必须在咨询患者的妇产科医生后进行。对于所有育龄妇女或未确认其妊娠试验为阴性的妇女，最好避免使用药物和避免进行治疗，以免使胎儿处于危险之中。

12.7　接受放化疗和双磷酸盐治疗的患者的牙髓治疗注意事项

可接受手术且不影响口腔的癌症，其牙科治疗方案只需要少量修改。对于以前接受过或正在接受放化疗的患者，以及服用双磷酸盐药物的患者，其牙科治疗需要特别注意。在癌症开始治疗之前，牙医应该对患者进行仔细的评估。牙科预防性措施的主要目标是消除所有的口腔感染、病理状态或危险因素，以获得稳定的口腔健康状况，防止癌症近期或进展到中期时需要进行侵入性牙科手术[83]。

如果可能，应将不可修复的牙齿和牙周长期预后不良的牙齿在放射治疗前 2 周以上拔除。有症状的死髓牙可以在化疗开始前至少 1 周接受牙髓治疗。对于预后良好的牙齿，应进行保守的牙髓治疗和修复治疗。美国心脏协会（AHA）建议预防性使用抗生素（表 12.2），因为癌症患者可能有易受感染的因素，但是这在文献中是有争议的[84]。

对于正在接受化疗的患者，应在牙科手术开始前仔细监测白细胞计数和血小板状态。如果中性粒细胞计数 >2000/mm³，血小板 >50 000/mm³，则可以进行牙髓手术。放射性骨坏死（PRON）是由辐射诱导颌骨变化所导致的，可能出现在强放射后的骨骼中，其特征是无症状或无疼痛的骨暴露。

用于减少放射性坏死的预防措施和方案，包括选择牙髓治疗而非拔除患牙、非创伤性外科手术、使用不含肾上腺素或含低浓度肾上腺素的非利多卡因局部麻醉剂以及在愈合周内预防性使用抗生素和正常使用抗生素[85]。尽管非外科牙髓手术是一个相对安全的过程，但仍必须谨慎进行。

服用抗骨吸收和抗血管生成药物的患者

双磷酸盐（BPs）用于治疗转移性乳腺癌、多发性骨髓瘤、佩吉特病、恶性肿瘤高钙血症，以及任何有记录的实体瘤（前列腺癌、肺癌和肾细胞癌）骨转移患者。

双磷酸盐是骨吸收的抑制剂。骨重塑是一种正常的生理功能。骨重塑能去除受损骨组织并用新的弹性骨组织替换受损骨组织[86]。双磷酸盐能抑制破骨细胞功能，防止骨转换，并具有抗血管生成的特性[87-88]。

治疗双磷酸盐相关的颌骨坏死对专业人员来说是一个附加的挑战。2014年，美国口腔颌面外科医师协会（AAOMSS）建议将双磷酸盐相关性颌骨坏死（BRONJ）的术语改为MRONJ，以适应越来越多的、与其他抗骨质吸收药（地诺单抗）和抗血管生成药相关的上下颌骨坏死病例[89]。MRONJ或药物相关性颌骨坏死是一种严重的药物不良反应，其表现为患者颌面部的进行性骨组织破坏。接受口服或静脉注射双磷酸盐治疗的患者，其牙科治疗主要是预防性治疗。

静脉注射（IV）BPs用于治疗与癌症相关的疾病、恶性肿瘤高钙血症、实体瘤骨转移相关性骨病及多发性骨髓瘤相关性骨溶解病变。与口服BPs相比，静脉注射BPs的患者发生双磷酸盐相关性颌骨坏死的风险更高。口服BPs用于治疗骨质疏松症、骨质缺乏或其他不常见的疾病，如佩吉特病和成骨不全。核因子 κ B 受体活化因子配体抑制剂（地诺单抗）是一种抑制破骨细胞功能、减少骨吸收和增加骨密度的抗骨质吸收药[90-91]。核因子 κ B 受体活化因子（RANK）配体抑制剂可用于骨质疏松症或肿瘤转移性骨病患者。而抗血管生成药通过阻断血管生成信号级联，阻碍了新血管的生成[92]。

口腔医生应在骨质疏松症患者开始口服BP进行治疗时，就告知其可能发生MRONJ的风险。医生要向患者提供有关MRONJ最新知识的信息性和教育性文件，并且要对所有症状和体征相关的速报进行说明。建议服用BP的患者定期进行临床放射学随访，并应强调这类患者口腔卫生和牙齿健康的重要性[89]。由于对BP不良反应的数据统计是有限的，所以医生应该获得患者对用药后MRONJ将长期发展这一不可量化风险的知情同意。口服BPs相关的MRONJ发生的风险很低，而当该治疗持续时间超过4年时，患者发生MRONJ的风险会增加[93]。

使用抗骨吸收和抗血管生成药物的患者，即使其患牙不可修复，但是只要有可能，也应对患牙进行非外科牙髓治疗而不是拔除患牙。不建议对此类患者采用牙髓外科手术和任何有骨损伤的侵入性手术。在对患者进行非牙源性疼痛的鉴别诊断时要考虑 BONJ。

对这些患者还应小心进行牙髓手术，以避免对牙周组织造成损伤。用橡皮障夹放置橡胶障时应避免损伤牙龈组织，或考虑采用改良的隔离技术（拼合障孔术）。

口腔医生应避免其操作失误造成的牙周组织损伤（侧穿或损伤根尖孔）。医生提高自身对根管解剖的知识，仔细使用仪器，正确测量工作长度，使用手术显微镜和电子根尖探测仪都是避免损伤牙周组织的有效方法。应避免将成形片放置在牙龈下。对于牙冠广泛破坏的残存牙根、边缘位于龈下或不可修复的牙，应考虑去除牙冠并进行牙髓治疗。这些患牙可以通过永久密封来保存，也可以做覆盖义齿的基牙。

在为这些患者制订治疗计划时，要利用整个医疗团队，包括患者的牙医、肿瘤科医生和口腔外科医生。要注意的是，由于 MRONJ 的知识库正在迅速增加，以上的建议可能会随着时间的推移而改变。谨慎的从业者们应不断回顾那些有关抗骨吸收治疗新进展和治疗的出版物[94]。

12.8　慢性肾病患者

慢性肾病与进行性肾功能恶化有关，从而导致肾小球滤过率降低。用于治疗的药物往往会改变与疾病相关的常见口腔表现。由于这类患者出血、牙源性感染和药物相互作用的趋势增加，所以他们的牙髓治疗需要特别注意。

对于接受保守治疗的肾病患者，若其患有频繁发作的高血压，则需要在手术过程中不断监测他们的血压。肾病患者还必须严格避免使用四环素和氨基糖苷类的肾毒性药物。这些患者在使用阿莫西林克拉维酸、红霉素、阿奇霉素等抗生素及对乙酰氨基酚、布洛芬等镇痛药时，不需要对剂量做任何改变[95]。

12.8.1　血液透析患者

血液透析患者存在尿毒症和血液透析导致的出血倾向[96]。在血液透析过程中，医生使用肝素抗凝来辅助患者血液输送[97]。因此，有出血风险的牙髓手术不应在血液透析当天进行。牙科治疗应在透析后 1d 开始，以确保其血液循环中没有肝素[98]。

对于血液透析患者，局部麻醉剂（如利多卡因）通常是安全的，可以按常规剂量使用，并且可以通过浸润注射来实现麻醉，而除非由于控制出血倾向的必要，一般不建议神经阻滞。这些患者在开始牙髓外科治疗和非手术性牙髓治疗的神经阻滞前，应接受全血细胞计数和凝血功能检测。

这些患者极易感染和传播乙肝病毒、丙肝病毒和 HIV 病毒。必须进行适当的诊断测试以确认其未感染。

12.8.2　肾移植患者

重要的是，在肾移植后的前 6 个月，应避免进行任何选择性的牙科治疗[99]。在肾移植患者治疗中使用皮质类固醇、钙依赖性磷酸酶抑制剂（环孢素、他克莫司）和淋巴细胞增殖抑制剂（硫唑嘌呤和霉酚酸酯）是很常见的，并且因此患者将处于免疫抑制状态。根据肾病学家的指导方针，在牙髓手术前必须预防性使用抗生素。

12.9　接受皮质类固醇治疗的患者

对于这些患者，有必要确定患者是否正在接受类固醇治疗，或在过去 2 年内是否有 2 周或更长时间的类固醇摄入史。在这种情况下，如果需要增加类固醇的剂量，则应咨询患者的医生，并控制术前和术后类固醇剂量，以避免肾上腺危象的风险[100]。如果患者使用泼尼松龙的剂量 <7.5mg/d，则增加其使用剂量不是强制性的。这些患者最好在清晨进行治疗。

12.10　呼吸系统疾病

12.10.1　哮　喘

哮喘是一种呼吸系统疾病，其特征是炎症和支气管收缩。应区分过敏性哮喘和非过敏性哮喘[3]。

临床医生应该意识到，牙科材料和产品有可能加重哮喘，包括牙膏、牙科封闭剂、牙釉质粉尘和甲基丙烯酸甲酯。在开始牙髓治疗之前，医生必须了解患者需要避开的刺激物类型（轻度、中度和重度）、哮喘发作频率和诱发因素，且应准备紧急方案[77]。患者的免疫状态取决于他们服用的免疫抑制药物的水平。而只有接受全身大剂量皮质类固醇治疗的最严重哮喘患者才属于这一类。对于严重哮喘患者，应在呼吸内科医生同意的情况下进行治疗。

如果患者常使用支气管扩张剂吸入器，则建议患者在每次牙科检查期间都要携带吸入器。焦虑是哮喘的一种诱因，并且牙科治疗经常诱发急性哮喘。牙医及其团队成员适当的计划、无痛的方法可能有助于减轻患者的焦虑。

当需要抗生素治疗时，应避免服用茶碱的患者同时服用大环内酯（即红霉素、阿奇霉素和克拉霉素）、环丙沙星和克林霉素，因为茶碱类药物有甲基黄嘌呤毒性的潜在副作用。所有哮喘患者应避免服用非甾体抗炎药、巴比妥类药物和镇静剂。对乙酰氨基酚和环氧合酶 -2 抑制剂可作为这些患者的抗炎药，因其不会引起支气管痉挛。然而，最近的研究表明，长期保持每日或每周使用对乙酰氨基酚与更严重的哮喘有关。尽管有理由谨慎选择对乙酰氨基酚来治疗哮喘患者，但是对乙酰氨基酚仍然是哮喘患者首选的止痛药[101]。

哮喘患者应避免使用含镧的肾上腺素，因为其亚硫酸盐防腐剂成分可能引起急性哮喘发作和过敏反应。吸唾器放置位置不当或使用棉卷，可能导致敏感的患者气道反应过度。应谨慎使用橡皮障，以避免可能的呼吸道损伤或哮喘加重。在牙科环境中，长时间的仰卧位也会引发哮喘发作。如果在牙科治疗期间发生急性哮喘发作，牙科医生应立即停止手术、移除所有口内工具，防止异物吸入，并启动应急方案来防止急性哮喘恶化。

12.10.2 慢性阻塞性肺疾病

慢性阻塞性肺疾病（COPD）是一个肺部疾病的统称，包括慢性支气管炎、肺气肿和慢性阻塞性气道疾病[74]。COPD 患者的呼吸困难主要是由于气道狭窄。由于 COPD 不能完全治愈，因此治疗的目的是控制急性和慢性症状。COPD 患者的牙髓治疗注意事项与哮喘是相同的。

结 论

医疗急救的发展潜力，总是存在于医疗状况不佳的患者中。目前尚未能充分强调获得患者详细病史的重要性。所有牙医和牙科相关工作人员，必须使用适当的现行指南来识别和治疗不良反应。尽管人体存在大量系统性疾病，但是本章只集中在经筛选的、需要最大关注的系统性疾病。用牙髓治疗代替拔牙，可能是基于患者的健康状况和心理状况而做出的选择。如今，牙髓病医生对系统性疾病非常了解，并且能提供高标准的根管治疗，同时最大限度地减少与患者一般健康相关的潜在问题。

附录 12.1

感染预防建议（美国卫生和人力资源部疾病预防控制中心修订并改编，2016 年）

管理措施

1. 根据循证指南［如 CDC/ 医疗感染控制实践咨询委员会（HICPAC）］、法规或标准，制定和维护针对牙科环境的书面感染预防政策和程序。

2. 感染预防政策和程序应至少每年重新评估一次

3. 至少有一名接受过感染预防培训的人员被指派来负责协调项目。

牙科卫生保健医护人员（DHCP）

1. 所有员工都应按照当前 CDC 关于免疫、评估和随访的建议进行免疫。有一份关于免疫 DHCP 的书面政策，包括所有要求和推荐的 DHCP 免疫清单［例如乙型肝炎、MMR（麻疹、腮腺炎、风疹）、水痘、Tdap（破伤风、白喉、百日咳）］。

2. 应保存一份关于针刺、尖锐伤和其他员工暴露事件的记录。

3. 应为合格的医疗专业人员安排医疗服务（如医院的职业健康计划），以确保及时、适当地提供预防服务、职业相关医疗服务和暴露后管理，并进行医疗随访。

4. 建立感染预防方案的常规评价

锐器安全性

1. 被患者血液和唾液污染的尖锐物品（针、刺、定标器等）应被视为具有潜在传染性。

2. 不要用双手重新拿起用过的针头或使用将针头指向身体任何部位的技术。

3. 将使用过的一次性注射器、针头和其他尖锐物品放在适当的防穿刺容器中，并使容器应尽可能靠近尖锐物品使用区域。

患者护理设备的灭菌和消毒

1. 应提供书面政策和程序，以确保可重复使用的患者护理仪器、设备在用于其他患者之前得到适当的清洁和重新处理。

2. 根据制造商的说明，可重复使用的牙科设备在用于其他患者之前应进行适当的清洁和消毒和（或）灭菌。如果制造商没有提供此类说明，则该设备可能不适用于多种用途。

3. 在处理受污染的患者设备（如检查用手套或重型工作用手套、防护服、口罩、眼部防护）时，穿戴适当的 PPE（个人防护设备），以防接触传染源或化学品。

4. 应按照制造商的说明对灭菌设备进行日常维护，并以书面形式对维护记录进行记录。

参考文献

[1] Peacock ME, Carson ME. Frequency of self-reported medical conditions in periodontal patients. J Periodontol, 1995,66:1004-1007.

[2] Jain kittivong A, Yeh CK, Guest IF, et al. Evaluation of medical consultations in a predoctoral dental clinic. Oral Surg Oral Med Oral Pathol Oral Radiol Endod, 1995,80:409-413.

[3] Little JW, Falace DA, Miller CS, et al. Dental management of the medically compromised patient. 6th ed. St Louis MO: Mosby, 2002.

[4] Smeets EC, de Jong KJ, Abraham-Inpijn L. Detecting the medically compromised patient in dentistry by means of the medical risk-related history. A survey of 29,424 dental patients in The Netherlands. Prev Med, 1998,27:530-535.

[5] Segura-Egea JJ, Jimenez-Moreno E, Calvo-Monroy C. Hypertension and dental periapical condition. J Endod, 2010,36:1800-1804.

[6] Lessard E, Click M, Ahmed A, et al. The patient with a heart murmur: evaluation, assess-ment and dental considerations. J Am Dent Assoc, 2005,136:347-356.

[7] Vasan RS, Larson MG, Leip EP, et al. Impact of high normal blood pressure on the risk of cardiovascular disease. N Engl J Med, 2001,345(18):1291-1297.

[8] Chobanian AV, Bakris GL, Black HR, et al. The seventh report of the joint national committee on prevention, detection, evaluation and treatment of high blood pressure: the JNC 7 report. JAMA, 2003,289(19):2560-2572.

[9] Hogan J, Radhakrishnan J. The assessment and importance of hypertension in the dental setting. Dent Clin N Am, 2012,56:731-745.

[10] Wilson W, Taubert KA, Gewitz M, et al. Guidelines from the American Heart Association for the quality of care and outcomes from Research Interdisciplinary Working Group. J Am Dent Assoc, 2007,138:739-760.

[11] Herman WW, Konzelman JL, Prisant LM. New national guidelines on hypertension: a summary for dentistry. J Am Dent Assoc, 2004,135:576-584.

[12] Hargreaves KM, Cohen S, Berman LH. Case selection and treatment planning//Rosenberg PA, Frisbie JC, Hargreaves KM, et al. Cohen's Pathways of the pulp. 10th ed. St Louis MO: Mosby Elsevier, 2011:71-87.

[13] Malamed SF. Knowing your patients. J Am Dent Assoc, 2010,141:S3-7.

[14] Cruz-Pamplona M, Jimenez-Soriano Y, Sarrión-Pérez MG. Dental considerations in patients with heart disease. J Clin Exp Dentist,

2011,3:97-105.

[15] Hupp JR. Ischemic heart disease: dental management considerations. Dent Clin N Am, 2006,50:483-491.

[16] Margaix-Muñoz M, Jiménez-Soriano Y, Poveda-Roda R, et al. Cardiovascular diseases in dental practice. Practical considerations. Med Oral Patol Oral Cir Bucal, 2008,13:296-302.

[17] Malamed SF. Handbook of dental anesthesia. 5th ed. St Louis MO: Elsevier Mosby, 2004.

[18] Pérusse R, Goulet JP, Turcotte JY. Contraindications to vasoconstrictors in dentistry: part I. Cardiovascular diseases. Oral Surg Oral Med Oral Pathol, 1992,74:679-686.

[19] Bavitz JB. Dental management of patients with hypertension. Dent Clin N Am, 2006,50:547-562.

[20] Connolly HM, Crary JL, McGoon MD, et al. Valvular heart disease associated with fenluramine—phentermine. N Eng J Med, 1997,337:581-588.

[21] Warburton G, Caccamese JF Jr. Valvular heart disease and heart failure: dental management considerations. Dent Clin N Am, 2006,50:493-512.

[22] Pototski M, Amenábar JM. Dental management of patients receiving anticoagulation or anti-platelet treatment. J Oral Sci, 2007,49:253-258.

[23] Bonow RO, Carabello BA, Kanu C, et al. American College of Cardiology/American Heart Association Task Force on Practice Guidelines; Society of Cardiovascular Anesthesiologists; Society for Cardiovascular Angiography and Interventions; Society of Thoracic Surgeons. ACC/AHA 2006 guidelines for the management of patients with valvular heart disease: A report of the American College of Cardiology/American Heart Association Task Force on Practice Guidelines (writing committee to revise the 1998 guide-lines for the management of patients with valvular heart disease): Developed in collaboration with the society of cardiovascular anesthesiologists: Endorsed by the society for cardio-vascular angiography and interventions and the society of thoracic surgeons. Circulation, 2006,114:e84-231.

[24] Lockhart PB, Loven B, Brennan MT, et al. The evidence base for the eficacy of antibiotic prophylaxis in dental practice. J Am Dent Assoc, 2007,138:458-474.

[25] Brennan MT, Wynn RL, Miller CS. Aspirin and bleeding in dentistry: an update and recommendations. Oral Surg Oral Med Oral Pathol Oral Radiol Endod, 2007,104:316-323.

[26] Little JW Falace DA, Miller CS, Rhodus NL. Management of the hypertensive patient in dentistry. 5th ed. St Louis MO: Mosby, 1997: 176-192.

[27] Beck DE. New guidelines for prevention of infective endocarditis. Ochsner J, 2007,7:106.

[28] Roedig JJ, Shah J, Elayi CS, et al. Interference of cardiac pacemaker and implantable cardioverter-deibrillator activity during electronic dental device use. J Am Dent Assoc, 2010,141:521-526.

[29] Larsen ML, HØrder M, Mogensen EF.Effect of long-term monitoring of glycosylated haemoglobin levels in insulin-dependent diabetes mellitus. N Engl J Med, 1990,323:1021-1025.

[30] Firrilio J. Endodontic management of patient with diabetes. Dent Clin N Am, 2007,50:561-606.

[31] Montoya-Carralero JM, Saura-Pérez M, Canteras-Jordana M, et al. Reduction of HbA1c levels following nonsurgical treatment of periodontal disease in type 2 diabetics. Med Oral Patol Oral Cir Bucal, 2010,15:808-812.

[32] Wang CH, Chueh LH, Chen SC, et al. Impact of diabetes mellitus, hypertension, and coronary artery disease on tooth extraction after nonsurgical endodontic treatment. J Endod, 2011,37:1-5.

[33] Living with diabetes. http://www.diabetes.org/living-with-diabetes/treatment-and-care/oral-health-and-hygiene/. Accessed 19 Feb 2017. Last Edited: January 22, 2014.

[34] Azodo CC. Current trends in the management of diabetes mellitus: the dentist's perspective. J Postgrad Med, 2009,11:113-129.

[35] Cohen S, Hargreaves KM. Pathways of the pulp. 9th ed. St. Louis, MO: Mosby, 2006:85.

[36] Mc Kenna SJ. Dental management of patients with diabetes. Dent Clin N Am, 2006,50: 591-606.

[37] Ingle JI, Bakland LK, Baumgartner JC. Ingle's endodontics. 6th ed. Hamilton: BC Decker Inc. 2008:763.

[38] Scully C, Wolff A. Oral surgery in patients on anticoagulant therapy. Oral Surg Oral Med Oral Pathol Oral Radiol Endod, 2002,94:37-64.

[39] Cannon PD, Dharmar VT. Minor oral surgical procedures in patients on oral anticoagulants—a controlled studies. Aust Dent J, 2003,48:115-118.

[40] Hewson ID, Daly J, Hallett KB, et al. Consensus statement by hospital based dentists providing dental treatment for patients with inherited bleeding disorders. Aust Dent J, 2011,56:221-226.

[41] Heiland M, Weber M, Schmelzle R. Life-threatening bleeding after dental extraction in a haemophilia A patient with inhibitors to factor VIII: a case report. J Oral Maxillofac Surg, 2003,61:1350-1353.

[42] Dougall A, Fiske J. Access to special care dentistry, part 5] Safety. Br Dent J, 2008,205: 177-190.

[43] Dougall A, O'Mahoney B. Evaluation of a collaborative model of shared care designed to increase access to preventive and restorative dentistry for patients with haemophilia. Haemophilia, 2010,16(Suppl 4):50. (Abs no 11FP04).

[44] Berry E, Hilgartner M, Mariani G, et al. Members of the Medical Advisory Board, World Federation of Haemophilia// Jones P, editor. Haemophilia: facts for health care professionals. Geneva: World Health Organization, 1996.

[45] Bolton-Maggs PH, Pasi KJ. Haemophilias A and B. Lancet, 2003,361:1801-1809.

[46] Brewer A, Correa ME. Guidelines for dental treatment of patients with inherited bleeding disorders. Montréal: World Federation of Haemophilia; 2006. (Treatment of Haemophilia monograph, no 40).

[47] Brewer AK, Roebuck EM, Donachie M, et al. The dental management of adult patients with haemophilia and other congenital bleeding disorders. Haemophilia, 2003,9:673-677.

[48] Freedman M, Dougall A, White B. An audit of a protocol for the management of patients with hereditary bleeding disorders undergoing dental treatment. J Disabil. Oral Health, 2009,10:151-155.

[49] Richter S, Stratigos GT. Management of a hemophiliac with a dental abcess and subsequent root canal therapy and apicoectomy. N Y State Dent J, 1973,39:11-14.

[50] Robertson D, Nusstein J, Reader A, et al. The anaesthetic eficacy of articaine in buccal iniltration of mandibular posterior teeth. J Am Dent Assoc, 2007,138:1104-1112.

[51] Jafri SM. Periprocedural thromboprophylaxis in patients receiving chronic anticoagulation therapy. Am Heart, 2004,147:3-15.

[52] Suchina JA, Levine D, Flaitz CM. Retrospective clinical and radiologic evaluation of nonsurgical endodontic treatment in human immunodeiciency virus (HIV) infection. J Contemp Dent Ract, 2006,7:1-8.

[53] Quesnell BT, Alves M, Hawkinson RW Jr. The effect of human immunodeiciency virus on endodontic treatment outcome. J Endod, 2005,31:633.

[54] Hastreiter RJ, Jiang P. Do regular dental visits affect the oral health care provided to people with HIV. J Am Dent Assoc, 2002,133:1343-1350.

[55] Williams M. The HIV positive dentist in the United Kingdom the decline of the undiagnosed clinician. J Am Med Dent Assoc, 1999,130:509-520.

[56] Bonito AJ, Patton LL, Shugars DA, et al. Management of dental patients who are HIV-positive. Evidence Report/Technology Assessment No. 37 (Contract 290-97-0011 to the Research Triangle Institute-University of North Carolina at Chapel Hill Evidencebased Practice Center). AHRQ Publication No. 01-E042. Rockville, MD: Agency for Healthcare Research and Quality,2002.

[57] Goldman M, Cloud GA, Wade KD, et al. A randomized study of the use of luconazole in continuous versus episodic therapy in patients with advanced HIV infection and a history of oropharyngeal candidiasis: AIDS Clinical Trials Group Study 323/Mycoses Study Group Study 40. Clin Infect Dis, 2005,41:1473-1480.

[58] Petereit G, Kirch W. Arzneimittelkommission: Beryliche HIV- exposition und medikamentose Postexpositionsprophylaxe. Zahnartl Mitt, 1997,87:72-73.

[59] Marcus U. Risiken und Wege der HIV- Ubertragung. Auswirkungen auf Epidemiologie und Pravention der HIV- Infektion. Bundesgesundheitsblatt Gesundheitsforschung Gesundheitsschutz, 2001,44:554-561.

[60] Guidelines of the DGZMK. Virusinfektionen in der Zahnarztpraxis. Dtsch Zahnarztl Z, 2000,55:298-299.

[61] Gerner NW, Hurlen B, Dobloug G, et al. Endodontic treatment and immunopathology of periapical granuloma in an AIDS patient. Endod Dent Traumatol, 1988,4:127-131.

[62] Ramsay DB, Friedman M, Borum ML. Does the race or gender of hepatitis C infected patients inluence physicians' assessment of hepatitis A and hepatitis B serologic status? South Med J, 2007,100:683-685.

[63] Papatheodoridis G, Hatzakis A. Public health issues of hepatitis C virus infection. Best Pract Res Clin Gastroenterol, 2012,26:371-380.

[64] Nagao Y, Matsuoka H, Kawaguchi T, et al. HBV and HCV infection in Japanese dental care workers. Int J Mol Med, 2008,21:791-799.

[65] Grau-García-Moreno DM. Dental management of patients with liver disease. Med Oral, 2003,8:23.

[66] Younai FS, Murphy DC, Kotelchuck D. Occupational exposures to blood in a dental teaching environment: results of a ten-year surveillance study. J Dent Educ, 2001,65:436-448.

[67] Lodi G, Porter SR, Scully C. Hepatitis C virus infection: review and implications for the dentist. Oral Surg Oral Med Oral Pathol Oral Radiol Endod, 1998,86:8-22.

[68] Centers for Disease Control and Prevention (CDC). Updated CDC recommendations for the management of hepatitis B virus-infected health-care providers and students. MMWR Recomm Rep, 2012,61:1-40.

[69] Golla K, Epstein JB, Cabay RJ. Liver disease: current perspectives on medical and dental management. Oral Surg Oral Med Oral Pathol Oral Radiol Endod, 2004,98:516-521.

[70] Krasteva A, Panov VE, Garoval M, et al. Hepatitis B and C in dentistry. JMAB, 2008,14:38-40.

[71] Gordon MC. Maternal physiology in pregnancy// Gabbe SG, Niebyl JR, Simpson J, editors. Obstetrics: normal and problem pregnancies. 4th ed. New York: Churchill Livingstone, 2002:63-91.

[72] Giglio JA, Lanni SM, Laskin DM, et al. Oral health care for the pregnant patient. J Can Dent Assoc, 2009,75:43-48.

[73] Haas DA. An update on local anesthetics in dentistry. J Can Dent Assoc, 2002,68(9):546-551.

[74] Wynn RL, Meiller TF, Crossley HL. Drug information handbook for dentistry. 10th ed. Hudson OH: Lexi-Comp, 2005:47-50. 145-148, 174-177, 294-296, 348-350, 369-371, 471-474, 562-563, 594-596, 603-605, 702-704, 783-785, 823-826, 870-872, 917-920, 931-934, 1003-1004, 1027-1028.

[75] Haas DA, Pynn BR, Sands TD. Drug use for the pregnant and lactating patient. Gen Dent, 2000,48(1):54-60.

[76] Alexander RE. Eleven myths of dentoalveolar surgery. J Am Dent Assoc, 1998,129(9):1271-1279.

[77] Little JW, Falace DA, Miller CS, et al. Dental management of the medically compromised patient. 7th ed. St. Louis MO: C.V. Mosby, 2008:268-278. (456).

[78] Garg N, Garg A. Pregnancy considerations in dentistry. Indian J Res Dent, 2014,1:8-11.

[79] Yuan K, Wing LY, Lin MT. Pathogenetic roles of angiogenic factors in pyogenic granulomas in pregnancy are modulated by female sex hormones. J Periodontol, 2002,73:701-708.

[80] Risks Associated and Best Strategy for Root Canal Treatment During Pregnancy. 2017. http://www.monashdentalgroup.com.au/endodontic/risks-associatedandbest-strategy-for-root-canal-treatment-duringpregnancy/.

[81] Richards AG, Colquitt WN. Reduction in dental X-ray exposures during the past 60 years. J Am Dent Assoc, 1981,103:713-718.

[82] Katz VL. Prenatal care//Scott JR, Gibbs RS, Karlan BY, Haney AF, editors. Danforth's obstetrics and gynecology. 9th ed. Philadelphia: Lippincott, Williams & Wilkins, 2003:43-48.

[83] Hellstein JW, Adler RA, Edwards B, et al. Managing the care of patients receiving antiresorptive therapy for prevention and treatment of osteoporosis: Executive summary of recommendations from the American Dental Association Council on Scientiic Affairs. J Am Dent Assoc, 2011,142:1243-1251.

[84] American Association of Oral and Maxillofacial Surgeons position paper on medication-related osteonecrosis of the jaw, 2014.

[85] Delmas PD. Clinical potential of RANKL inhibition for the management of postmenopausal osteoporosis and other metabolic bone diseases. J Clin Densitom, 2008,11:325-338.

[86] Fizazi K, Carducci M, Smith M, et al. Denosumab versus zole-dronic acid for treatment of bone metastases in men with castration-resistant prostate cancer: A randomised, double-blind study. Lancet, 2011,377:813-822.

[87] Tenore G, Palaia G, Gaimari G, et al. Medication-related osteonecrosis of the jaws (MRONJ): etiological update. Senses Sci, 2014,1:147-152.

[88] Lo JC, O'Ryan FS, Gordon NP, et al. Prevalence of osteone-crosis of the jaw in patients with oral bisphosphonate exposure. J Oral Maxillofac Surg, 2010,68:243-253.

[89] American Association of Endodontics, Colleagues for Excellence, Fall 2012. Bisphosphonate-associated Osteonecrosis of the Jaw.

[90] Thomson PJ, Greenwood M, Meekan JG. General medicine and surgery for dental practitioners. Part-6 cancer, radiotherapy and chemotherapy. Br Dent J, 2010,2:65-68.

[91] Main JHP. Dental care for cancer patients. Can Med Assoc J, 1983,128:1062-1063.

[92] Ott SM. Long-term safety of bisphosphonates. J Clin Endocrinol Metab, 2005,90:1897-1899.

[93] Rogers MJ, Watts DJ, Russell RG. Overview of bisphosphonates. Cancer, 1997,80:1652-1660.

[94] Fleisch H. Development of bisphosphonates. Breast Cancer Res, 2002,4:30-34.

[95] de la Rosa García E, Mondragón Padilla A, Aranda Romo S, et al. Oral mucosa symptoms, signs and lesions, in end stage renal disease and non-end stage renal disease diabetic patients. Med Oral Patol Oral Cir Bucal, 2006,11:E467-E473.

[96] Hedges SJ, Dehoney SB, Hooper JS, et al. Evidence-based treatment recommendations for uremic bleeding. Nat Clin Pract Nephrol, 2007,3:138-153.

[97] Sharma DC, Pradeep AR. End stage renal disease and its dental management. N Y State Dent J, 2007,73:43-47.

[98] Klassen JT, Krasko BM. The dental health status of dialysis patients. J Can Dent Assoc, 2002,68:34-38.

[99] Gudapati A, Ahmed P, Rada R. Dental management of patients with renal failure. Gen Dent, 2002,50:508-510.

[100] Little JW, Falace DA, Miller CS, et al. Little and Falace's dental management of the medically compromised patient. 8th ed. St Louis MO: Mosby, 2012: 240-250.

[101] Hunt LW, Frigas E, Butterield JH, et al. Treatment of asthma with nebulized lidocaine: a randomized, placebo-controlled study. J Allergy Clin Immunol, 2004,113:853-859.